权威·前沿·原创

皮书系列为
"十二五""十三五"国家重点图书出版规划项目

U0218553

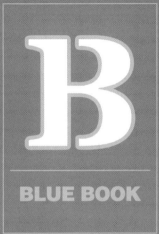

BLUE BOOK

智库成果出版与传播平台

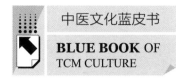

中医文化蓝皮书

BLUE BOOK OF
TCM CULTURE

中国中医药文化发展报告
（2020）

REPORT ON THE DEVELOPMENT OF TCM CULTURE
IN CHINA (2020)

主　编／毛嘉陵
副主编／侯胜田　李瑞锋　高永翔

社会科学文献出版社
SOCIAL SCIENCES ACADEMIC PRESS (CHINA)

图书在版编目（CIP）数据

中国中医药文化发展报告.2020／毛嘉陵主编.－－
北京：社会科学文献出版社，2020.9
（中医文化蓝皮书）
ISBN 978－7－5201－7075－8

Ⅰ.①中…　Ⅱ.①毛…　Ⅲ.①中国医药学－文化研究
－研究报告－中国－2020　Ⅳ.①R2－05

中国版本图书馆 CIP 数据核字（2020）第 148461 号

中医文化蓝皮书
中国中医药文化发展报告（2020）

主　　编／毛嘉陵
副 主 编／侯胜田　李瑞锋　高永翔

出 版 人／谢寿光
责任编辑／陈　颖

出　　版／社会科学文献出版社·皮书出版分社（010）59367127
　　　　　地址：北京市北三环中路甲29号院华龙大厦　邮编：100029
　　　　　网址：www.ssap.com.cn
发　　行／市场营销中心（010）59367081　59367083
印　　装／三河市东方印刷有限公司

规　　格／开　本：787mm×1092mm　1/16
　　　　　印　张：22.25　字　数：331千字
版　　次／2020年9月第1版　2020年9月第1次印刷
书　　号／ISBN 978－7－5201－7075－8
定　　价／158.00元

《中国中医药文化发展报告（2020）》
编 委 会

《中国中医药文化发展报告（2020）》
课　题　组

《中国中医药文化发展报告（2020）》
发展委员会

策划

北京中医药大学国家中医药发展与战略研究院

中医药文化研究与传播中心

研发

北京中医药文化传播重点研究室

出品

北京金匮中医药文化发展基金会

资助

金匮中医药智库专项公益基金

发布支持

重庆太极集团

公益阅读

　　本书由北京金匮中医药文化发展基金会以公益性方式提供给国家及各省市中医药、卫生、药品监督等政府主管部门作为决策参考，提供给部分中医药院校、中医医疗机构、中医药研究机构的图书馆收藏与公共阅读。

主编简介

　　毛嘉陵　北京中医药大学国家中医药发展与战略研究院副院长，北京中医药大学中医药文化研究与传播中心主任，北京中医药文化传播重点研究室主任，国家中医药管理局中医药文化科普巡讲团专家，中华中医药学会国际智库专家，中华中医药学会国际部学术顾问，北京金匮中医药文化发展基金会理事长。成都中医药大学毕业，曾在中医药信息报社、中国中医药报社长期从事中医药新闻传播工作。主要研究方向为中医药传播学、中医药发展战略与智库建设、中医文化入学教育等。

前　言

　　"中医文化蓝皮书"是我国中医药发展战略与政策咨询的智库研究成果，强调用事实和数据说话，深入分析中医药文化发展中存在的问题及其产生的原因，提出具有权威性的行业评论和解决方案，探索中医药发展战略思路，为政府和企事业单位的决策提供具有学术价值的强有力的依据。特别注重反映最前沿的中医药文化新观点和新思潮，预测中医药文化发展新趋势。

　　"中医文化蓝皮书"由北京中医药文化传播重点研究室和北京中医药大学中医药文化研究与传播中心承担策划研发任务。为了进一步支持"中医文化蓝皮书"学术公益活动的开展，北京中医药大学部分专家发起创办了由北京市中医管理局主管的北京金匮中医药文化发展基金会。2017年1月，北京市民政局批准金匮基金会成立。同年11月25日，"金匮中医智库基金"启动暨"中医文化蓝皮书"顾问委员会和发展委员会成立仪式在成都举行，旨在引领和筹集社会公益基金来支持"中医文化蓝皮书"等中医药文化与学术公益事业发展，建设中医药文化传播的数据平台、思想平台和智库平台，促进中医药话语体系建设。

　　为此，我们提出了构建"中医药文化传播生态圈"的创意，逐渐完善三大平台的建设，即以"中医文化蓝皮书"研发为核心，以中医药文化公益基金会为运行支撑，以中医药文化传播产业为数据采集和可持续性发展的基础。

　　"中医文化蓝皮书"2020卷在热点、教育传承、文化传播、社会医疗等方面进行了较为全面的调研和分析，认为中医药发展的总体形势向好，稳步发展，升势明显。中医药抗击新冠肺炎疫情取得阶段性战果，从而获得社会的重新认知和全新评价。提出了未来中医药发展要完成好重树文化自信、重

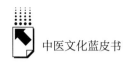

塑医学形象、重估临床疗效、重构话语平台、重建生存环境的五大新任务。

"中医文化蓝皮书"2020卷重点发布了2020年中医药参与抗击新冠肺炎疫情以及取得的临床疗效和社会影响力，分析了中医药抗疫成功背后的文化力量，对未来中医药发展提出了系统的思考。

在此需要特别指出的是，智库与蓝皮书的性质决定了各子报告除了总结成绩以外，更重要的意义在于发现问题和解决问题。从某种程度上看，蓝皮书可以说就是为寻找问题而生，以解决问题为目的。同理，"中医文化蓝皮书"的价值也在于不断寻找中医药发展中存在的问题、不足和错误，然后有针对性地研究和提供解决方案，从一个特殊的角度为中医药发展献计献策。

我们期望"中医文化蓝皮书"2020卷不仅能够给大家展现一本更加成熟的"中医文化蓝皮书"，而且能够为大家集中展示一批中医药智库最新成果。同时，通过研发"中医文化蓝皮书"，希望能够改变中医药行业只愿听赞扬而排斥正常批评和学术争鸣的不良习气。如果在面对中医药工作中存在的一些问题或不足时，总是采取回避、消极甚至抵触的情绪，是不利于中医药健康发展的。事实上，只有能够及时自我纠错的体系，才是最具有生命力的体系。因此，更期待通过加深对"中医文化蓝皮书"的认识和理解，中医药管理决策者、中医药行业专业人士，能树立起更宽广的胸怀，坦然面对问题与分歧，勇于弥补自身存在的不足和纠正各种失误与错误，共同促进中医药科学文化事业的大发展大繁荣。

"中医文化蓝皮书"2020卷的研发是在北京市中医管理局和北京中医药大学的直接领导下进行的。邀请北京中医药大学、成都中医药大学、上海中医药大学、天津中医药大学、人民网舆情数据中心、重庆太极集团、北京聚协昌药业公司、北京御生堂中医药博物馆等单位的研究人员参与研发和编写工作。该书在策划、调研和编写等组织工作中，一直得到北京市中医管理局、北京中医药大学、中国社会科学院、中华中医药学会、中国中医科学院、中国中医药报社、四川省中医药管理局、成都中医药大学、社会科学文献出版社、太极集团、四川天祥骨科医院、泰合健康药业有限公司等单位的指导和支持，北京金匮中医药文化发展基金会"中医药智库专项公益基金"提供了全部研发和出版的费用。在此一并致谢！

"中医文化蓝皮书"课题组

2020 年 5 月 28 日

摘　要

"中医文化蓝皮书"是我国中医药发展战略研究与政策咨询领域的第一本智库年度报告，填补了中医药文化发展和中医药智库建设的一大空白。其研发宗旨为：用数据展现真实的中医药现状，用事实和道理增强中医药话语权，一切为了给人类提供更好的中医药健康服务。因此，在研发中注重从现代智库的角度，通过采取实地调查、问卷调研、统计分析、数据比较、文献整理等社会科学研究方法，发布中医药文化传播方面的最新数据，对全国中医药事业发展中与中医药文化传播有关的行业管理、医疗、教育、研究、中医药企业、文化企业和大众传媒等资源的年度状况进行系统的调研和分析，以掌握中医药文化传播的基本情况，并注重反映最前沿的中医药文化新思潮，预测中医药文化发展新趋势。

《中国中医药文化发展报告（2020）》发布了 2019 年至 2020 年上半年中医药文化发展报告和 2020 年中医药抗疫报告，从热点、教育传承、文化传播、社会医疗等方面进行了较为全面的调研和分析，认为中医药发展的总体形势向好，稳步发展，升势明显。2020 年初，中国发生了突如其来的新冠肺炎疫情，中医药各界积极参与其中。经过艰苦卓绝的努力，中医药逐渐承担了深度介入新冠肺炎防控救治全过程的重任，成为抗疫战斗中举足轻重的一支重要力量。中医药抗疫取得辉煌战果，获得患者和媒体的一致好评，获得社会的重新认知和全新评价，还获得党和政府的充分肯定。中医药防治新冠肺炎所取得最新的阶段性成果，再一次证明了：有疗效就是硬道理。

本书重点发布了"2020 年中医药文化发展新态势""2020 年中医药防治新冠肺炎疫情的观察与分析""2020 年互联网视域下中医药口碑观察与研究"等报告。梳理了中医药参与抗疫全过程以及取得的临床疗效和社会影

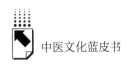

响力，分析了中医药抗疫成功背后的文化力量，对未来中医药发展提出了系统的思考，提出了中医药发展要开展重树文化自信、重塑医学形象、重估临床疗效、重构话语平台、重建生存环境的五大新任务。

本报告的出版，必将有效地促进中医药文化传播事业和中医药文化创意产业的健康发展，正确引导大众就医选择和养生文化消费，为人类健康事业的发展做出贡献。

关键词： 中医药文化　中医药抗疫　中医药数据　中医药传播

目 录

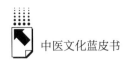

Ⅵ 案例篇

皮书数据库阅读**使用指南**

总 报 告

General Report

B.1
2020年中医药文化发展新态势

中医文化蓝皮书课题组*

摘　要： 本报告总结了2019年及2020年上半年中医药文化发展的现状，从中医药抗疫、教育传承、文化传播、社会医疗等方面进行了较为全面的调研和分析，认为中医药总体形势向好、稳步发展、升势明显。中医药抗疫取得较大战果，获得社会的重新认知和全新评价。提出了未来中医药发展要完成好重树文化自信、重塑医学形象、重估临床疗效、重构话语平台、重建生存环境的五大新任务。

关键词： 中医药文化　中西医优势互补　中医药发展

---

* 执笔毛嘉陵，北京中医药大学国家中医药发展与战略研究院副院长、北京中医药大学中医药文化研究与传播中心主任、北京中医药文化传播重点研究室主任、北京金匮中医药文化发展基金会理事长，研究方向：中医药文化传播、中医药智库建设、中医药发展战略。

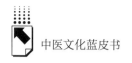

一 2019~2020年中医药文化发展总体形势

中医药在经历了对其自身发展具有重要历史意义的2019年之后（即世界卫生组织首次将传统医学纳入《国际疾病分类第11次修订本》以加大力度推动传统医药在全球的发展，以及我国举行全国中医药大会，同时发布《中共中央国务院关于促进中医药传承创新发展的意见》），刚跨进2020年，就遇到突如其来的新冠肺炎疫情。

中医药界人士经过艰苦卓绝的努力，逐渐承担深度介入新冠肺炎疫情防控救治全过程的重任，成为抗疫战斗中的一支重要力量，获得患者、社会和媒体的一致好评，得到党和政府的充分肯定。中医药防治新冠肺炎所取得的最新阶段性成果再一次证明了：有疗效就是硬道理。

长期以来，不少人对中医药的印象是只会讲养生不会看病，即使看病也不能治急重症。然而，一场疫情颠覆了人们对中医药的印象。在此背景下做出2019~2020年中医药文化发展总体形势的基本判断：

背景：2019年中医药喜获大发展的助力"东风"，2020年勇敢承担抗疫重任。

关注点：一是如何进一步体现中西医并重；二是如何不断提升中医药应急救治能力；三是如何尽快明确中医药参与防控疫情和应对突发公共卫生事件的法律地位，并使其常态化；四是如何尽快建立健全中医药抗疫专业机构。

总体形势：中医药事业总体上稳步发展，升势明显；中医药界勇敢接受抗疫重任，效果明显；中医药获得社会的颠覆性认知和全新评价，必将迎来在现代科技文明背景下的跨越式发展。

二 2019~2020年中医药文化现况与分析

（一）中医药抗疫方面

1. 中医药人员积极奔赴抗疫第一线

2020年初新冠肺炎疫情暴发后，中医药界积极参与新冠肺炎的防治工作。1月21日，国家中医药管理局、国家卫生健康委医政医管局派遣北京中医医院院长刘清泉与中国中医科学院广安门医院急诊科主任齐文升组成中医专家团队，率先抵达武汉参加抗疫。1月23日，由中国科学院院士仝小林等组成的高级别中医专家组抵达武汉。1月25日，在国家中医药管理局副局长闫树江带领下，中国中医科学院院长黄璐琦院士任领队的第一批国家中医医疗队共25名队员到湖北武汉支援新冠肺炎疫情防治工作。中医药界先后组织了五批国家中医医疗队进驻湖北武汉抗疫第一线。此外，全国各省派出的援鄂医疗队中还有大批中医药专家。

中医药在抗疫中主要采用"治未病、早期介入、重症合作、康复调理、全程参与"策略：对医学观察的发热病人和密切接触者，中医药尽早介入；对轻症患者，中医药及时干预以防病情加重；对重症和危重症患者，中医与西医合作制订救治方案；对出院患者，提供中医康复方案。

2020年3月17日，国家中医药管理局科技司司长李昱在国务院联防联控机制新闻发布会上介绍，中医药在湖北地区参与救治的病例占累计确诊病例的91.05%，在全国各地则高达96.37%。3月23日，在国务院新闻办公室举行的中医药防治新冠肺炎疫情重要作用及有效药物发布会上，中央指导组成员、国家卫生健康委党组成员、国家中医药管理局党组书记余艳红公布临床疗效观察数据，中医药防治新冠肺炎疫情总有效率达到90%以上，能有效地缓解症状，减少轻型、普通型向危重症发展，具有较高的治愈率，能明显地降低病亡率，有效地促进机体的康复。

中医药及早参与、主动作为，不仅推动我国新冠肺炎疫情防治工作取得了较好成效，中医药的舆论形象也得到明显提升。中医药治疗新冠肺炎贯穿诊疗方案第三版至第七版，诊疗方案日益明晰，多次成为媒体报道的焦点，国务院及地方政府新闻发布会公布的中医药抗疫数据进一步彰显了中医药诊疗所具有的独特作用。新华网等媒体普遍赞扬中医药成为2020年防治新冠肺炎疫情的一大亮点。中医药抗疫的卓越效果，获得了患者、社会和媒体的一致好评，得到党和政府的充分肯定。中医药防治新冠肺炎疫情所取得的成果再次证明了：有疗效就是硬道理。

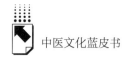
中医药对外感疾病的认识和诊疗已有上千年历史，早已形成较为完善的学术诊疗体系，积累了丰富的临床经验。中医药能够取得防治新冠肺炎疫情的阶段性胜利，必然离不开中医药文化的正确引导。在中医药诊疗技术背后有着巨大的无形的中医药文化力量，可以说中医药抗疫的胜利，不仅是中医药临床诊疗技术经受住了考验，也是中医药文化在现代科技文明背景下取得的胜利。

2. 中医药抗疫中的舆情分析

2020 年上半年，中医药在防治新冠肺炎疫情过程中的表现备受舆论关注。随着疫情防控的不断深入，舆论对中医药的关注度也逐步提高。从国家到地方都提出要高度重视中医药在疫情防控方面的特色优势，推动中医药积极主动介入，助力打赢疫情防控阻击战。抗疫期间，国家对疫情救治工作多次强调要采取中西医结合，鼓励在临床上辨证使用方药和有效中成药，促进中医药深度介入诊疗全过程。有效降低了轻症向重症、危重症转变的发生率，大大地提高了治愈率。

中医药在抗击疫情过程中发挥了重要作用，网络舆论场上却不时有一些声音质疑甚至否定中医药的诊疗效果。典型的质疑有：缺乏中医药有效阻断轻症转为重症和危重症的医学证据，因此只能认为是方舱医院等隔离措施在发挥作用，与中医药无关。还有人质疑，新冠肺炎患者治疗过程中采用了中西医结合治疗，其间难以区分患者是由中医药治愈还是西医药治愈，以此评判中医药治疗新冠肺炎的有效率可能有失偏颇。对此，张伯礼院士曾介绍WHO 的数据：轻症和普通型患者有 13% 转为重症，7% 转为危重症[1]。在中医药承担管理的武汉江夏方舱医院中，以中医药为主进行治疗，564 名患者没有一例转为重症。湖北的其他十几个方舱医院的 1 万多名患者陆续接受中医药治疗，转重率为 2%～5%，显著降低了轻症转为重症的比例。[2]

① 《张伯礼院士：中医药显著减少了轻症转为重症的比例》，新京报，http：//www. bjnews. com. cn/news/2020/03/23/707719. html。

② 《张伯礼院士：中医药显著减少了轻症转为重症的比例》，新京报，http：//www. bjnews. com. cn/news/2020/03/23/707719. html。

3. 中医药抗疫科研的进展

2020年初新冠肺炎疫情暴发后，中医药行业坚决贯彻落实习近平总书记"要加快科技研发攻关，为打赢疫情防控人民战争、总体战、阻击战提供强大科技支撑"的重要指示精神，全力以赴开展疫情防控方面的中医药科研基础工作和临床研究工作，不断优化诊疗方案和筛选有效方药，为全国防控疫情阻击战取得胜利注入了强劲的中医药科技力量。

按照中央应对疫情工作领导小组的部署，国务院联防联控机制组织科技部、卫生健康委、药监局、教育部等有关部门，成立了由中国工程院李晓红院长牵头总负责的中医药等九个专班，统筹建立中西医结合治疗传染病的中长期防控机制和推进中医药防治疫情的重点科研攻关工作。在中医药专班又下设临床救治、机理研究、方药筛选和体系建设四个任务组。

临床救治组总结推出了清肺排毒汤等"三药三方"，在临床救治中取得了很好的疗效。机理研究组对清肺排毒汤的机理进行了相关的基础研究，通过研究发现，该方可以通过多成分、多靶标起到整体调节作用，而且可以抑制细菌内毒素的产生，起到调节免疫、消除炎症的作用，避免或缓解炎症暴发。专班还针对恢复期康复的中医药干预开展了专项研究，此项工作由中国科学院仝小林院士牵头，前期研究成果已经体现在国家卫生健康委和国家中医药管理局联合印发的《新型冠状病毒肺炎恢复期中医康复指导建议》中。专班同时也高度关注复工复课以后的聚集性人群以及无症状感染者的中医药干预研究，这两个项目专门安排了王琦院士和黄璐琦院士两个团队进行专项研究。

1月16日，国家卫健委首次发布了《新型冠状病毒感染的肺炎诊疗方案》（后改名为《新型冠状病毒肺炎诊疗方案》）。之后根据疫情变化和对疫情的不断深入认识，在短短的2个月中共修订了六次。《新型冠状病毒肺炎诊疗方案》从第一版到第七版，从流行病学的特点到诊断标准以及重症治疗，都发生了一系列变化。中医药诊疗方案所占篇幅逐步扩大，体现了包括中医药科研人员对疫病认识的不断深入与完善。该方案明确了新型冠状病毒感染的肺炎属于中医疫病范畴，病因为感受疫戾之气，病位在肺，基本病机

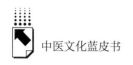
特点为"湿、热、毒、瘀"。要求各地根据病情、当地气候特点以及不同体质等情况，参照该方案进行辨证论治。

（二）教育传承方面

1. 抗疫背景下的中医药教育现状

中医药在几千年发展史上曾有过无数次抗疫的经历，但在现代中医药高等教育中却未能实施系统的教育和传承，也较少涉及应对公共卫生事件的课程，在大多数中医药高校中并未开设中医传染病学等相关课程，中医传染病的教学一直是中医药高校的薄弱环节。这导致基层中医从业人员在应对重大公共卫生事件时，缺乏系统的理论指导及应对措施。在研究生的招录中很少有高校将中医传染病作为单独的研究方向招生，导致中医传染病、急重症诊治等高端人才匮乏。人才的匮乏导致中医治疗传染病研究进展缓慢、学科建设乏力，难以单独应对重大公共卫生事件。在2020年新冠肺炎疫情期间，中医药治疗显示了独特的临床优势。因此，将中医药纳入重大公共卫生事件防控体系势在必行，中医药公共卫生方向人才的培养成为迫在眉睫需要解决的问题。受现代医疗体系和医患关系的影响，临床对急症、重症的治疗中往往优先采用西医应对措施，大多数的中医执业人员、中医教师缺乏应对急症、重症的经验和自信。

2. 中医药院校大学生对中医药文化认知度

中医药院校大学生是传承和发展中医药事业的主力军之一，为了解中医药院校大学生中医文化素养现状，为提升中医药院校大学生中医文化素养提供依据、培养方案和建议，调研组用问卷星的形式自行设计问卷，以成都中医药大学学生为调研对象，在全校范围内发放问卷，并累计回收有效问卷2970份。通过分析可知，学生普遍对中医文化有较强的信念感，但中医文化素养水平中等、阅读量少、古籍阅读困难、中医思维有待强化、科研兴趣一般、学习目的功利性较强等自身问题，以及中医文化传播力度不够、临床实践与学术交流机会较少等外部资源问题，导致进一步提升中医文化素养水平有一定困难。因此，有必要从个人和学校等内外部环境两个层面优化培养方案。改进师资课程、重视师承、营造校园文化氛围，利用"互联网＋中医文化传播"的形式，最终提升学生中医文化素养，稳步推进中医药传承和发展的伟大事业。调查结果显示，大部分中医药高校学生中医文化素养停留在中等及良好水平，占比达到 73.06%，甚至有 22.55% 的同学自评为较差；80.81% 的学生愿意接受大医精诚品质的养成训练；绝大多数受访者对中医药临床治病救人展现出极大的兴趣，占比达到 84.85%；74.41% 受访者对中医药文化的核心内涵还不了解。

（三）文化传播方面

1. 中医药抗疫学术论文的调研分析

新冠肺炎疫情暴发以来，与抗疫相关的学术论文数量增长迅速。通过对 2018 年、2019 年和 2020 年 5 月之前的中医药抗疫学术论文发表情况进行分析发现，2018～2019 年与中医药防治传染病相关的文献共 152 篇，2020 年 1 月 1 日至 2020 年 4 月 30 日共检索到论文 257 篇。从发表文章数量来看，在新冠肺炎疫情影响下，2020 年较 2018 年、2019 年中医药领域传染病相关论文数量明显上升；从文章涉及的治法治则来看，对于"疫病"的防治方法趋于多元化，不仅有中草药、中成药、注射剂等常规方法，还出现了对艾灸、针灸等中医特色方法的研究和探讨。2020 年出现了发展、培养中医传染病学科及人才相关文章，还增加了较多以中医治疗疫病方剂、运用中医方法预防疫病为讨论主题的文章。

2. 中医药海外媒体传播态势

目前中医药虽然已传播到全球 183 个国家和地区，但长期以来，中医药国际传播聚焦于现状分析和对策供给，对海外传播的实证研究相对不足。通过对谷歌趋势和 Factiva 数据库的分析发现，中医药海外传播态势较为稳定，防控新冠肺炎疫情期间中医药受到极大关注。

从具体关注国家、地区的数据看，近年来世界范围内关注中医药话题的国家（地区）主要有：新加坡、中国香港、马来西亚、加拿大、澳大利亚、新西兰、加纳、菲律宾、美国、尼日利亚、爱尔兰、巴基斯坦、中国台湾、南非、韩国、英国、阿拉伯联合酋长国、泰国和荷兰。

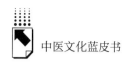

从年度走势看，2013 年以来被提及新闻保持了较为稳定的数量，其中2015 年屠呦呦获得诺贝尔奖事件未发现显著的数据偏离，2019 年数据突增，原因在于中医药相关研究成果的公开报道。2020 年前 5 个月的数据总量已经超过往年平均总量，主要在于中医药在防治新冠肺炎疫情中发挥功能引发关注。

从数量上看，近五年来的新闻报道数量较为稳定，其中 2020 年为前 5 个月数据，数据量的异常还是因为受新冠肺炎疫情的影响。大众媒体的数据走势与前文类似，更加凸显在中国中医药的重要事件、节点时，海外英文媒体并未像国内媒体般给予足够的重视和报道，侧面体现了我国中医药国际传播的议题设置能力和话语权相对较弱。

在报道来源上，国际英文主流媒体给予了重要关注，其中不乏我国国际传播媒体的境外版本，表明我国中医药海外传播的主动性很强。美国、英国、法国、新加坡等境外其他发达国家媒体平台关注度、报道量较高。

在涉及行业上，差异不大。整体报道关注的热点议题主要集中于新冠肺炎疫情防治、中医药保健功能、中医药产业、野生动物贸易和保护、中医药争议等。

（四）社会医疗方面

1. 中西医优势互补就医选择

党的十八大以来，确立了中西医并重的指导方针，并在 2017 年颁布实施的《中华人民共和国中医药法》中明确把"中西医并重"方针固化为法律，上升为国家意志。中西医并重方针的提出，给中医和西医赋予了同等重要的地位，激活了中医药发展潜力，从政策层面极大地促进了中西医的优势互补，特别是在 2020 年的新冠肺炎疫情防控和病人诊治中得到了充分体现，发挥了极其重要的作用，让中医药发展成果为解决新冠肺炎疫情、防治世界性难题贡献了中国智慧。为此，以"中西医优势互补就医选择"为主题组织了一次网上随机问卷调研，主要询问了对中医药的总体认知、中医就医选择、防治新冠肺炎后中医认知选择等 3 类内容 18 个问题。调查的主要结果如下。

从对中医的总体印象（看法）来看，超过90%的被调查者认为中医药仍然在临床上发挥着重要的作用，只有不到5%的人对中医有负面的印象，认为"中医太古老了，不一定能解决现在的临床问题""中医只能养生，不能治病"。

从总体上对中医治疗的选择情况来看，有超过70%的被调查者在面临疾病时愿意首选中医进行治疗，说明中医药天然、绿色的健康治疗理念已经深入人心，特别是2020年中医药抗疫取得成功在社会上已产生很大的积极影响。

从寻求中医治疗的途径来看，超过一半的被调查者寻求中医的途径是通过公立的中医医院和公立的三甲中医医院，占比分别为56.1%和56.0%；其次是通过民间老中医、中医门诊（医馆）、中医专科医院，占比分别为40.2%、38.5%、25.5%。

从自己或家人出现疾病症状未确诊时对中医就诊的选择情况来看，所有症状中，被调查者或其家人出现月经不调（93.9%）、痛经（92.9%）、腰酸腿疼（92.1%）、失眠（91.8%）、遗精（89.0%）、便秘（88.7%）、面瘫（87.2%）、肩肘痛（85.0%）、消化不良（84.2%）、腰痛（82.6%）、咳嗽（79.2%）、扭伤（76.2%）、耳鸣（75.6%）、坐骨神经痛（70.6%）、胃痛（70.0%）等疾病症状时，绝大多数会选择中医就诊。

从自己或家人被西医确诊后对中医治疗的选择情况来看，在大部分疾病当中，选择两者结合治疗方法的被调查者比只选择一种的调查者占比更高；当被调查者或其家人患上与生育、消化性等相关疾病，如月经不调、不孕症、遗精、慢性胃炎、消化性溃疡等，更愿意选择中医或以中医为主的治疗。

在中医治疗新冠肺炎取得较好的疗效之后，有28.0%的被调查者改变了之前对中医的认识，有1.9%的被调查者坚持不认同。

2.我国农村中医药服务发展现状

我国农村人口众多，村卫生室作为我国农村医疗卫生体系的基础，占据

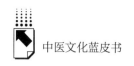
极其重要的地位，乡村医生是最贴近亿万农村居民的健康"守护人"，增强村医的中医药服务能力，是解决农村居民"看病难、看病贵"的重要途径。通过对全国 104 名村医和 132 名村卫生室负责人进行随机抽样问卷调查和访谈，了解到目前我国农村中医药服务发展困难重重。研究发现，村卫生室普遍存在设备配备不足、村医严重短缺的问题；村医总体的工作满意度较低；农村医疗卫生中医服务能力明显不足；村卫生室一体化改革面临阻力。

3. 中医医疗资源变化趋势

"中医文化蓝皮书"2019 卷开始对 2014～2018 年中国中医医疗服务现状进行调研，以期客观反映中国中医医疗服务条件和服务能力，以及年度发展趋势，并通过这些变化的数据来展示已取得的最新成就。2019 年 5 月 WHO 将传统医学纳入《国际疾病分类第 11 次修订本》管理，有利于中医药进入世界主流医学体系。2019 年 10 月我国召开全国中医药大会，进一步强调了中西医并重的发展理念，以促进我国中医药服务体系更加完善。对此，"中医文化蓝皮书"2020 卷发现 2019 年中医医疗资源的增长仍然十分明显：截至 2019 年底，全国中医类医疗卫生机构总数达 65809 家，中医类机构、床位、人员及诊疗人次等各项数据都有明显提升，全国中医医疗机构总数新增加 5071 个。其中中医类医院总数达 5232 家，中医类门诊部、诊所 60535 家，中医类研究机构 42 家；床位数为 132.9 万张；全国中医药人员总数达 76.7 万人；总诊疗人次为 11.6 亿人次，较 2018 年增加 0.9 亿人次，增长 8.4%。

三 中医药应对新挑战的新任务

"有疗效就是硬道理"。2020 年中医药抗疫的成功主要体现在中医药在对新冠肺炎的轻症、重症甚至危重症的治疗以及康复中的全程介入，发挥了不可替代的重要医疗作用，90% 以上的患者都取得了显著疗效。中医药理论即使现在还不能完全被现代人理解和解读，但中医药用疗效证明了古老的中医药诊疗技术仍具有可用性、可靠性和有效性，而且证实了博大精深的中医药文化核心价值体系仍具有正确性、指导性和时代性。中医药在未来发展应该做好如下工作。

（一）重树文化自信

百余年来，中医药被强大的西方现代科技文明冲击得失去了最基本的文化自信。中医药发展中存在的危机，实际上是中医药文化的危机。因此，发展中医药首先就必须找回和坚定中医药文化的自信，只有增强了中医药文化自信，才可能真正振兴中医药事业。

中医药文化自信，就是对中医药文化核心思想观念、生命价值观、健康理念的高度认同，对中医药认知思维模式创造的科学知识体系的高度认可，对临床诊疗技术的高度信任和对中医药临床疗效的坚定信心。中医药文化自信并不是建立在华丽辞藻的赞美宣扬上，而是以确切可信的疗效为首要依据和关键的学术基础。无论中医还是西医，如果失去了最基本的疗效的支撑，无论它的历史有多悠久、技术有多先进，都会失去作为医学的存在价值，也不可能真正树立起文化的自信、自尊和自觉。

中医药文化自信可以从以下几方面来理解。

1. 历史自信

中医药文化历史悠久，博大精深。从远古的神农尝百草、伏羲制九针、岐黄论医道，到今天，经历了数千年的艰难探索和发展、历代医家卓越智慧的奉献，逐渐创立出博大精深的中医药文化、独特的医学知识体系和精湛的诊疗技术，为中华民族的繁衍昌盛做出了巨大的贡献。

2. 观念自信

中医药文化最核心的思想观念是"天人合一"整体观，这也是中国传统文化的核心价值观。它既强调人与大自然的同一性、相应性、互动性，更要求人对大自然必须有敬畏之心。"天人合一"整体观、治未病等医学观念和医学思想，历久弥新，对人类在地球上的可持续性发展，至今仍然具有指导性作用。

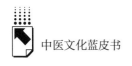
3. 理论自信

中医药虽然未形成现代科学那种相对严谨精确的学术理论形态，但从实践中逐步形成了阴阳学说、脏腑学说、经络学说、气血津液学说等一套能够指导临床实践的、较为完整的系统理论。在认识人体健康和疾病方面可以起到以简御繁的作用。

4. 方法自信

中医药的象思维、直觉、顿悟等思维方法和望闻问切、汤药、针灸等诊疗技术，是一套可操作性强、行之有效的医学方法。在诊疗中常常起到以不变应万变的效果。

5. 疗效自信

中医药历经上千年的临床实践，对多种常见病、疑难病、危重病和病毒性疾病都有稳定的确切的疗效，完全可以让患者放心地接受治疗。

因此，应充分利用 2020 年中医药抗击新冠肺炎疫情取得重大成效的有利时机，策划组织系列中医药抗疫成果的学术活动和宣传教育活动，重塑中医药专业人员坚持中医药价值观、认知思维和行为方式开展中医药临床、科研和教学的自信心。不仅要让中医药从业人员看到中医药美好前景，不断增强为之奋斗的信心，而且要在社会上产生较大的影响，让人们看见一个与以往不一样的中医药，进而在今后就医时能够自信地选择中医药诊疗。

（二）重塑医学形象

人们一谈到中医，首先就会想到扁鹊、华佗、李时珍等古代的名医，显得古老遥远；也会想到《黄帝内经》《伤寒论》，就像"老古董"一样，这与千百年来中医药缺乏突破性的学术创新有关；还会想到天人合一、阴阳五行、经络穴位，给人神秘玄奥的感觉，这与中医药尚未实现现代语言表达和与现代科技成果未真正接轨有关。这些年来，中医药一直给人"慢郎中"的印象，似乎只能治疗一些慢性病。前些年，一些中医专家和中医主管部门按西医病名推介的中医优势病种中，主要集中在功能失调性病变、原因不明或病因病理复杂的病变、心因性疾病、病毒感染性病变，似乎不能治疗危急重症。

2020年中医药参与抗疫取得良好成效，一改过去的"老古董""慢郎中"形象，让国家和民众重新认识到中医药是可以担当重大疫情防治重任的，也是可以打硬仗的，由此在很大程度上重塑了中医药的学术形象。但是，毕竟中医药的天人合一理念、阴阳学说、五行学说、藏象学说、经络学说、精气学说以及气血津液、病因病机、治则、方药等核心理论和重要技术都产生于千百年前的古代，已严重缺乏突破性的学术创新。因此，应当借此次中医药抗疫受到国家高度肯定和社会广泛关注的大好机会，努力探索中医药与复杂性科学、大数据、人工智能等现代科技文明成果的对接。

在不远的未来，"人工智能中医"可望在中医药信息、中医思维模拟、中医诊疗信息采集与处理、名老中医临床经验的总结和传承等方面，实现名老中医经验的完美传承。大数据和"人工智能中医"在实现中医医疗服务全程数字化的同时，必将推动中医临床象信息采集、检测和辨证施治等中医医疗设备的发明创造和"中医数字检查室"的创立，使中医药的整体观、象思维和辨证施治进入精确化、标准化和现代化的新时代。

（三）重估临床疗效

2003年1月3日《中国中医药报》发表毛嘉陵撰写的《现代中医药发展的冷思考系列评论之一——有疗效就是硬道理》，在中医药界首次提出了"有疗效就是硬道理"。中医药作为一门医学，能够在为患者诊疗中取得疗效，从而为患者减轻和消除痛苦，挽救生命，这是其存在的基本理由和价值所在。然而，我们不能仅仅满足于有疗效，特别是在科技文明、大数据信息和法制化的现代社会中生存和发展，还必须提供能够证明有效性的真实的科学数据，以争取获得学术领域的公认。

现代大数据信息时代，要获得学术领域的公认，还必须提供能够证明其有效性的真实的科学数据。中医对疾病的认知角度和治病方法，虽然并非以西医病名诊断为准，但是如果要在现代医疗体系中评价中医药的疗效，即使按中医的辨证施治进行诊疗，仍然要接受学术界公认的西医临床诊断治愈标

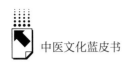

准进行评价，也就避免不了要受到量化、数据和标准等要素的评判，而这恰恰是中医既往发展史上不曾有过的。

2020 年中医药抗击新型冠状病毒引发的疫情，积累了一定的临床诊疗经验，取得了阶段性成果。虽然目前尚无具有影响的临床研究论文发表，但中医药仍收获了好评如潮的口碑。即使如此，相关人员要么不评价，要么表示缺乏有说服力的临床对照组的数据来证明中医药有效。这种尴尬状况，再次提示中医药不仅对其疗效要有自信，而且要在重视取得临床疗效的基础上，更重视采取客观化、规范化、数据化的临床研究方式，同时还要及时发表临床研究成果。要针对西医病名诊断的中医治疗和中医证型的辨证施治，建立一套数据化的、定性与定量相结合的、权威的"中医药临床评价标准"，这是中医医疗服务进入世界主流医学体系必不可少的学术基础。

（四）重构话语平台

中医药文化是中医药的灵魂和核心。中医药话语权是中医药在信息时代生存和发展必不可少的基本权益，缺乏和丧失话语权的事业，不可能是一个有活力、有影响和有希望的事业，甚至连参与疾病诊治的机会都没有。中医药产生于中国古代，中医药学术的阐述方式和话语语境，特别是一些模糊的概念和动态的语境，都是现代人难以理解的。在大数据化的现代信息社会，如果表达模糊、需要受众慢慢理解才能弄懂的信息，不仅不利于现代传播，而且很容易就会主动丧失话语权。由于古今时代的变迁和中外文化的差异，中医药文化并没有被很多现代中国人和世界上多数国家接受，没有被接受也就不可能拥有必要的法律保障，更不可能享受政策倾斜，这就是没有话语权的尴尬现状。

在 2003 年非典疫情时，有关部门最早公布的《非典型肺炎的防治技术方案》中突出的仍然是西医，全文涉及中医药治疗的内容仅提了一句 9 个字，即"可选用中药辅助治疗"。即使在国家将中医药列入国家战略、反复强调要"中西医并重"的今天，2020 年新冠肺炎疫情暴发后，有关部门发布的《新型冠状病毒感染的肺炎诊疗方案》第二版中，涉及中医药治疗的内容，仍然仅有 8 个字"根据症候辨证施治"。由此可见，在面对疾病防治工作时，中医药并没有获得与西医并重的同等地位，仍然处于从属地位，甚至丧失了基本的话语权。为此，中国工程院院士张伯礼感慨道，"希望疫情过了之后，大家不要忘了中医"。在 2020 年两会期间，全国人大代表张伯礼院士在接受记者采访时呼吁：应在《国家突发公共卫生事件应急预案》中增加中医药内容，在"专家咨询委员会"的组成中增加中医药专家。

为了增强中医药在现代社会的生存能力和发展机会，中医药必须高度重视现代话语体系的建设和话语权的获得。首先中医药学术要从具有诗意的文化哲学的模糊表达中解放出来，实现清晰的话语表达，才有可能实现话语的有效传播，进而才有可能逐渐争取到话语权。中医药在学术表达上不仅要努力规范学术概念，形成新的具有共识性的、准确的概念，而且要有清晰化的阐释说理、数据化的观点结论，最终实现对传统学术体系进行创造性的转化和创新性发展的目的，也就是说要让中医药能够讲"现代话"。同时，还必须推动中医药话语传播平台的建设。只有创建出具有相当影响力的传播体系并实现有效传播，才可能真正拥有强大的话语权，让政府决策者更加支持中医药发展和给予中医药更多的诊疗机会，让患者在就医时更加信任和更加主动地选择中医药。

中医药必须充分利用现代数字网络媒体，创办面向世界的中医药传播平台，为各国民众传播中医药科学文化知识和提供中医药信息，同时也实现自我发展壮大的目的。为此，必须根据中医药传播的需要，利用最新信息和网络技术，创办"全球中医药多语种多媒体传播平台"，以加强中医药话语体系建设。

（五）重建生存环境

任何事业和组织的发展，除了要有支持力度大的政策法律法规予以保障外，还必须要有相应的政府部门、组织机构进行管理和执行。要更好地发展中医药，就必须创造有利于中医药生存所必需的政策法规和组织保障等软环境。

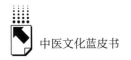

1. 从政策法规环境来看

1982 年《中华人民共和国宪法》确定："发展现代医药和我国传统医药"。1986 年，第七届人大第四次会议首次将"中西医并重"确定为新时期卫生工作方针主要内容。党的十八大和十九大都特别强调要"坚持中西医并重"。2016 年 2 月，国务院印发实施《中医药发展战略规划纲要（2016～2030 年)》。2016 年 10 月，中共中央、国务院印发了《"健康中国2030"规划纲要》。2017 年 7 月 1 日，正式实施《中华人民共和国中医药法》。改革开放以来，国家颁布了以上一系列中医药法律法规，为中医药在我国合法化发展提供了法律保障。但一些具体的必备的医疗管理方面的政策法规尚有诸多缺失，难以保障中医独立行医。例如，至今没有中医医疗纠纷和中医医疗事故处理办法出台，如果发生了此类问题而打官司，中医基本上难以胜诉。

《中华人民共和国中医药法》第四十一条支持"重大传染病的中医药防治"项目的科学研究，在第十八条中要求"县级以上人民政府应当发挥中医药在突发公共卫生事件应急工作中的作用"，2019 年《中共中央国务院关于促进中医药传承创新发展的意见》中强调要"建立有效机制，更好发挥中医药在流感等新发突发传染病防治和公共卫生事件应急处置中的作用"。然而，在我国《突发公共卫生事件应急条例》中仅笼统地提到要"提高医疗卫生机构应对各类突发事件的救治能力"。此所谓的医疗卫生机构应当包括了中医和西医，但由于没有明确地提到中医，加之我国各级疾控中心均以西医为主，基本上没有中医人员。因此，在突发公共卫生事件时，很容易就以西医为主，以中医为辅或直接被忽略。很显然这样根本就不可能全面落实我国在医药卫生领域制定的"中西医并重"大政方针。

2020 年 5 月 22 日，国家发改委下发《公共卫生防控救治能力建设方案》强调要调整优化医疗资源布局，坚持中西医并重，探索建立中西医结合的应急工作机制，改善中医药疫情防控救治基础条件，提升中西医结合防治传染病能力，健全完善中医药应对突发公共卫生事件科研支撑平台。对此，国家要尽快建立中医药参与公共卫生事件应急管理的机制，完善中医药防治重大传染病的体制，将中医药真正融入国家公共卫生应急管理体系中来，在传染病防控体系中充分体现中西医并重。

2. 从政府部门组织机构来看

1986年7月，国务院批准成立国家中医药管理局。虽然成立中医药管理机构已有三十多年的历史，但从其机构的从属设置以及被赋予的职能，不难发现其仅仅为相对独立的部门。长期以来，医疗事务由以西医占绝对主导地位的国家卫生部门代管，医政、科技、教育等业务的管理工作基本遵循按西医特点设置的管理体制，而中医药不能完全按照自身发展规律和中医医疗特色进行更加独立的管理和运行，这不仅在很大程度上限制和影响了中医医疗，而且会间接影响中医药院校人才培养的方向。2016年建立的国务院中医药工作部际联席会议制度，形成多部门协同推进机制，这在一定程度上有利于协调政府各部门之间各种资源对中医药发展的支持和倾斜，但这毕竟不是一个政府部门，未必能摆脱上级代管部门并不符合中医药实际的管理。可见，现行的这种不合理、不平等的中医与西医的组织架构，是很难真正体现"中西医并重"的。中医药管理架构和组织在很多方面亟待彻底地调整和改进。

中医药在上千年诊疗外感疫病的大量临床实践中，逐渐形成了独特的医学理论和诊疗技术。正是因为有了中医药，才保障了中华民族的繁衍昌盛，可谓"天佑中华有中医"。这次中医药参与抗疫，再次展示了中医药不仅能治一般的常见病、疑难病，而且能在解决严重危及民众健康和社会稳定的疫情大流行中发挥独特的诊疗优势，但中医药医疗、教学、科研、行政管理等方面尚未系统建立相应的抗疫应急组织机构。这次抗疫实战经历，提示我们必须尽快建立和完善中医药参与突发公共卫生事件的参与机制，以及中医与西医合作抗疫的救治机制。创办常态化的中医药抗疫专业机构。2020年6月1日，国家卫健委党组书记、主任马晓伟在党组扩大会议上强调，要将中医药第一时间参与公共卫生事件应急制度化，统筹中医药防治传染病基地建设。

3. 建议

（1）政策法规方面。尽快出台《中医医疗纠纷处理办法》和《中医医疗事故处理办法》。在修订《中华人民共和国中医药法》和《突发公共卫生

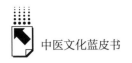
事件应急条例》时，明确要求"发挥中医药在流感等新发突发传染病防治和公共卫生事件应急处置中的作用"。

（2）政府部门方面。在国家卫生健康委员会下设国家中医局、国家西医局和国家疫情防控局。国家中医局和国家西医局分别管理中西医的医政业务，以保证中医和西医的医疗服务业务独立发展。在疫情大流行时由国家疫情防控局协调国家中医局、国家西医局参加防控疫情。

（3）专门机构方面。在国家中医局、国家西医局内分别设立国家中医疫情应急中心和国家西医疫情应急中心。在我国各级疾病预防控制中心中增加中医药专业机构和配备中医药专业人员。在中医药院校开设"中医药抗疫学"课程。中医药院校和中医药研究机构设立"中医药抗疫专业研究机构"。

热 点 篇

Hot Topics

B.2
新的疾病防控形势对中医科研发展方向的影响

梁尚华　章　原　赵咏芳　张苇航*

摘　要：　本文在回顾中医防治疫病历史的基础上，特别围绕着SRAR、新冠肺炎疫情期间中医科研发挥的作用进行了梳理，借以总结中医防治疫病的认识规律，挖掘不同时期的治疗经验，以便结合中医抗疫的科学研究，为未来新发传染病诊治的中医科研提供借鉴。未来中医药抗疫的科研发展应重点关注以下几方面工作：加强中医基础理论研究；完善中医科研攻关机

* 梁尚华，医学博士，教授，上海中医药大学科技人文研究院常务副院长、中医文献研究所所长，研究方向：医史文献和中医药文化；章原，文学博士，上海中医药大学科技人文研究院副研究员，中医药文化研究与传播中心副主任，研究方向：中医文化学；赵咏芳，医学博士，主任医师，上海中医药大学科技处处长，骨伤科研究所副所长，研究方向：中医药防治慢性筋骨病损伤及中医药科研管理；张苇航，医学博士，上海中医药大学科技人文研究院中医药文化研究与传播中心副教授，研究方向：医史文献和中医药文化。

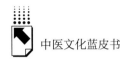

制；强化临床与科研一体化建设；建立中医疫病科研常态研
究；开展中医科研的国际协作。

关键词： 新冠肺炎疫情　SARS　疫病　中医科研

中医学是我国的传统医学，有着悠久的历史，在数千年的医疗实践中
形成了独特的理论体系，积累了丰富的临床经验。特别是对疫病的防治形
成了自己独特的诊疗体系，在当今的传染病防治工作中仍发挥着重要作用。
21 世纪以来，在 2003 年"非典型肺炎"、2009 年"甲型流感"的治疗中，
中医药的价值与作用都得到了明确的展现。特别是在 2020 年的新冠肺炎疫
情防治战中，中医药参与的程度之广、之深都有了空前的提高，受到国内
外社会各界的广泛关注，其在临床救治中的疗效得到广泛认可，产生了积
极的社会影响。

中医对抗疫病离不开科学研究工作，回顾中医抗击疫病的相关历史，总
结中医防治疫病的认识规律，挖掘不同时期的治疗经验，加强中医抗疫的科
学研究，为未来新发传染病诊治的中医科研工作提供借鉴，具有非常重要的
现实意义。

一　历史上的疫病研究

从古到今，疫病对人们的生命和健康带来了严重的威胁。我国历史上各
个朝代，疫病的流行都非常频繁。根据文献资料来看，历代有记录的大疫达
500 余次。鉴往可以知来，中医药在数千年同疫病的长期斗争及防治过程
中，对疫病的认识不断深化，在实践中创立了独具特色和优势的中医疫病理
论体系和诊疗方法。中华民族的繁衍昌盛与不断发展，与中医药的保障之功
密不可分。

（一）古代的疫病研究

中国古代关于疫病的记载出现非常早，在殷商时期的甲骨文中，就已经出现了与疫病相关的卜辞。成书于秦汉时期的《黄帝内经》对具有感染性和传染性疾病的临床表现和发展规律进行了初步总结，认为此类疾病皆由外界因素导致，都具有发热的症状，故称为"热病"。并设立了《素问·热论》《素问·刺热》《灵枢·热病》等专门论述"热病"的篇章，为后世外感热病的辨证和治疗奠定了理论基础。

东汉末年，素有"医圣"之称的医学家张仲景博采众方，撰写了《伤寒杂病论》（经后人整理编纂，其中外感热病内容结集为《伤寒论》），确立了辨证论治的基本原则。《伤寒论》作为外感病专著，以六经为纲统摄广义伤寒，结合脏腑、经络、气血、正邪等因素，创立六经辨证论治体系，对外感病的发生发展、传变规律及有效治疗方案做出总结，将外感热病的研究推上第一个学术高峰。唐宋医家在《伤寒论》基础上不断发展，对外感病的认识更加充实。明末大疫流行，吴又可在大量临床治疗的基础上，突破前人成见，著成《温疫论》一书，明确提出"夫温疫之为病，非风、非寒、非暑、非湿，乃天地间别有一种异气所感"（《温疫论·自叙》），将中医学对温疫的诊治大大推进了一步，是古代疫病史上的标志性著作。清代，以叶天士、吴鞠通等为代表的江南温病学派医家，对于治疗疫病又有新的认识。叶天士在《温热论》中提出"温邪上受，首先犯肺，逆传心包"，指出温病与伤寒具有不同的传变规律，确立了"卫气营血"辨证论治的方法；吴鞠通《温病条辨》在叶天士的基础上进一步发挥，确立了温病的九大类范畴，即风温、温热、温疫、温毒、暑温、湿温、秋燥、冬温、温疟，并创立"三焦"辨证论治体系，标志着中医对外感热病学诊疗规律的认识和发展达到了新的高度。

（二）近代的疫病研究

近代以来，中医疫病实践与理论进一步丰富，但随着西医学的迅速发

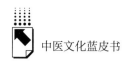

展，中医在疫病防治中的作用与地位趋于边缘化。

以 1910～1911 年冬季在东北和华北地区暴发的鼠疫为例，传统中医对疾病流行的认识和治疗手段皆存在一定局限，使得他们在这场抗疫斗争中始终处于边缘地位。在这场瘟疫还未完全结束的 1911 年 4 月，清政府在沈阳筹备召开了一次国际性会议，总计有 11 个国家数十名医生出席，由主持防疫工作的伍连德医生担任会议主席。这场持续了 26 天的会议形成一份非常详细的《奉天国际鼠疫会议报告》，报告以英文发表，分三个部分分别就鼠疫的流行病学证据、临床学、细菌学与病理学特征等内容进行了讨论，并提出了隔离、消毒、预防接种、普及卫生知识等抗疫措施，可以看作对这次流行性鼠疫的科研总结。但也明确提出"现代卫生学在古老的中国医疗体系中没有一席之地"，反映出中医完全被忽视的状况[①]。

根据这次教训和经验总结，不少中医医家进行了反思，逐渐接受了现代医学提到的预防、卫生等意识，并与传统医学有机结合。如曹炳章在 1918 年秋季浙东瘟疫流行的背景下著成《秋瘟证治要略》一书，联系当年暴发的西班牙流感，结合地域发病特点，分别从定名、病原、病理、诊断、证治、鉴别、预防等方面对疫病进行了详细论述，不仅化裁经典方剂进行辨证施治，同时借鉴传染病学知识，提出采取从食物、饮料、衣服、居室角度出发的卫生措施以及隔离法和消毒法，可谓衷中参西之作。

（三）1949 年以来的疫病研究

1949 年以后，我国政府非常重视并大力发展中医药事业。在这种有利条件下，中医学在疫病文献整理出版、疫病理论探讨研究，以及疫病防治领域均取得了较大进展。新中国成立的七十多年来，在防治流行性脑脊髓膜炎、流行性乙型脑炎、流行性感冒、麻疹、流行性出血热、钩端螺旋体、肺

---

① （国家清史编纂委员会编译丛刊）国际会议编辑委员会编辑《奉天国际鼠疫会议报告（1911）》，张士尊译，中央编译出版社，2010。

结核、血吸虫病、病毒性肝炎、艾滋病、SARS、新冠肺炎等过程中，中医都发挥了重要作用，也进一步丰富了中医疫病学的学科体系和防治经验，并促进了科学研究的深入发展。

在疫病的治疗中，中西医结合成为总体趋势，中医药的优势和特长得到了充分体现。如 20 世纪 50 年代，以中医为主治疗流行性乙型脑炎，即是在温病学说的基础上，采用辨证论治的方法，取得了很好的疗效。并在治疗的基础上开展了一系列临床研究，对各类治疗方法与疗效进行分析评价，总结中医治疗原则和方法，提出中医治疗方案，使中医药治疗疫病的科研得到了进一步深化，为中医临床研究提供了良好范本。

总之，从中医治疗疫病的历史来看，中医学在长期的疫病防治过程中积累了极为丰富的经验，对于传染病的病因、预防、治疗等有自己独特的认知体系，也形成了较为成熟的治疗方法与原则。同时，在历代的医疗实践中也产生了许多行之有效的经典名方，如麻杏石甘汤、大青龙汤、千金苇茎方、达原饮等，在现在的传染病防治中仍然发挥着重要作用，是现代中医科研的理论基础与用之不竭的思想宝库。

二　SARS 疫情与中医科研

SARS 即重症急性呼吸综合征，又称非典型肺炎（简称"非典"），是由 SARS 冠状病毒（SARS – CoV）引起的急性呼吸道传染性疾病，主要通过近距离飞沫或接触患者呼吸道分泌物进行传播。2002 年底，SARS 在广东首次出现，2003 年 2 月，疫情被确认，同年 6 月，疫情得到大范围控制，至 8 月中旬，疫情宣告基本结束。

除 2019 年 12 月出现的新型冠状病毒肺炎之外，SARS 是近年来影响最大、流行范围较广、临床症状严重且死亡率较高的全球性疫病，截至 2003 年 8 月 16 日，中国内地累计报告 SARS 诊断病例 5327 例，治愈出院 4959 例，死亡 349 例。在这场疫情的应对中，中医药积极参与，不仅取得了良好的临床疗效，而且有力促进了传统医药的现代科研进展。

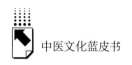

（一）中医药参与科技攻关

SARS 疫情发生后，防治非典成为科技工作的头等大事。国务院成立了全国防治非典型肺炎指挥部，指挥部下设 10 个工作组，其中专设有"科技攻关组"，负责调动全国范围内的科技力量进行科技攻关，为防治非典型肺炎提供科研支撑。代表我国科技发展最高水平的"863"计划迅速设立了"非典型肺炎防治关键技术及产品研制"专项，重点围绕非典型肺炎病学及诊断技术、临床治疗、应急药物、试剂和疫苗以及紧急防护装备等方面开展研发工作。随着国家层面启动科研攻关，中医系统的疫病科研工作也有条不紊地迅速展开，针对性地启动了多个科研项目。2003 年 4 月，国家中医药管理局紧急启动"中西医结合治疗非典型肺炎的临床研究"重大课题，该项目同时被列入"863"计划"非典型肺炎防治关键技术及产品研制"重大专项。5 月，由中日友好医院牵头的"SARS 的中医证候演变规律以及分期分证辨治的临床研究"也进行了"863"计划项目课题申报。此外，国家中医药管理局及各地中医药科研机构也围绕 SARS 疫情纷纷启动了不同层级的科研项目。

这次联合科研攻关，充分反映了在政府主导的基础上做好顶层设计，进行资源整合和统筹管理的优势和高效性，为中医药参与当代疫病的防治提供了坚实的科研依据。中医防治疫病科研成果的取得，进一步促进了国家对中医药发展的重视和推动①。

（二）中医药防治 SARS 的临床研究

1. 中医药治疗 SARS 的临床机理研究

在中医药防治 SARS 的科研报道中，依托国家重大攻关系列课题的临床研究占据了最重要的地位。首先从传统医学角度，通过对 SARS 的中医

---

① 曹丽娟、王体：《中国中医科学院防控 SARS 十周年纪念》，《亚太传统医药》2014 年第 1 期，第 1～3 页。

病名、病因病机、各期证候特征及其演变规律的研究，系统阐明了 SARS 的中医病因病机、基本证候特征、演变规律及其辨证论治纲要，明确提出 SARS 与温病的差异，提出了 SARS 中医救治方案。其次在此基础上，对中西医结合治疗 SARS 的有效性和安全性开展了科学评价，明确了中西医结合治疗的优势及其作用环节，同时也取得了良好的社会效益和经济效益①。

根据科技攻关项目研究成果的汇集，以及中医药在 SARS 治疗过程中的参与情况及疗效评价，总结得出中西医结合治疗 SARS 的机理和潜在的效益主要在以下方面有所体现：能有效地减轻 SARS 患者乏力、气短、呼吸急促等临床症状；能够促进病人肺部炎症吸收，稳定血氧饱和度；促进外周血淋巴细胞的恢复、提高 T 细胞亚群的水平；减少糖皮质激素和抗病毒药的用量及其副作用；减少谷丙转氨酶（ALT）、乳酸脱氢酶（LDH）和尿素氮（BUN）异常的发生率等②。

2. 中医药对 SARS 的临床方法学研究

为了提高疗效评价的科学性，增强临床研究数据的可信度，在具体研究设计中，明确遵循循证医学原则，采用多中心、前瞻性、随机对照的研究方案以及国际通用的数理统计分析方法，科学评价中西医结合治疗 SARS 的临床有效性和安全性；同时采用了临床流行病学、问卷调查等研究方法，通过建立数据库、统计分析和信息研究等手段，对 SARS 中医证候特征及其演变规律进行了系统的研究。

在信息建设方面，通过对 SARS 中西医结合治疗过程中的人员培训、数据采集、数据质量控制、信息提取分析等科研环节的实例性分析，提出临床数据质量控制与提取分析管理系统模型，研发成中西医结合治 SARS 多中心临床研究的数据管理分析系统软件包，该软件包在录入分析权限管理、数据存储加工、全程质量控制、可视化操作和数据传输网络等方面，都大大提升

---

① 刘保延、翁维良、谢雁鸣等：《中西医结合治疗 SARS 临床研究》，《中国医药学报》2004 年增刊，第 5~7 页。

② 刘保延：《SARS 给中医临床研究的启迪》，《健康报》2013 年 4 月 3 日，第 5 版。

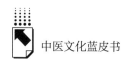
了 SARS 临床治疗的研究水平，对于医学临床研究方法学和临床实践科研型信息产品的研发都有比较大的促进作用①。

3. 中医预防疫病的传统理论研究

在大力开展中医药对 SARS 临床治疗学研究的同时，从疫病预防角度，部分专家依据传统医学理论、历史文献回顾和证候实例，提出基于五运六气学说对疫病的流行趋势进行深入探讨。如提出重视在五运六气学说基础上发展而来的中医气象病理医学，以及温病学对于分析预测疾病的发生和有效、独特的救治方法与经验②。并据此理论从 SARS 的发生和证候分析拓展到其后的禽流感、出血热等新型疫病的发病规律预测和研究中③。此类研究目前仍以回顾性调查研究为主，前瞻性研究仍在探索和验证之中。但其对中医"天人合一"的强调、对整体性的把握以及对系统生态学的重视，值得继续结合现代科技手段开展进一步研究。

（三）中医药防治 SARS 的方药研究

SARS 是一种新出现的未知疫病，中医古籍中虽然没有相关记载，但根据临床证候和发病特点，仍可采取传统中医的辨病论治与辨证论治结合的方法，在疾病的各个阶段开展预防、治疗和促进康复。虽然 SARS 的中医命名根据地域有所不同，如张伯礼建议命名为"肺痹疫"，全小林建议命名为"肺毒疫"，邓铁涛认为属于"伏湿"，王灿晖等认为应为"风温""温疫"等，但基本一致的认识是 SARS 属于"温病"范畴，病机为毒邪挟湿挟热，淤结肺部，后期出现正虚。大量临床资料都显示中医药参与治疗 SARS 体现出明显的优势，如早期干预可阻断病情的进一步发展，明显减轻中毒等临床症状，缩短病程及发热时间，提高临床疗效，缓解炎症，减少后遗症，并且

① 梁志伟、刘保延、吕玉波等：《中西医结合治疗 SARS 多中心临床研究数据管理分析系统》，《中国生物医学工程学报》2006 年第 6 期，第 683～687 页。
② 吴奇：《从古论今谈中医气象医学与防治温疫—"非典"》，《天津中医药》2003 年第 3 期，第 60～64 页。
③ 高雅婷、郭润、许燕等：《从五运六气理论探讨近年来重大疫情的发病规律》，《长春中医药大学学报》2015 年第 3 期，第 498～500 页。

可以有效降低激素使用量以及西药导致的副作用，减少全身并发症等①。

中医以辨证论治为特色，强调因时因地因人制宜，一人一方。同时，中医也注重辨病论治，为了提高诊疗效率，往往以通用药物与复方为基础，便于开展大规模、便捷性的运用。历史上针对疫病也多有专药专方的记载。在防治 SARS 的中药开发中，便是以传统医学理论为指导，在辨证论治的基础上进行总结分析，以具有中医特色的复方研究为核心，开展了一系列药物研究。

根据治疗经验和资料记载，尤其是参考温病学的理论和治验，先从中医防治 SARS 有效的方剂和中药中筛选出一批有研究前景的药物，再通过进一步实验研究，从而进行新药的开发和研制。此前研究已经证明，具有抗病毒活性的中药约 250 种，其中许多对冠状病毒等有膜类病毒有效，可以通过抗病毒、抑制病毒复制、解热镇痛、免疫调节等在 SARS 的不同病理环节发挥作用②。

截至 2003 年 6 月，治疗 SARS 已进入临床研究的中药有 3 种："XYW"抗病毒注射液、扶正祛邪颗粒和荆银颗粒；研究表明可以明显改善非典症状的中成药有 8 种：清开灵注射液、鱼腥草注射液、板兰根冲剂、新雪颗粒、金莲清热颗粒、灯盏细辛注射液、复方苦参注射液和香丹注射液；进入临床研究的中药方剂有 3 种：北京佑安医院的"非典 1 号、2 号和 3 号方剂"；基础研究表明有苗头的中药方剂有 2 种：天津医大总医院研制的"抗萨Ⅰ、Ⅱ号"③。其中对 8 种中成药的研究属于国家"863"科技攻关项目的中药筛选研究。又有研究对迪康注射液、连花清瘟胶囊和复方连蒲颗粒三种中药处方在培养细胞内的抗 SARS-CoV 病毒效果进行了初步研究，证实其对 SARS

---

① 杨牧祥、王少贤、于文涛等：《中医药参与治疗 SARS 综述》，《中国全科医学》2004 年第 7 期，第 1879 页。

② 张永祥、刘超、周文霞：《SARS 防治药物的现状及研究与开发策略》，《中国天然药物》2003 年第 2 期，第 65~68 页。

③ 刘雪梅：《治疗严重急性呼吸综合征（SARS）的药物研究进展》，《中国循证医学杂志》2003 年第 2 期，第 97 页。

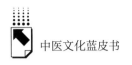

相关致病病毒有一定抑制作用①。

在以上研究基础上，连花清瘟胶囊被证实具有抗 SARS 病毒、禽流感病毒及呼吸道常见病毒等广谱抗病毒作用，并有抑菌、退热消炎、调节免疫等功效，药效确切。为此，国家食品与药品监督管理局为连花清瘟胶囊开启了药审绿色通道，这也是第一个通过该通道进行报批的中成药，并于 2004 年 5 月获得国家药准字批号。

（四）后续中医研究

随着 SARS 疫情逐渐得到控制，中医科研工作在持续进行深入研究的同时，研究重心开始相应转变，临床研究从起初的综合治疗研究，逐渐转向辨证论治、个体化、恢复期、疑似患者治疗等。

2003 年 9 月，为了进一步加强中医药防治传染性非典型肺炎的科研工作，应对可能再次发生的非典型肺炎疫情，国家中医药管理局组织制定了《2003～2004 年度全国中医药系统防治传染性非典型肺炎工作方案》，对于后续中医科研工作进行了具体部署，包括建立临床研究协作网络、建立科研专家队伍、加强研究单位科研条件建设、做好科研保障等具体措施。2004 年 8 月，第十届全国人民代表大会常务委员会第十一次会议修订了《中华人民共和国传染病防治法》，此次修订明确将中医药纳入我国传染病防治体系，从法律层面为中医药参与防治传染病提供了保障，极大地促进了我国中医药防治传染病的科研水平，相关的制度也逐步开始渐成体系。2010 年 2 月，国家中医药管理局印发《中医药防治传染病临床科研体系建设方案（试行）》，该方案明确提出了中医药防治传染病临床科研体系建设的目标和具体措施，对于在疫情防控中发挥中医药防治疫病的独特优势、增强中医科研工作的支撑作用，具有重要的意义和深远的影响。

无疑，这些后续的中医科研工作的部署对中医疫病研究工作具有积极的

① 朱舜亚、李晓英、魏云玲等：《三种中药处方对 SARS 相关冠状病毒体外抑制作用的初步研究》，《生物技术通讯》2003 年第 5 期，第 390～392 页。

指导意义。中医科研工作在各方面都得到了强化和发展，特别是作为后续工作，中医疫病的科研工作日益受到重视，科研机制逐步得到完善。以 2010 年所确定的 41 家中医药防治传染病重点研究室（临床基地）建设单位作为主力军，通过持续开展重大传染病防治专项研究，已经成为面对突发、未知传染病中医药开展临床救治和科学研究的中坚力量。可以说，我国已经初步建立了系统的中医药防治传染病临床科研体系。

三　新冠肺炎防治与中医科研

2020 年初，新型冠状病毒感染的肺炎疫情暴发后，习近平总书记在不同的场合多次强调要综合多学科力量，加快科技研发攻关，为新冠肺炎疫情防控提供强大的科技支撑。中医药系统坚决贯彻落实习近平总书记重要指示精神，全力以赴参与疫情防控，为全国疫情防控阻击战取得重大战略成果注入了强劲的中医药力量。中医科研人员积极参与科研攻关，在优化诊疗方案、筛选有效方药等方面提供了有力的科研保障。

（一）中医药参加科研攻关

面对严峻的防控形势，国家层面的科研攻关工作迅速展开。1 月 21 日，由钟南山院士担任组长、14 位专家组成的针对新型冠状病毒感染的肺炎疫情联防联控工作机制科研攻关专家组宣告成立。科研攻关组主要聚焦五大主攻方向，成立了九个专班，其中专门设立了中医药专班，由中国工程院院长李晓红院士牵头作为总负责人，动员各方面相关的科技力量，积极推进中医药疫情防治重点科研攻关工作。

中医药专班下设专家组和任务组，专家组由包括国医大师、两院院士等在内的专家共同组成，任务组由临床救治、机理研究、方药筛选和体系建设四个组组成，各有不同的工作侧重点。如临床救治组积极参与和指导医疗一线的临床救治工作，并在临床观察的基础上，总结推出了"三药三方"等中医药的有效方剂；机理研究组针对清肺排毒汤的机理进行了相关基础研

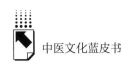

究，发现清肺排毒汤不但能起到整体调节作用，而且可以参与免疫、抗炎、内分泌等生物学过程，抑制细菌内毒素的产生，从而可以调节免疫功能、消除炎症。专班还由全小林院士牵头，针对恢复期康复的中医药干预开展了专项研究，其研究成果已被国家卫生健康委员会和国家中医药管理局联合印发的《新型冠状病毒肺炎恢复期中医康复指导建议（试行）》采纳。同时，专班还安排王琦院士和黄璐琦院士两个团队，针对复工复学后聚集性人群和无症状感染者的中医药干预工作进行了专门研究。

（二）筛选"三药三方"

前期在病毒机理尚不清楚、无特效药的情况下，中医专家借鉴此前的疫病防控经验，从古代经典名方中汲取精华，并根据临床观察诊治的情况，开始了筛选有效方剂和中成药的工作。事实证明，这一方法切实可行，筛选方药的工作进展迅速，专家组迅速提出了中医方案，并且在临床中不断优化，检验临床救治病患中的效果。其中，由《伤寒杂病论》中多个外感经典名方优化组合而成的"清肺排毒汤"在试点省份的临床实践中表现出非常好的救治疗效。2月6日，在前期临床疗效良好、筛选方药取得阶段性进展的情况下，国家中医药管理局向全国各地疫病防治前线推荐采用"清肺排毒汤"用于治疗新型冠状病毒感染的肺炎患者。

随着中医科研攻关工作的进行，包括清肺排毒汤在内，一共出现了六种有效方剂，合称"三药三方"，在这次新冠肺炎疫情救治当中临床疗效非常好，为疫病的防控发挥了重要作用。

所谓"三药"，系金花清感颗粒、连花清瘟胶囊/颗粒、血必净注射液三种药物的合称，这三种药物均是在近年的疫情防控中发挥过作用、已经审批上市的药物。如金花清感颗粒是世界上第一个针对甲型 H1N1 流感治疗的有效方药，曾经在 2009 年治疗甲型 H1N1 流感中发挥了重要作用。在这次治疗新冠肺炎患者过程中，临床观察证实该药对于治疗新冠肺炎的轻型、普通型患者都有着同样确切的疗效，能够缩短发热时间，改善相关免疫功能。与金花清感颗粒一样，连花清瘟胶囊/颗粒同样适合治疗患有新冠肺炎的轻型和普通型患者，它是在 2003 年 SARS 时期研发的治疗流感的创新性中药，在这次治疗新冠肺炎中发现其可以有效地缓解和减轻患者的发热、乏力、咳嗽等相关症状，有效降低转重率。血必净注射液系注射用药，具有化瘀解毒的功效，它同样是 2003 年非典期间研发的中成药，对于新冠肺炎重型和危重型患者在早期与中期的治疗都具有良好的疗效。

与"三药"相比，合称"三方"的清肺排毒汤、化湿败毒方、宣肺败毒方都是这次新冠肺炎疫情期间在临床筛选中脱颖而出的方剂。清肺排毒汤来源于经典方剂，系由张仲景《伤寒杂病论》中多个经典方剂（包括麻杏石甘汤、射干麻黄汤、小柴胡汤、五苓散等）优化组合而来，根据临床研究数据，该方可用以治疗新型冠状病毒感染的肺炎轻型、普通型和重型患者，对于危重型患者，也可根据实际情况酌情合理使用该方。化湿败毒方和宣肺败毒方是黄璐琦院士团队和张伯礼院士团队在临床救治一线观察总结出来的有效方剂，都是在吸取中医经典名方的基础上，根据实际情况优化组合而成，在改善患者相关症状、有效缩短病程等方面都显示出了良好的疗效。

在 2020 年抗击新冠肺炎疫情过程中，通过中医临床科研结合所筛选推出的"三药三方"无疑发挥了非常重要的作用。不但在临床救治中具有确切的疗效，挽救了许多患者的生命，而且在面对新冠病毒肆虐、疫情严峻的关头，有效地鼓舞了人们的信心和斗志，体现了传统中医药治疗疫病的独特价值和作用。

（三）中医临床诊疗方案制订

在抗击新型冠状病毒肺炎疫情过程中，中医科研在临床诊疗方案的制订过程中同样发挥了重要作用。

继 1 月中旬《新型冠状病毒感染的肺炎诊疗方案》（后改称《新型冠状病毒肺炎诊疗方案》，以下简称《方案》）首次发布以来，随着研究的不断深入，专家组不断对疫情形势和临床救治数据进行分析、总结，并对已发布的《方案》进行相应的修订。在不到 2 个月的时间里，《方案》前后修订达七次之多。总体来看，《方案》明确认为新型冠状病毒感染的肺炎属于中医

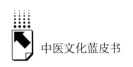

疫病的范畴，患病起因系感受疫疠之气，病位在肺，其基本病机特点表现为湿、热、毒、瘀。《方案》要求各地应该根据当地气候特点、病情特征以及患者体质等综合考量，并予以辨证论治。

在1月22日印发的《方案》（试行第三版）中，已经细化中医治疗方案相关内容，将新型冠状病毒感染的肺炎分为湿邪郁肺、邪热壅肺、邪毒闭肺、内闭外脱等四类中医证型，并提供了各证型的推荐处方（见表1）。

表1　新冠肺炎四类中医证型及推荐处方

证型	临床表现	治法	推荐处方
湿邪郁肺	低热或未发热，干咳，少痰，咽干咽痛，倦怠乏力，胸闷，脘痞，或呕恶，便溏。舌质淡或淡红，苔白或白腻，脉濡。	化湿解毒宣肺透邪	麻杏薏甘汤、升降散、达原饮
邪热壅肺	发热，口渴，不欲饮，胸闷，咽干少痰，纳差，大便不畅或便溏。舌边尖红，苔黄，脉浮数。	清热解毒宣肺透邪	麻杏石甘汤、银翘散
邪毒闭肺	高热不退，咳嗽痰少，或有黄痰，胸闷气促，腹胀便秘。舌质红，苔黄腻或黄燥，脉滑数。	宣肺解毒通腑泄热	宣白承气汤、黄连解毒汤、解毒活血汤
内闭外脱	神昏，烦躁，胸腹灼热，手足逆冷，呼吸急促或需要辅助通气。舌质紫绛，苔黄褐或燥，脉浮大无根	开闭固脱解毒救逆	四逆加人参汤、安宫牛黄丸、紫雪散

资料来源：据《新型冠状病毒感染的肺炎诊疗方案（试行第三版)》整理。

从《方案》第一版到第七版，无论是从流行病学的特点，还是诊断标准、临床表现和治疗方法，乃至重症治疗手段、出院标准等一系列内容，都发生了诸多的变化，呈现不断细化完善的趋势。但细加比较可以看出，中医药诊疗方案在历次《方案》中所占篇幅逐步扩大，这既是对中医药在疫情防控中发挥作用的肯定，也是中医药科研人员对疫病认识不断深入与完善的体现。

总体来看，中医科研为此次新冠肺炎疫情的防治提供了有利的科研支撑。特别是在早期面对未知疫病、无特效药的不利情况下，中医科研人员积极科研攻关，广泛借鉴历史经验，深入探求经典名方，并结合临床救治进行观察，迅速形成了中医药和中西医结合治疗新冠肺炎的方案并不断进行修订完善，成为此次疫病救治"中国方案"的重要特色和突出优势。

四 疫情防治对未来中医科研发展方向的启示

"大疫出良药"，中医药正是在数千年同疫病抗争的实践中不断成长，不断积累经验，才形成了独特而有效的诊疗体系。21世纪以来，在2003年的非典疫情、2020年新冠肺炎疫情中，中医药的防治疫情工作依靠科研攻关带动，整合多方资源，不断探索中医、中西医结合防治疫情的有效方法，对相关疫情防控工作发挥了重要作用。

从21世纪以来的几次疫情防治，特别是时下仍在进行的新冠肺炎疫情的防治来看，中医药科研工作有诸多经验可以总结和汲取，从而对今后的中医科研工作有所借鉴。

（一）加强中医基础理论研究

中医学历史悠久，不但有着丰富的医疗实践，而且有自己深邃而系统的基础理论。历代医家遇到重大疫病事件，多会寻根溯源，从经典理论中寻找解决之道，并结合实践进行调整，往往都能从中得到启示。疫病研究自然也不例外，中医药防治疫病有丰富而独特的理论体系和实践技术，是古人在疫病防治中不断探索和总结的智慧结晶。如张仲景所撰《伤寒杂病论》、孙思邈的《千金方》、吴又可的《温疫论》、吴鞠通的《温病条辨》等不同时代的医籍，都是历史上研究疫病疗治的经典著作，蕴含着丰富的中医疫病防治理论、治疗实践、有效药物等内容。对于这些历史传承下来的医学文献资料应进行深入研究，对当下和未来的疫情防控均具有重要理论意义和应用价值。

21世纪以来，无论是SARS和甲型流感，还是新冠肺炎疫情，虽然属于突发、新发疫病，但从中医疫病的角度来看，都可以从历史上的疫病疗治理论和实践中受到启发。在近年抗击各种疫情的实践中，以经典名方为基础，创制了很多新药方，如2004年5月获得国家药准字批号的连花清瘟胶囊，2009年应对H1N1全球大流感时期创制的金花清感颗粒等，均是中医疫病诊疗历史经验与现代科研成果的结合。

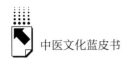

虽然近年来中医疫病科研发展迅速，但相对而言，包括中医药疫病理论在内的基础理论研究相对薄弱，属于中医科研的"短板"。事实已经证明，中医看似"简单"的辨证论治理念和诊疗模式有着极强的生命力，着眼于未来可能面临的未知、新发急性传染病，在国家重大科技项目的部署以及相关学科的建设中，应进一步加大对中医药基础理论的深化研究，这对于未来应对新发、突发疫情以及对中医学自身发展均具有重要意义。

（二）完善中医科研攻关机制

从疫情防治中的科研攻关工作情况来看，强有力的组织保障对于推进重大传染病的科研攻关至关重要。这既是中国大一统制度优势在科研领域的体现，也是顺利开展中医科研工作的前提和保障。

不论是 SARS 疫情，还是新冠肺炎疫情，中医参与科研攻关机制都发挥了重要的作用。中医科研攻关机制能够集中全国中医科技优势、调动全国中医科技力量、整合全国中医科技资源，全力以赴做好防治疫情科技攻关工作。如在新冠肺炎疫情的防控中，中医药研究和临床救治参与的广度和深度都得到了空前的提升。在"特事特办，急事急办，超常规运作"的科技攻关机制下，能够迅速围绕重点目标，将临床救治、科学研究等迫切问题作为首要任务，集中优势力量和有限资源，这无疑对缓解或控制疫情、提高防治效果、减少死亡率发挥了积极的影响和重要的作用。

因此，着眼于未来中医药应对疫病防治的工作，应该不断总结经验，将日常研究工作与科技紧急攻关有机结合，进一步完善中医科研攻关机制，促进科研效率与应对能力的提升。

（三）加强临床科研一体化建设

从近年来历次疫情防治的经验来看，临床和科研一体化建设同步推进是非常关键的举措。面对新发、突发的疫病，临床救治无疑是头等大事，因此，在疫情暴发与防治中，应该将临床救治与科学研究同步进行，一方面开展中医特色的临床分析，确定发挥中医优势的治疗方案，迅速用于临床救治；另一方面同时对相关资料进行汇总分析，同步开展中医科研。

本次新冠肺炎疫情防治过程中，中医药科研与临床紧密结合发挥了非常重要的作用，中医药有效方剂筛选研究成果多是通过这种方式取得。如清肺排毒汤便属于"防治新型冠状病毒感染的肺炎中医药有效方剂筛选研究"专项的重要研究成果。该专项于 1 月 27 日在山西、河北、黑龙江、陕西四个试点省份紧急启动，在临床疗效观察中显示，采用清肺排毒汤救治的肺炎患者有效率达到了 90% 以上。在此基础上，遂于 2 月初向全国推荐使用。

在临床科研一体化过程中，各种新技术手段的采用也值得关注。例如作为第一个在疫区启动的重点项目，科技部应急攻关项目"中西医结合防治新型冠状病毒感染的肺炎的临床研究"在研究中采用了现代信息手段，病区内用手机 App 采集信息，即时传输到外面平台进行数据处理，极大地提高了研究效率。因此，利用现代技术优势加快中医大数据平台建设，全面提升中医科研水平和临床服务能力也是亟待加强的重要工作内容。

（四）加强中医疫病科研常态研究

随着人类社会的飞速发展与扩张，人类赖以生存的生态环境也相应发生了变化，并对人类的健康产生了巨大影响。其中一个重要信号便是人类不断面临传染病的新挑战，新发传染病呈快速增长态势。面对传染病流行的新形势，中医科研不仅是应对当下疫情的应急举措，而且是面向未来的长远之计，加强中医疫病科研的常态化研究无疑是具有战略眼光的选择。

从 21 世纪以来疫情工作的常态化研究来看，中医抗疫科研仍有很大的提升空间。例如，以关键词"SARS"和"中医"在万方医学网上检索 2003 ~ 2020 年所发表的学术论文情况，可以看出，针对 SARS 的理论研究工作自 2003 年始，虽然持续在进行，却呈现出不平衡的发展轨迹（见图 1）。

可以明显看出，相关的研究论文在 2003 年集中涌现，也是最高峰，有 197 篇。在 2004 年和 2005 年，也出现了集中发表的现象。但此后迅速下

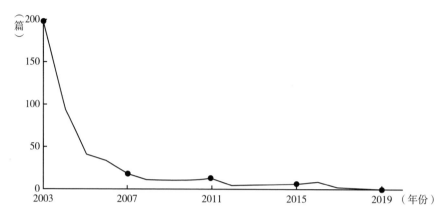

图1 SRAS 相关学术论文发表情况分布

资料来源：据万方医学网相关检索结果整理。

滑，至 2007 年发表的相关论文降到了 17 篇，而 2019 年则为 0 篇。

吸取疫情过后研究降温的教训，中医抗疫的科学研究应该采取相关措施，需建立常态化、持久化、制度化的研究机制。相关研究机构平时应该针对科研人才储备、科研经费保障等方面有计划地持续推进工作，以便有备无患。同时，不同的研究机构之间要协同创新、资源共享，加强多学科和跨学科联合攻关，在长期积累的基础上，必将不断取得中医抗疫的新成果。

（五）开展中医科研国际协作

随着全球化的发展，疫情的传播范围与速度都呈现新的特点，特别是此次新冠肺炎疫情，牵涉的国家多、范围广、防控难度大，面对这一趋势，国际间的科研协作必不可少。2020 年 2 月，在日内瓦召开的新型冠状病毒全球研究与创新论坛的重要目标便是协调全世界范围内的科研力量，共同应对疫病挑战，寻求诊疗方案，推动疫苗研发。

本次新冠肺炎疫情全球化的蔓延情况下，中医药不但为我国的疫情防控发挥了重要作用，而且其独特的疗效也日益为世界所知。不少国家都开始借鉴中国治疗经验，其中包括使用中医药的方案和药物治疗新冠肺炎。如连花清瘟胶囊等多种中药，不仅在国内大范围使用，而且输出到国外，为国际疫情防治工作发挥了重要作用。

近年来，中医科研在国际化方面已取得了长足进展，我国学者每年发表的与中医药相关的 SCI 论文多达 3000 余篇。但同时应清醒看到，中医药的科研、中医药的国际化仍任重道远，未来中医药的科研应该在保证国家安全的前提下，大力加强国际合作，与有关国家和组织的科研机构共享数据和信息，共同应对疫病的挑战，为人类的健康共同贡献智慧和力量。

当然，在看到中医药在疫情防治中取得巨大成绩的同时，也要意识到中医药科研所面临的现实问题和诸多"短板"。虽然在 21 世纪以来的疫情防治中，中医药参与的力度和深度不断加强，但整体来看，中医药防治传染病的作用尚未能得到最大限度的发挥，实质性参与传染病防治工作还受到诸多主客观因素的限制。如此次抗击新冠肺炎疫情中，中医药参与的力度之大已经前所未有，但相对而言，仍然是西医药占据了大量临床试验的资源，而涉及中医药治疗相关的临床试验和中西医结合治疗相关的试验所占比例都远比西医药小。2012 年，曾有研究对我国 2006～2010 年的中医药科技资源现状进行过调查。研究结果表明：从整体来看，中医药研究重大疾病的科研集中度并不高；医院仍是主要的科研力量，虽然科研团队总体上素质比较好，但有接近一半的科研团队处于相对低投入、低产出的水平①。

目前，虽然我国的新冠疫情防控已经取得了巨大的成果，备受世界瞩目，但放眼全球，新冠肺炎疫情还在持续肆虐之中，尚未出现特效药和相关疫苗。大疫当前，既是挑战，也是机遇，中医药行业应直面挑战，牢牢把握发展机会，特别是中医药科研工作者，更应全力以赴，勇于探索，为取得疫情防控最终胜利贡献中医药的科技智慧与力量。

---

① 李金：《中医药研究重大疾病科研团队现状和问题分析》，北京中医药大学硕士学位论文，2012，第 44 页。

B.3
2020年中医药防治新冠
肺炎疫情的观察与分析

毛嘉陵　毛莎莎*

摘　要： 2020年发生新冠肺炎疫情后，中医药逐渐承担了深度介入新
　　　　　冠肺炎疫情防控救治全过程的重任，成为抗击疫情中的重要
　　　　　力量。本报告详细记录了2020年中医药专家战斗在抗疫第一
　　　　　线的全过程、中医药抗疫的疗效评价、中医药在国家新冠肺
　　　　　炎疫情防治方案中的演变，提出了要以此为契机，在中医药
　　　　　未来发展中要开展重树文化自信的重要性。

关键词： 中医药抗疫　中医药文化　文化自信

　　长期以来，不少人对中医药的印象是只会讲养生不会治病，即使要治病
也不能治急重症。一句话，中医师就是"慢郎中"。然而，一场疫情却改变
了人们对中医药的印象。

　　2020年发生新冠肺炎（COVID - 19，世界卫生组织命名为"2019冠状
病毒病"）疫情后，中医药进入抗疫第一线，逐渐承担了深度介入新冠肺炎
疫情防控救治全过程的重任，成为抗击疫情中的一支重要力量，获得患者、

---

* 毛嘉陵，北京中医药大学国家中医药发展与战略研究院副院长、北京中医药大学中医药文化
研究与传播中心主任、北京中医药文化传播重点研究室主任、北京金匮中医药文化发展基金
会理事长，研究方向：中医药文化传播、中医药智库建设、中医药发展战略；毛莎莎，成都
中医药大学中医药智库研究中心，研究方向：中医药文化、儿童中医药教育。

社会和媒体的一致好评，得到党和政府的充分肯定。中医药防治新冠肺炎所取得的最新的阶段性成果，再一次证明了：有疗效就是硬道理。

一 中医药在抗击疫情中成为重要力量

（一）2020年中医药专家战斗在抗疫第一线

2020年初新冠肺炎疫情暴发以后，中医药专家积极参与疫情的防控。

1月21日，国家中医药管理局、国家卫生健康委医政医管局派遣北京中医医院院长刘清泉与中国中医科学院广安门医院急诊科主任齐文升组成第一批中医专家团队，率先抵达武汉参加抗疫。

1月23日，由中国科学院院士仝小林，广东省中医院副院长张忠德，北京西苑医院呼吸科主任苗青，北京中医医院呼吸科主任王玉光组成高级别中医专家组到达湖北抗疫第一线。

1月25日，在国家中医药管理局副局长闫树江带领下，中国中医科学院院长黄璐琦院士任领队的第一批国家中医医疗队，共25名队员到湖北武汉支援新冠肺炎防治工作。与此同时，成都中医药大学附属医院、江苏省中医院、江苏省中西医结合医院、浙江省中医院、山东省中医院、湖南省直中医院、天津中医药大学第一附属医院、西安市中医医院、陕西中医药大学第二附属医院、衡阳市中医医院、无锡市中医院、北京中医药大学孙思邈医院等中医医疗机构派出的医护人员以及全国各地第一批支援武汉的中医药专家迅速从四面八方出征武汉。

1月27日，紧接着由北京中医药大学东直门医院党委书记叶永安任总带队的第二批国家中医医疗队，共100名中医医务工作者到湖北武汉，包括北京中医药大学附属东直门医院、东方医院的40名医护人员和广东省中医院、广州中医药大学第一附属医院、广东省第二中医院的60名医护人员。

2月10日，第三批国家中医医疗队出发。第三批国家中医医疗队共209名队员，由天津市、江苏省、河南省、湖南省、陕西省的中医药专家组成。

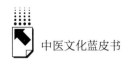

2月14日，国家中医医疗队正式进驻江夏方舱医院。该院由中国工程院院士张伯礼担任总顾问，武汉市江夏区委书记王清华兼任医院书记，北京中医医院院长刘清泉兼任院长，由国家中医医疗队中的5支省市分队，分别负责5个病区共400张床位患者的诊疗任务。

2月15~17日，第四批国家中医医疗队出发。第四批国家中医医疗队共243名队员，由上海市、吉林省、广东省的中医药专家组成，接管武汉雷神山医院的四个病区。

2月21日，第五批国家中医医疗队出发。第五批国家中医医疗队共151名队员，由河南省、天津市、江苏省、湖南省、陕西省的中医药专家组成。

除多批次国家中医医疗队以外，全国各省派出的援鄂医疗队中还有大批中医药专家。

3月17日，国家中医药管理局科技司司长李昱在国务院联防联控机制新闻发布会上公布的数据显示，国家中医药管理局先后派出五批国家中医医疗队，约800位中医药专业人员驰援武汉，全国各省市援鄂医疗队中还有来自中医药系统的5000人。李昱司长特别强调，在这次疫情抗击中，中医药发挥的作用大家有目共睹。在疫情防控的整个过程中，中医药参与了预防、治疗和康复等全过程。其参与疫情防控的面之广、力度之深、受关注的程度之高，都是历史上前所未有的。

湖北省卫生健康委员会副主任涂远超在3月13日湖北省新冠肺炎疫情防控工作指挥部召开的新闻发布会上介绍，中医药在湖北集中隔离点中的使用率达到了94%，在各方舱医院中的使用率更是超过了99%，在284个集中隔离康复点巡诊累计为79114人次。

（二）中医药防治新冠肺炎疗效的评价

目前对中医药治疗新冠肺炎临床疗效的正式学术报告尚未发表，但仍然可以从官方和有影响力的权威专家发布的宏观数据信息来了解中医药治疗新冠肺炎的总体效果，这些信息至少反映了在某个时段某个范围内真实可信的情况。

1. 中医药的收治率和治愈率

2 月 17 日，国家中医药管理局科技司司长李昱介绍了清肺排毒汤在全国部分省市的应用情况。3 月 17 日，国家中医药管理局科技司司长李昱在国务院联防联控机制新闻发布会上介绍，中医药在湖北地区参与救治的病例占累计确诊病例的 91.05%，在全国各地则高达 96.37%[①]。3 月 23 日，在国务院新闻办公室举行的中医药防治新冠肺炎重要作用及有效药物发布会上，中央指导组成员、国家卫生健康委员会党组成员、国家中医药管理局党组书记余艳红再次公布，临床疗效观察显示中医药总有效率达到 90% 以上[②]。3 月 31 日，中央指导组成员、国家卫生健康委员会主任马晓伟在武汉宣布，目前湖北全省累计治愈 63000 多例患者，治愈率高达 93%。以武汉为主战场的全国本土疫情传播已基本阻断，疫情防控取得阶段性重要成效。促进了中医药与西医药的合作，中医药深度介入预防、诊疗、康复全过程[③]。

2. 中医药治疗危重症

第二批国家中医医疗队总领队、北京中医药大学东直门医院党委书记叶永安认为，中医药在这次武汉抗疫中，积极参与重症及危重症的救治和三版重症、危重症诊疗方案的制订。中医药减缓和阻止轻症向重症、向危重症的转化，同时促使危重症转为普通症，从而提高了治愈率、降低了病死率。

成都中医药大学附属医院感染科主任扈晓宇率领中西医专家组成四川援鄂第七、第八批重症医疗队，成建制接管华中科技大学同济医学院附属协和医院肿瘤中心 Z9 和 Z10 两个病区，共 128 张床位，收治新冠肺炎患者共 176 例，其中重症/危重症 64 例（36.4%），服用中药的 172 例患者实现零死亡。他认为中医药治疗新冠肺炎不仅能做到轻症"零死亡、零转重、零

---

① 国务院联防联控机制新闻发布会，中国政府网，http：//www.gov.cn/xinwen/gwylflkjz60/wzsl.htm。
② 国务院新闻办就中医药防治新冠肺炎的重要作用及有效药物举行发布会，中国政府网，http：//www.gov.cn/xinwen/2020－03/23/content_ 5494694.htm。
③ 国务院新闻办就中央指导组指导组织疫情防控和医疗救治工作进展举行发布会，中国政府网，http：//www.gov.cn/xinwen/2020－03/31/content_ 5497582.htm。

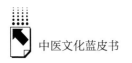
复阳、零感染",而且对重症可创造"零气管插管、零有创机械、零 ECMO 使用"的诊疗效果①。

3. 中医药有效降低死亡率

4 月 24 日,中国科学院院士仝小林在上海举办"中医药在新冠肺炎防治中的作用与传承创新发展研讨会"上介绍武汉市中西医结合医院对 1476 例患者的治疗情况。在对重症、危重症患者共 662 例的治疗中,中药汤剂组 484 例,非中药汤剂组 178 例。中药汤剂组病死例数为 15 人,未用中药汤剂组病死例数为 56 人。中药汤剂组与未用中药汤剂组病死例数的差异具有统计学意义,中药汤剂组使死亡风险下降了 87.7%②。

4. 中医药治疗成为抗疫特效方案

4 月 17 日,在国务院联防联控机制召开的新闻发布会上,北京中医药大学副校长王伟介绍,各项临床和基础研究显示,清肺排毒汤适用于轻型、普通型、重型新冠肺炎患者,是一个具有速效、高效、安全的通用方剂。

5. 中医药抗疫效果的权威评价

4 月 1 日,第 7 期《求是》杂志刊发中共中央政治局委员、国务院副总理、中央指导组组长孙春兰署名文章《深入贯彻习近平总书记重要指示精神 全面加强疫情防控第一线工作指导督导》。文章对中医药抗疫给予高度评价,中医医疗队整建制接管 8 个重症病区和江夏方舱医院,其他方舱医院都派驻 4~8 名中医专家。督促各定点医院把中医药纳入使用范围,对轻症患者,中医药早介入早使用;对重症和危重症患者,中医医师全程参与救治方案制订、病例讨论和查房;对医学观察的发热病人和密切接触者,主动送药上门;对出院患者,实施中医康复方案。湖北省中医药使用率、临床治疗总有效率都超过 90.0%③。

---

① 《战"疫"不胜不回家》,中国中医药网,http://www.cntcm.com.cn/2020 – 04/22/content_ 74485.htm。

② 《中医抗疫 27:仝小林团队公布三项新冠研究成果》,国家中医药管理局政府网,http:// www.satcm.gov.cn/xinxifabu/meitibaodao/2020 – 04 – 01/14414.html。

③ 《深入贯彻习近平总书记重要指示精神 全面加强疫情防控第一线工作指导督导》,中国政府网,http://www.gov.cn/guowuyuan/2020 – 04/01/content_ 5497826.htm。

4月16日，国家卫生健康委医政医管局监察专员焦雅辉在回答记者提问时指出，中医药在早期对于缓解症状、缩短病毒转阴的时间非常有效。对于重症、危重症患者的救治都有中医专家的参与。这一次可以说是历次中国处置新发、突发传染病中西医结合治疗中最好的一次，也是效果最好的一次。

4月24日，在上海举行的"中医药在新冠肺炎防治中的作用与传承创新发展研讨会"上，国家中医药管理局局长于文明总结道：这次防控救治实践证明，中医药防治新冠肺炎是有效的，中医药在防治新发传染病方面是有优势的，中医药在防治常见病、多发病、慢性病、重大疾病和新发传染病方面是有独特优势和价值作用的。

4月28日，国家卫健委主任、党组书记马晓伟在接受新华社记者专访时说，"我国疫情防控阻击战已取得阶段性重要效果，标志着我国新冠肺炎治疗水平处于国际前列，也标志着我国重症医学、呼吸道传染病救治达到新水平。在这过程中，注重发挥中西医结合、中西药并用的独特优势。从传统医学宝库中寻找治疗方法，对症施治"。中医领域院士、专家研究筛选出"三药三方"，使中医药在新冠肺炎疫情中的使用率、总有效率都超过90.0%[①]。

（三）新冠肺炎防治方案中医部分的演变

1月3日，国家卫生健康委会同湖北省卫生健康委制定《不明原因的病毒性肺炎诊疗方案（试行）》。

1月18日，国家卫生健康委发布《新型冠状病毒感染的肺炎第二版诊疗方案》。在一般治疗部分中涉及中医药治疗，但仅有"根据症候辨证施治"8个字。

1月22日，国家卫生健康委员会办公厅发布的《新型冠状病毒感染的肺炎诊疗方案（试行第三版）》认为，该病的病机特点为"湿、热、毒、瘀"，分为湿邪郁肺、邪热壅肺、邪毒闭肺、内闭外脱四种证型。

---

① 《中国这样交出"抗疫答卷"》，新华网，http：//www.xinhuanet.com/local/2020 - 04/27/c_ 1125914450.htm。

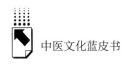

1月27日，国家卫生健康委办公厅、国家中医药管理局办公室印发的《新型冠状病毒感染的肺炎诊疗方案（试行第四版）》，对中医诊疗方案做了调整和补充，要求各有关医疗机构要在医疗救治工作中积极发挥中医药作用，要建立中西医联合会诊制度，促进医疗救治取得良好效果。推荐了四个中医处方及剂量，新增医学观察期、中期及重症期推荐的中成药。

2月4日，国家卫生健康委办公厅、国家中医药管理局办公室发布的《新型冠状病毒感染的肺炎诊疗方案（试行第五版）》在中医治疗部分制订了按医学观察期、临床治疗期（初期寒湿郁肺、中期疫毒闭肺、重症期内闭外脱、恢复期肺脾气虚）进行分期的治疗方案。

2月8日，国家卫生健康委办公厅、国家中医药管理局办公室发布《新型冠状病毒肺炎诊疗方案（试行第五版　修正版）》。

2月19日，国家卫生健康委员会、国家中医药管理局发布的《新型冠状病毒肺炎诊疗方案（试行第六版）》的中医治疗部分进行了如下调整：轻型对应上一版的初期，增加了湿热蕴肺证；新增普通型，包括湿毒蕴肺证、寒湿阻肺证；重型增加了"气营两燔证"；恢复期增加了气阴两虚证。将中医治疗分为医学观察期和临床治疗期（确诊病例），将临床治疗期分为轻型、普通型、重型、危重型、恢复期。从医学观察期开始尽早使用中成药。临床治疗期推荐了通用方剂"清肺排毒汤"。同时，在方案中增加了适用于重型、危重型的中成药以及中药注射剂的具体用法。各地可根据病情、当地气候特点以及不同体质等情况，参照推荐的方案进行辨证论治。

3月3日，国家卫生健康委员会、国家中医药管理局发布的《新型冠状病毒肺炎诊疗方案（试行第七版）》的中医治疗，新增了危重型出现机械通气伴腹胀便秘或大便不畅，以及人机不同步情况下的中药使用。

1月3日到3月3日的两个月期间，国家卫生健康委员会会同有关部门先后发布了七版《新型冠状病毒肺炎诊疗方案》。从第三版开始逐渐增加中医药内容，到第六版时已较为系统和成熟，在第七版时更强调了对危重型病情的诊治。2月22日，国家卫生健康委员会、国家中医药管理局发布了《新型冠状病毒肺炎恢复期中医康复指导建议（试行）》。可谓从早期介入、轻症治疗、重症与危重症治疗到后期康复全程参与救治，并重点推出了金花清感颗粒、连花清瘟胶囊、血必清注射液、霍香正气液、清肺排毒方、化湿败毒方和宣肺败毒方等系列中药，为中医药抗疫取得成功提供了有力的技术保障，从而成为抗疫重要力量。

二　中医药防治新冠肺炎的总结

（一）中医药诊疗策略

中医药诊疗策略主要有：治未病、早期介入、重症合作、康复调理、全程参与。对医学观察的发热病人和密切接触者，中医药尽早介入；对轻症患者，中医药及时干预以防病情加重；对重症和危重症患者，中医与西医合作制订救治方案；对出院患者，提供中医康复方案。

（二）中医药临床成功经验

中医药临床的成功经验主要有：一是辨证准确。中医药专家结合武汉气候特点，在采集患者临床信息以后，一致认为新冠肺炎的主要证型属于"寒湿疫"。二是施治得当。及时推出推出了金花清感颗粒、连花清瘟胶囊、血必净注射液等"三药"，清肺排毒汤、化湿败毒方、宣肺败毒方等"三方"。同时因人制宜，采取中药、针刺、艾灸、按摩、鼻饲、灌肠等多种治疗方式。三是中西医协同诊疗，优势互补。在重症期结合西医的生命支持保障系统，更可明显提高重症患者的生存率，有效降低病亡率。

（三）中医药防治的效果

中医药防治的效果主要有：在湖北和全国新冠肺炎确诊病例中的使用率和总有效率都超过 90.0%。临床研究显示，中医药在治疗新冠肺炎中，能有效缓解症状，减少轻型、普通型向重症和危重症发展，具有较高的治愈率，能明显降低病亡率，有效促进机体的康复。

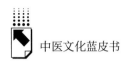
三　中医药防治新冠肺炎背后的文化力量

多年来，中医药遭受到种种质疑，固然有中医药本身存在的一些不足和历史局限，但更主要的是在西方现代科技文明对中国产生强大影响下社会思想观念逐渐西化。具体来说就是以西医认知为依据对中医药文化认知人体健康与疾病的观念、思维模式和行为方式的质疑和否定。

百年来中医药出现的困境和危机，实际上是中医药文化的困境和危机，是中国传统文化被逐渐占据主导地位的西式文化的质疑和否定。因此，要发展中医药，首先要对中医药文化有一个正确的认识和深刻的理解。

（一）中医药抗疫历史悠久

中医药历史悠久，博大精深，历久弥新。但其毕竟产生于远古的农业社会，支撑其发展的中国古代科技文化早已青黄不接，又未能与现代科技文明同步发展，因此进展缓慢。从西学东渐以来，特别是 20 世纪初新文化运动以来，西医等现代科学文明逐渐成为社会的主流文化，中医药受到空前的冲击，被当作封建社会的糟粕而被全盘否定，不仅从在我国已占据上千年主流医学的地位上被赶下来，而且被贬为"封建旧医""不科学""伪科学""反科学"，其科学性和合理性不断受到质疑。从那时开始，中医药文化缺少并逐渐丧失生存的土壤，进而导致中医药发展迷失方向。没有文化的学术是很难提高的，也是很难生存的。不时有人提出取消中医药，这无疑是给本已"年迈体弱"的中医药雪上加霜。即使如此，中医药仍然经受了 20 世纪 50 年代治疗乙型脑炎、2003 年治疗 SARS、2009 年治疗流感等一系列挑战。

2020 年初新冠肺炎流行，中医药积极参与其中。从 2020 年 1 月 21 日国家中医药管理局正式派国家级中医药专家到武汉抗疫第一线开始，历经两个多月的奋斗，取得了抗疫的阶段性成果。中医药防治新冠肺炎的胜利，不仅是中医药临床诊疗技术经受住了考验，更是中医药文化在现代科技文明背景下取得的胜利。

（二）中医药文化博大精深

人类认知世界有多种路径和方式，最主要的路径是宏观和微观，最主要的方式是整体论和还原论。从人类认知发展过程来看，都是从宏观整体的认识开始，然后在工具发明之后才有微观局部认识，接着再进入更高层的宏观认识。中医学采取整体观认知角度、以司外揣内法、取象比类法的象思维方式，通过望、闻、问、切等四诊手段，从宏观上把握人体表现出的具有生理病理意义的形象、现象、征象，然后对整体做出"病性"的判定，即确定为某一证型，也就是辨证施治的"辨证"，最后再针对证型予以相应的方药进行治疗。古代的中西方医学走过极其相似的发展道路，都是从宏观角度对"整体现象"进行研究，同时也都关注过有限的微观"实体"。到了近现代，西方医学转向于以物质为中心、关注微观具象的精细研究，形成了以实体解剖、实验研究、定量分析为特征的现代医学体系，并且逐渐占据了主导地位。

宏观认知的整体观具有相当的模糊性，也缺乏清晰的数据，在阐述上更强调语境，还具有动态性和相对性。而微观认知的还原论更注重概念的准确性，拥有相对清晰的数据，在阐述上更强调逻辑性、标准性和精确性，由此被认为更具有科学性。中医被否定和面对指责的根源就在于此，认为中医不能量化，很模糊，不好理解和掌握，从而很容易得出中医是唯心的、不科学的结论。

从人类学和哲学角度看，可以说是以微观认知路径的视角和还原论的方法，否定宏观认知路径的视角和整体论的方法，这既不合理，也很不公平。千百年以来，中医药临床实践得到大量具有确切临床疗效的案例，早已充分证明中医药学术体系具有巨大的临床实践价值，也证明了中医药所运用的认知思维方式的正确性、可靠性和科学性。诺贝尔奖获得者李政道博士认为："生命是宏观的，但20世纪的文明是微观的。用微观层次的规律不能解释宏观现象。"英国《自然》杂志的主编坎贝尔也认为，中国古代科学方法都是从宏观、整体、系统的角度研究问题，其代表是中医研究方法。事实上，

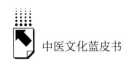

整体论和还原论各具特色和优势，也各具局限和弱势，还不能相互取代，在医疗领域最好的方式是中西医并重，优势互补。

文化是先导，文化决定了人类价值观和行为方式。只要涉及观念、认识论、思维模式、方法论等与医学实践相关的问题，实际上都是文化问题，百年来中医药受到冲击的本质是中医药文化被否定。中医药文化包括健康理念、生命价值观、认知思维模式、医患关系、诊疗方式、药物处方、养生生活方式和医疗服务等知识体系和行业运行体系，其内容十分丰富，涉及面也很广泛。为了更容易理解，将中医药文化最重要的内涵概括为中医药文化的三大核心，并由此构成五大优势。

1. 中医药文化的三大核心

（1）思想观念。中医药文化的核心思想观念是"天人合一、和谐共生"。整体观思想是中国文化中最核心的观念，也是中国人最基本的世界观。

（2）思维方式。"有诸内，必形诸外"，这是中国古代文化最重要的认识论基础。由于受天人合一观念的影响和古代技术的局限，中医采集信息和分析处理信息的主要方式是司外揣内、取象比类。中医的认知思维方式就是通过观察人体所表现出来的征象（即象信息），运用比喻、比对、联想、象征、类推以及阴阳、五行等推理方式揣测分析体内生理病理状况。

（3）行为方式。中医核心行为以"道法自然、以平为期"为准则，主张充分利用大自然和人体内存在的自然抗病资源，强调一切顺势而为。采取自然和谐的施治方式来振奋机体正气，消灭病邪，祛除病理性产物，修复器质性损伤，调整脏腑组织机能，消除精神心理障碍，最终达到恢复健康的目的。

2. 中医药文化的五大优势

（1）理论优势——以简驭繁。中医学术理论博大精深，它在认识问题时是从宏观的属性和关系的角度去把握人体的本质和病理变化。这种方式能够将复杂的问题简单化，不必看清楚病变部位即可进行治疗，同样可以认识到疾病的本质，实现治疗的目的。

（2）思维优势——以不变应万变。中医治病不是从物质实体的角度去认知疾病，也不必在查清是什么细菌、病毒（例如，2003年的"SARS"和2020年的"2019-nCoV"）引发的疾病后才能治疗。而是通过对象信息的采集，然后辨证施治，遣方用药，同样能达到对患者进行有效治疗的目的。这可以说是中医药相对西医在思维模式和方法论上的一大特色和优势。

（3）治疗优势——以人为中心。在治疗上，中医强调以"人"为中心，而不拘泥于微观的"病理变化"。因此既要祛邪，但更主张对人体正气进行扶持，以正压邪。中药的不良反应比化学药品小而轻，药效也更持久。

（4）养生优势——防患于未然。养生就是对生命的养护和调理。中医在养生方面特别强调治未病，未病先防，既病防变。

（5）医疗经济优势——减少医疗支出。中医养生治未病的主张，以及相对廉价的费用，可望大大减少医疗费用的支出。

3. 中医药防治新冠肺炎的特色和优势

参与援鄂国家中医医疗队的专家结合这次中医药参加防治新冠肺炎的情况，总结了中医药诊疗的特色优势。中国科学院院士仝小林指出："中医药的特色和优势在于辨证施治，根据疾病的不同发展阶段，因人、因时、因地，三因制宜确定相应的治疗方法。"而首都医科大学附属北京中医医院院长刘清泉则反复强调："急症治疗是中医真正的优势。"北京中医药大学东直门医院副院长张耀圣认为："在针对还没有抗病毒特效药的情况下，中医的培元固本、扶正祛邪等疗法，在疫病的发生发展变化中常常会起到作用。"中国科学院院士张伯礼认为中医药参加此次抗疫还新创了一个优势："中医药开始形成独具我国特色优势的公共卫生治理新模式。"

中医药防治新冠肺炎除医疗上具有诊疗优势以外，在医疗支出上还具有明显的节约优势。以国家卫健委和国家中医药管理局推荐的"清肺排毒汤"为例：每天一副，三副为一个疗程，每副为40元，再加上床位费、诊疗费及护理费等合计每天约为100元。中医住院治疗费合计每天仅约140元。

（三）防治新冠肺炎的成功必将助推中医药文化发展

2020年中医药防治新冠肺炎的成功主要体现在中医药在对新冠肺炎的

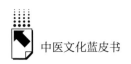

轻症、重症甚至危重症的治疗以及康复中全程介入，明显降低了死亡率，发挥了不可替代的重要医疗作用，取得了显著的临床疗效。

"有疗效就是硬道理"。中医的学术体系虽然目前还不能完全用现代科学知识体系来解读，但中医药在这次防治新冠肺炎中用疗效再次证明了中医药诊疗技术的可用性、可靠性和有效性，而且证实了博大精深的中医药文化核心价值体系的正确性、指导性和时代性。中医药文化是中国传统文化的杰出代表和集中体现，正如习近平主席所说，"中医药是打开中华文明宝库的钥匙"。

通过对中医药文化和中医药发展史的回顾，我们可以发现一部中医药发展史就是一部中医药抗疫史。中医药对外感疾病的认识和诊疗，不仅拥有上千年的悠久历史，而且早已形成了一套较为完善的学术诊疗体系，积累了丰富的临床经验。同时，我们也可以清楚地知道中医药诊疗技术背后有着巨大的无形的中医药文化力量。成功的中医药临床诊疗实践，必然离不开中医药文化的正确引导。可以说，中医药文化就是中医药诊疗技术背后的"原动力"。

中医药防治新冠肺炎的阶段性胜利，为医学界提供了中医药全程深度介入治疗，形成覆盖预防、治疗和康复全过程的完善的诊疗解决方案。在这次新冠肺炎疫情防治中，不仅中医药临床诊疗技术经受住了考验，中医药文化历久弥新的现实价值也再一次得到了验证，更是一次在现代科技文明背景下取得的胜利，意义不同寻常。这必将有助于让社会重新认识中医药，共同推动中医药文化新的大发展和大繁荣，更重要的是还将对中医药未来的发展和我国医疗与防疫体系在深度融入中医药之后进行创新性构建产生深远的影响。

B.4
2020年互联网视域下中医药
口碑观察与研究

郭平　么向凝　赵劲　高崇*

摘　要： 中医药在部分民众心目中存在一定的"刻板印象"，比如只能治疗慢性病而不能治急症等。但2020年，一场突发的公共卫生事件改变了部分民众的认知。本文利用人民网舆情数据中心提供的互联网大数据，以2020年上半年中医药领域的网络热点事件为研究对象，通过观察舆论的焦点转移，分析民众对中医药的口碑变化，总结中医药文化传播的经验，以期为后续中医药文化的传承、创新与发展带来启示。

关键词： 中医药文化　互联网视域　中医药口碑

　　中医药文化源远流长，是我国优秀传统文化的重要组成部分。中医药不仅具有复杂的理论体系，蕴含着丰富的医理、药理知识，还涉及认知方式、思维模式、健康习惯等多方面内容。但近年来，在中医药文化传播过程中，受到信息传播偏差、自媒体断章取义、部分机构夸大中医药疗效、个别不法分子打着中医药旗号实施诈骗等行为抹黑中医药形象的因素影响，使中医药

* 郭平，人民网舆情数据中心大健康事业部主任，舆情分析师，研究方向：大健康（医药、食品）。么向凝，人民网舆情数据中心舆情分析师，研究方向：医药、媒介、互联网舆情管理。赵劲，人民网舆情数据中心舆情分析师，研究方向：医药、食品舆情管理。高崇，人民网舆情数据中心舆情分析师，研究方向：医药、食品舆情管理。

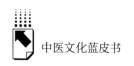

文化在民众心中存在"刻板印象"。2020年，一场重大突发公共卫生事件引发社会各界关注，在此次事件中，中医中药发挥自身优势，成为防治新冠肺炎疫情的重要力量，不仅彰显了独特的中国智慧，中医药的口碑也在悄然发生转变。

一 2020年中医药文化领域网络热点事件汇总

本文对中医药领域互联网热点话题进行统计，并采用德尔菲法①对互联网热点话题进行热度②排行（见表1），以反映2020年1-7月中医药文化的舆论态势变化。

表1　中医药领域互联网热点话题排行 TOP30＊

序号	热点话题	热度
1	双黄连口服液可抑制新型冠状病毒引发争议	92.4
2	2020年全国两会期间，代表委员热议中医药话题	85.2
3	北京、山东、安徽、陕西等多地加快地方中医药条例立法工作	79.6
4	钟南山院士多次介绍连花清瘟治疗新冠肺炎的有效性	78.4
5	清肺排毒汤在28省(市)使用	78.0
6	张文宏教授称中医值得挖掘	76.1
7	《新型冠状病毒感染的肺炎诊疗方案(试行第三版)》公布中医治疗方案	75.6
8	多地持续开展中药饮片专项整治行动	74.3
9	北京出现疫情反弹，中医参与确诊病例救治率为100%	73.5
10	南京、山东、山西、浙江、青海等地将中药制剂纳入医保	72.8
11	舆论持续关注湖北、北京等地公布的中医药参与治疗率	72.1
12	武汉首个中医方舱医院首批治愈患者出院	71.6
13	2020年版《中华人民共和国药典》发布，中药标准体系进一步完善	71.2
14	治疗新冠纳入金花清感、连花清瘟和血必净的适应症	71.2
15	4900余名中医药人员驰援湖北	70.4

---

① 德尔菲法，也称专家调查法，该方法是由若干专家和企业预测组织者按照规定的程序，征询专家对研究内容的意见或者判断，然后进行预测的方法。

② 热度：本报告利用德尔菲法，研究出热度指标。报告使用的热度指标包含网媒、纸媒、新闻客户端（APP）、微信、微博、论坛、博客七类媒介形态。

序号	热点话题	热度
16	大连、乌鲁木齐新冠肺炎治疗中医药使用率达100%	70.2
17	方舱医院医生患者一起打太极拳引热议	69.7
18	中医药治疗新冠肺炎的诊疗方案已筛选出"三药三方"有效药物	69.4
19	金银潭医院首批中医药参与治疗患者出院引发关注	67.4
20	北京拟对诋毁、污蔑中医药行为追究责任引发争议	66.7
21	张伯礼、仝小林、黄璐琦三院士谈中医药有益经验走出国门	66.5
22	云南临沧强制师生服用大锅药引发质疑	65.7
23	欧美国家抢购中药引发国内关注	64.5
24	专家称吃中药后新冠肺炎患者紧张心理得到缓解遭质疑	63.9
25	中西医结合防治新冠肺炎临床研究启动	61.2
26	连花清瘟胶囊成中国大使馆派发"健康包"中唯一药品	61.2
27	对症和中药治愈北京2例新冠肺炎患者	61.1
28	中医药有效方剂筛选研究取得阶段性进展	61.0
29	连花清瘟胶囊、血必净注射液获得多国上市许可	60.9
30	中国非物质文化遗产保护协会中医药委员会成立	57.6

＊表1中医药领域互联网热点话题排行TOP30，监测时段为2020年1－7月，数据来源：人民网舆情数据中心。

（一）中医药防治新冠肺炎获舆论高度关注

从话题分布来看，中医药防治新冠肺炎话题成为2020年上半年中医药在舆论场的主导议题。国家卫生健康委员会等有关部门发文，支持中西医结合参与新冠肺炎防治工作；中医药及早介入新冠肺炎治疗，并显现出良好成效；多地主动推广中医药治疗方案；第五版及之后的新冠肺炎诊疗方案明确纳入连花清瘟胶囊/颗粒、清肺排毒汤等中药的话题引发舆论广泛关注，并获得业界高度认可。在此背景下，国务院新闻办、国务院联防联控机制以及湖北、北京等地多次召开新闻发布会，公布中医药防治新冠肺炎的参与情况，专家亦积极总结中医药防治新冠肺炎的具体成效和实践经验。其中，"参与面广、参与度深、救治成功率较高""中医药成为疫情防控一大亮点"等内容多次引发网民热议。

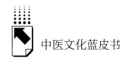

（二）中医药公共形象得到明显提升

中医药防治新冠肺炎话题有力提振了中医药的公共形象。相关话题影响力传导至政府侧，中医药成为 2020 年全国两会的热点议题，多位代表、委员围绕"补齐中医药发展短板，打造中西医药结合的健康中国'双保险'屏障"等内容建言献策。此外，中国非物质文化遗产保护协会中医药委员会的成立，也将对国家非物质文化遗产体系的建设产生重要影响。

（三）多重政策出台助推中医药加速发展

促进中医药长效发展的政策在同步推进与落实，中医药事业将迎来利好期。疫情防控形势取得初步进展后，政府工作回归常态，持续推进中医药相关政策的落地。北京、山东、云南、陕西、安徽等多地加快地方中医药条例立法工作，中医药发展不仅有望被纳入当地的国民经济和社会发展规划，部分省市还表示，拟将中医药防治纳入突发公共卫生事件应急机制。舆论的"高关注"亦是"高期待"。无论是多地持续开展中药饮片专项整治行动，还是 2020 年版《中华人民共和国药典》进一步完善符合中医药特点的中药标准体系，均反映出持续推进中医药现代化和标准化建设仍是中医药产业未来发展的着力点，这也是公众跟进关注的主要内容。

（四）中医药国际化取得重要进展

中医药防治新冠肺炎有效，带动中医药国际化取得重要进展，相关态势主要表现为以下三点：一是"纽约板蓝根金银花几乎脱销""美国中草药店板蓝根畅销缺货"等欧美国家抢购中医药话题传至国内，引发较多关注；二是"连花清瘟胶囊、血必净注射液获得多国上市许可""中药出口荷兰和意大利""中国已向意大利援助 10 万盒连花清瘟胶囊"等中医药出海话题热度较高；三是在海外留学生群体方面，连花清瘟胶囊成为中国大使馆派发的"健康包"中唯一药品，并在海外华人圈走红。

（五）中医药相关争议性话题引舆论反思

从话题热度来看，中医药争议性话题的影响力表现并不均等。其中，"某机构称双黄连口服液可抑制新型冠状病毒引发争议"话题位居榜单首位，话题热度远超中医药相关正面话题。其他中医药争议话题，如"北京拟对诋毁、污蔑中医药行为追究责任""云南临沧强制师生服用大锅药"等话题，热度则相对较低。双黄连事件关注度较高，与疫情暴发阶段公众"慌乱""病急乱投医"等非理性心态有一定关系，而其他两则话题则反映出公众对"过度拔高"中医药行为的抗拒与反感。从相关态势可以看出，一方面，中医药目前仍存在被质疑、受争议的现象；另一方面，也反映出新媒体时代信息传播方式存在标题党、碎片化特点，较易产生传播偏差、引发争议，进而影响公众认知态度，在此背景下，"过度拔高"中医药的行为存在进一步加剧部分公众对中医药产生"刻板印象"的可能性。

二 中医药文化在公共卫生事件中的传播演变

（一）舆论焦点转移，折射民众对中医药口碑变化

以2020年上半年的一起重大突发公共卫生事件为背景，结合相关互联网热点话题，中医药口碑变化态势可以分为以下三个阶段。

1. 初期：中医药口碑呈分化、对立态势

2020年初，随着国家相关机构及专家表态在当前突发公共卫生事件中存在病毒"人传人"迹象，该起事件快速吸引舆论广泛关注。对此，中医药界迅速展开行动。两批次国家中医专家组和国家中医医疗队先后赶赴一线，国家卫生健康委员会出台的诊疗方案也纳入了中医药相关内容，多地中医药参与治疗的患者出院的消息见诸报端，中医药参与疫情防治取得初步成效，获得了舆论赞誉。然而该时段内，"双黄连事件"引发了较大争议，叠

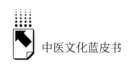

加"板蓝根可以预防冠状病毒"等谣言流传，舆论场上"中医黑"观点甚嚣尘上。湖北、四川等地采取的中医药防治措施，以及国家中医药管理局研究提出中医药诊疗方案等举措均遭受了网民的质疑和批评。整体而言，在事件发生初期，中医药文化传播话题在舆论场上呈现"撕裂"甚至对立状态，亟待中医药防治疫病的实际效果打破僵局。

2. 中期：中医药口碑呈现转好趋势

2020 年春节过后，疫情带来的影响越发吸引公众聚焦。在这一形势下，政府权威部门重视中医药参与疫情防控，支持中西医结合、中医药积极参与疫情防治工作的政策接连出台。比如，国家卫生健康委员会接连发布了针对疫情的诊疗方案，连花清瘟胶囊/颗粒、清肺排毒汤等中药有效性进一步明确；国务院新闻办、国务院联防联控机制以及湖北、北京等地多次召开新闻发布会，公布了中医药参与治疗的具体情况。中医药参与面之广、参与度之深、受关注度之高前所未有，并显示出良好成效，多地开始推广中医药治疗方案，"中西医结合治疗有效"等话题持续引发热议，中医药防治效果显著获得舆论认可。

3. 后期：中医药口碑持续好转

有关部门、中医药专家开始总结中医药参与新冠肺炎疫情防控工作的经验及成效，比如，国务院新闻办公室发布《抗击新冠肺炎疫情的中国行动》① 白皮书等。舆论充分肯定了中医药在新冠肺炎疫情防控和救治中的重要作用。

由此可见，中医药文化的口碑变化呈现"由对立向积极"转变的态势。在突发公共卫生事件初期，中医药仍然受到诸多质疑，个别敏感话题成为当时舆论焦点，中医药口碑并未获得公众认可。到了事件中后期，在政府、专家高度肯定以及中医药防治方案取得切实效果的事实下，舆论对中医药口碑有了转变，中医药相关的正面话题在舆论场内占据主流。

---

① 《抗击新冠肺炎疫情的中国行动》白皮书，新华社，http://www.xinhuanet.com/politics/ 2020－06/07/c_1126083364.htm，最后索引：2020 年 8 月 17 日

（二）中医药文化在公共卫生事件中的传播特征

1. 政府认可推介中医药，促使公众再认知

一直以来，中药注射液安全性问题、个别不法分子打着中医药旗号进行虚假宣传等信息的干扰，使公众对中医药的认知产生分歧。而此次突发重大公共卫生事件客观上成为扭转公众对中医药认知的"契机"。从突发公共卫生事件暴发初期公众对中医药存在"刻板印象"；到中期《人民日报》、新华社、中央广播电视总台、《光明日报》等主流媒体充分发挥舆论引导作用，重点报道"中央、地方各级政府通过新闻发布会多次强调'坚持中西医结合''中西医并重'，高度肯定中医药在突发公共卫生防控中的重要作用""在临床实践中筛选出'三药三方'""中医药治疗有效率稳步上升"等内容，使中医药获得舆论的高度认可；再到后期主流媒体矩阵宣传中医药防治方案助力全球战"疫"，有关部门、专家总结中医药防治的有益经验，使公众对中医药文化再认知，中医药口碑提升。

由此可见，中医药在此次突发公共卫生事件中的突出表现，彰显了中医药界人士的责任与担当，不仅获得各级政府的认可推介，更使公众从积极角度重新审视中医药在我国健康事业中的重要地位，并对其再认知。

2. 媒介传播与中医药知识存在信息偏差

纵观网络热点事件可以看出，不少媒体从业人员在报道中医药信息时缺乏一定的专业知识，使中医药相关报道存在信息偏差。比如，在此次疫情防控的过程中，连花清瘟胶囊/颗粒曝光量高，但在媒体报道过程中，多家媒体错将"连花清瘟"报道为"莲花清瘟"，使公众产生疑惑。再如，"双黄连口服液可抑制新型冠状病毒"的报道，使部分地区双黄连被抢购一空。突发公共卫生事件暴发期间，个别机构与媒介对中医药领域的不专业报道，不仅易引发公众质疑，更易使公众产生焦虑、恐慌情绪。

上述案例，不仅反映出在突发公共卫生事件中，公众的心理健康问题应受到社会各界的重视，也反映出各媒介在传播医学、药学等专业知识时，需严谨审慎，尤其是针对专业性较强的内容，应加以解读和说明，避免因

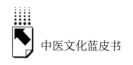

"碎片化"阅读，对社会产生"副作用"。

3. 中医药文化在海外的接受度有所提升

中西医结合治疗新冠肺炎成为我国维护百姓健康、防治疾病的一大特色，在海外获得推广。随着疫情全球蔓延，中医药也积极助力海外疫情防控。海外医疗机构积极邀请中医药有关单位分享中医药参与疫情防控的经验、欧美国家出现"抢购板蓝根颗粒"等热点话题，反映出海外民众对中医药的接受度与认同感均有所提升。此次突发公共卫生事件加速推动了中医药文化在海外的传播和普及，让中医药在海外展现了独特的魅力。

但中医药"走出去"仍"长路漫漫"。分析认为，造成中医药出海困境的主要原因有三个：一是受到政治经济和意识形态影响。个别西方国家打压中国，利用舆论抹黑中国形象，质疑中国制造产品，造成大部分海外民众对中医药的不认可。二是受不同国家观念文化差异影响。东西方存在巨大的文化差异，造成中医药在海外长期受到西方医学的排斥。三是受不同国家的法律法规限制。例如中药在西方国家上市需取得当地的药品认证或注册批文，而以西方的审评体系做标准，很多中药难以获得许可。因此，中医药"走出去"仍任重而道远。

（三）舆论分析中医药文化口碑承压的深层原因

1. 不法分子借中医药之名行违法违规之实，损害行业形象

近年来，我国中医药事业发展势头良好，但"借中医药之名行违法违规之实"的问题仍不时出现。如发生于 2018 年底至 2019 年初的"权健事件"，显示出一些保健领域的企业、商户利用中医药概念炒作"噱头"，进行违规、虚假宣传，造成公众对中医药做出了负面评价。

2. 专业信息与非专业信息界限不清，中医药文化过度泛化

中医药文化与传统文化一脉相承，同时，中医药行业的专业知识也存在一定的认知门槛。这导致在中医药领域中，存在医学专业知识与传统民俗文化界限不清晰的现象，社会公众日常接触较多的中医药文化范畴内的信息往往不严谨，而业界及新闻媒体在传播时，并未考虑周全受众对信息的接收效

果。受此影响，中医药文化在传播过程中被泛化，公众在接收信息时，往往依据生活经验进行判断，缺乏专业素养。此类问题动摇了行业公信力，阻碍了中医药文化传播的落地。

3. 中西医话题在网络传播过程中呈不同程度的"对抗"姿态

中医与西医治疗理念不同，分属不同的医学体系，既有各自的优势，也各有短板。中西医共同的敌人是疾病，二者本是战友，不应以互分高下为重心。但在话题传播中，中西医往往因有效性问题、"以西律中"等现象，陷入对立局面。

4. 中医药业界存在"自说自话"的问题，影响舆论引导效果

疫情期间，中医药业界在舆情处置工作中，出现了舆论引导"自说自话"的问题。比如，有专家称"吃中药后新冠肺炎患者紧张心理得到缓解"等表述，被解读为中医药没有实质疗效；武汉"确保所有患者服用中药"引发了"一刀切"的舆论质疑。此类疑虑没有及时澄清，一定程度上影响了行业声誉。舆论引导不是单方面的输出信息、观点，而是要达成一种良性互动状态，促进公众对中医药行业的科学性认知。这就要求业界各方在应对公众质疑时应积极主动，同时话语应接地气、有人情味，要畅通沟通渠道，打破部分舆论对中医药的固有印象。

三　总结经验进一步促进中医药传承创新与发展

（一）总结中医药在公共卫生事件中的有益经验

中医药是中华文明的瑰宝，在突发公共卫生事件后期，中医药如何继续发挥特色、助力"健康中国"建设，引发舆论讨论。舆论认为，各界应深刻把握中医药在突发公共卫生事件中的宝贵经验，推动中医药高质量发展。

首先，多位中医药专家通过媒体多次呼吁，应将中医药纳入突发公共卫生事件应急管理体系。有关部门通过健全应急管理体制、完善相关制度、提升基层服务能力等举措，进一步落实中西医结合模式，使中医药充分发挥其

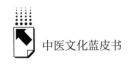

优势特色。其次，媒体呼吁加大中医药科学研究力度、加强人才队伍建设，以传承中医药学术思想与诊疗经验等。再次，舆论呼吁继续弘扬中医药文化，助力健康中国建设，如重视人民群众的身心健康、大力发展"互联网＋中医药"等。最后，各级政府应推出更多有利于中医药传承与创新的政策，并将其切实落在实处，助力全民健康水平提升。

（二）加大中医药传承、创新与发展的宣传力度

此次在中医药参与新冠肺炎防治的宣介过程中，主流媒体矩阵成为主要传播力量，让中医药获得社会各界的高度认可。接下来，媒体、有关机构、企事业单位可以以"医学技术""健康理念"等内容为切入点，加大中医药在传承与创新方面的宣传力度。

媒体应根据大众媒介传播的不同路径设置差异化议题，并以图文、短视频等多样形式宣传中医药文化、普及健康的生活方式与理念。同时，在社交媒体中，也需要更多具有公信力的意见领袖为中医药发声，助推中医药传播。此外，中医药不仅是海外交流与合作的重要议题，也是传播中华文化、讲好中国故事的重要载体之一，媒体可借助"一带一路"倡议，构建中医药海外传播体系，助力中医药"走出去"。

从企业、中医药科研机构角度来看，除了加强行业自律、努力提升自身专业技术水平外，还需要提升媒介素养，做好媒介沟通与舆情管理相关工作，积极维护中医药形象，为中医药营造良好的舆论氛围助力。各方共同努力，使中医药事业健康有序高质量发展。

（三）保护中医药文化、维护声誉不宜矫枉过正

中西医结合在重症治疗上取得了很好的经验，不仅向国人再次证明中医药千年积淀的文化精髓，同时向世界展示了中医药所代表的中国智慧。但中医药政策、知识、理念等内容在传播过程中存在些许"瑕疵"。

比如，在中医药参与突发公共卫生事件初期引起较大争议的"双黄连"事件，其本身也是由于部分媒体在报道双黄连可能含有抑制新型冠

状病毒的作用时，存在信息解读偏差，从而导致读者与网民过度解读，引发抢购热潮。但若因考虑双黄连事件影响中医药文化的良好形象，就将双黄连的功效作用避之不谈甚至全盘否定，则是对双黄连这种中药的不负责任。

又如，据《南方日报》报道①，山东一名中医志愿者支援武汉，结果返回山东后，却因非法行医被罚款3万元。我国在医生行医规范上有明确规定，虽然从媒体到网民对涉及行医资质方面的问题较为重视，但对待存在类似情况的中医医师，应当考虑特殊时期舆论对待医师群体的特殊感情，以更加委婉的方式引导舆论，避免刺激舆论在当期较为敏感的神经，引发不必要的舆情危机。

再如，5月29日，北京市卫生健康委员会官网发布《关于对〈北京市中医药条例（草案征求意见稿）〉公开征求意见的公告》②（以下简称《草案征求意见稿》）。公告称，不得以任何方式或行为诋毁、污蔑中医药。违反本条例第三十六条第二款之规定，诋毁、污蔑中医药，寻衅滋事，扰乱公共秩序，构成违反治安管理行为的，由公安机关依法给予治安管理处罚；构成犯罪的，依法追究刑事责任。该《草案征求意见稿》发布后引发了网民热议。有观点认为，"诋毁、污蔑中医药"的标准很难界定，易产生争议；还有观点认为，上述条例草案的个别模糊表述易激起部分网民对中医药的负面情绪，也易引发舆论对中医、中药产业负面旧闻重提。

上述案例虽在不同程度引发舆论质疑，但若因此就将热议的问题扩大化，对中医药本身有失偏颇，也存在矫枉过正的嫌疑。促进中医药传承、创新与发展，固然需要法律法规的规范和保护，但是界定不清的标准易被舆论误解成对中医药的过度保护，产生适得其反的效果。

---

① 《别把法律与道德混为一谈》，《南方日报》2020年4月30日A04版。
② 关于对《北京市中医药条例（草案公开征求意见稿）》公开征求意见的公告，北京市卫生健康委员会官方网站，http://wjw.beijing.gov.cn/hdjl_20203/myzj/202005/t20200530_1911882.html，最后索引：2020年8月17日

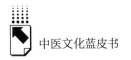

（四）及时回应舆论关切，同时做好舆论引导工作

中医药治疗在突发公共卫生事件中取得积极成效背景下，公众对于中医药的认知和态度有明显改善。但值得注意的是，舆论场中，仍不乏质疑中医药的声音，典型观点如：新冠肺炎患者治疗过程中采用了中西医结合治疗，其间难以区分患者是由中医药治愈还是西医药治愈，以此评判中医药治疗新冠肺炎的有效率可能有失偏颇。此外，中医药助力全球疫情防控方面，国内确认治疗新冠肺炎有效的连花清瘟胶囊在瑞典、加拿大等国接连遭遇质疑。相关质疑声浪迭起，或将持续损害中医药的社会公信力。

无论是对中医药文化宣传或政策支持工作，还是对中医药诊疗、产品的推广工作，均应在科学与常识范围内开展。中医药相关机构、企事业单位应坚持"以公开为常态、不公开为例外"原则，做好信息公开工作：其一，通过翔实、规范的科研和临床数据，客观地公布中医药在突发公共卫生事件中取得成效的最新进展，科学果断发出权威声音，以提升中医药的影响力；其二，通过媒体报道、专家解读，科学准确地把复杂的中医药行业政策、专业知识、诊疗理念等内容转化为更通俗易懂、更贴近民众生活的表现形式，提升相关内容的传播率与触达率；其三，在面对舆论质疑时，相关机构、企事业单位需科学认识网络传播规律，并依据网络传播态势，做好研判分析，及时回应舆论关切，同时还应做好舆论引导工作。这不仅能够彰显中医药的魅力与实力，也是推行中医药大众化、科普化的重要契机。而培育公众的科学认知精神、提高公众的中医药素养，对于澄清中医药谣言、推动中医药发展具有重要意义。

教育传承篇

Educational Inheritance

B.5
抗疫背景下中医药教育现状的研究报告

舒薇　高永翔　于鹏龙　陈甜甜　袁捷　李雪萍*

摘　要： 本报告通过复盘中医药抗击新型冠状病毒肺炎的发病及流行轨迹，分析新冠肺炎疫情期间中医药工作者的参与人数与中医药定点收治机构数量相对较少的现状，结合文献研究发现中医药教育中存在的问题，提出从中医药高等教育进行改革创新的建议：加大中医药与公共卫生学科、与西医学科的互动，专门培养中西医结合公共卫生人才，建设特色学科，提升中医药人才应对公共卫生事件的能力；增

* 舒薇，成都中医药大学国际教育学院副院长，研究方向：中医药国际教育、中医药国际化；高永翔，博士，成都中医药大学国际教育学院院长，教授，研究方向：中药免疫药理毒理、中医药防治风湿免疫疾病；于鹏龙，博士研究生，成都中医药大学临床医学院住院医师，研究方向：中医药防治风湿免疫疾病；陈甜甜，博士研究生，成都中医药大学临床医学院住院医师，研究方向：中医药防治风湿免疫疾病；袁捷，博士研究生，成都中医药大学临床医学院主治医师，研究方向：中西医防治脑病；李雪萍，博士，成都中医药大学基础医学院讲师，研究方向：中医基础理论、中药免疫药理毒理。

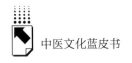

强人文教育，培养学生的家国情怀和践行中医药在整个国家卫生健康事业及人类健康命运共同体的使命担当；完善职业素养教育和就业教育，提升在校生对中医药行业、中医药基层工作的职业认同感和就业从业意愿，减少中医药人才的流失。在政策和青少年教育上，打造有利于中医药发展的生存环境；在院校招生和政策扶持上，建立有基层特色的中医药人才培养、职业成长体系。通过政策、管理、教育等多方统筹、共同发力，为社会培养出更多高质量的中医药人才。

关键词： 新冠肺炎疫情　中医药抗疫　中医药教育

2019 年 12 月底 2020 年 1 月初，武汉暴发了新冠肺炎疫情，在疫情防控过程中，张伯礼、黄璐琦、仝小林、刘清泉等国家中医医疗救治专家认为中医中药、中西医结合防治新型冠状病毒肺炎是不可或缺的中国经验，是诊疗技术上的创新，也是中国抗疫成功的一大法宝。相当一部分密切接触者和疑似、轻症、普通的患者，在使用中医药干预后，转化为危重症的概率大大降低。这体现在抗疫过程中，中医药不仅做到"未病先防"，还具有"既病防变"的作用。对于危重症患者，中西医结合的诊疗方案也起到了至关重要的作用。根据国家中医药管理局统计，在国内抗击疫情的过程中，中医药参与治疗的确诊病例超过 90%。[1][2]

从整体疗效上，中医药参与救治的患者中总有效率达 90%。从疗效上，

---

[1] 国家卫生健康委员会、中国网：《中医药在疫情防控中发挥了什么作用？〔国务院联防联控机制权威发布会系列问答〕》，https://new.qq.com/omn/20200417/20200417A0OXM200，最后检索时间：2020 年 5 月 29 日。

[2] 祝君璧：《救治广度和深度不断提高　中医药战"疫"见成效》，http://bgimg.ce.cn/cysc/yy/hydt/202003/05/t20200305_34402955.shtml，最后检索时间：2020 年 5 月 30 日。

临床显示中医药能够有效缓解症状、减缓病情进展，提高治愈率并降低病亡率，在促进患者后期康复方面有独特优势①。在中国政府及人民共同努力下，中国疫情防控形势持续向好、生产生活秩序逐渐恢复。2020 年 3 月 19 日，中国首次实现新型冠状病毒肺炎新增本土病例 0 报告。随着国内疫情的逐渐控制，我国开始向意大利、柬埔寨等国家外派中医专家进行中医药抗疫经验的推广。在中国抗疫成功并向国外推广抗疫经验的同时，世界卫生组织也在其官网上修改了抗疫的相关内容，尤其是删除了"不应使用传统草本药物来应对新型冠状病毒肺炎疫情"的相关内容。这说明中医药抗疫的临床效果在世界范围内得到肯定，世界多国医疗机构纷纷来信，希望中国分享中医药抗疫经验。

与此同时，另一组数据值得深思：在对湖北疫情的支援中，全国共调集了 4900 余名中医药系统人员参与抗疫，仅占支援湖北医护人员总数的 13%；全国范围内仅 97 家中医医院作为新型冠状病毒肺炎的定点收治机构。②③ 从援鄂中医人数与中医药定点收治机构数量能够看出，我国依旧存在中医执业医师基数少、基层中医机构对于突发公共卫生事件应对能力不足等情况，这在本质上是医学教育和人才培养体系的问题。我国现有的中医药教育体系中，课程设置、基层人才培养、成长和储备、研究生和实习生规培等多个环节尚存不足。本文特针对上述问题进行分析，并尝试提出解决的方法，以期能够补全中医药人才培养过程中的部分短板，为祖国中医药人才培养进言献策。

----

① 新华社：《中医药发挥了重要作用，成为这次疫情防控的一大亮点》，http：//www. satcm. gov. cn/xinxifabu/meitibaodao/2020 – 03 – 23/14195. html，最后检索时间：2020 年 5 月 24 日。
② 董庆森、常理：《4900 余名！中医药人员占支援武汉医护人员总数 13% ｜权威发布》，https：//www. sohu. com/a/382427035_ 118392，最后检索时间：2020 年 5 月 29 日。
③ 柳青： 《中医药管理局：支援武汉医疗队中有近 5000 人来自中医药系统》，https：// new. qq. com/omn/20200317/20200317A0NPRH00. html，最后检索时间：2020 年 5 月 29 日。

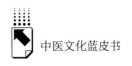

一　中医药教育体系现存的问题

（一）课程设置存在短板

1. 现有中医药专业本科课程中，较少涉及应对公共卫生事件的内容，中医传染病的教学始终是中医药高校的薄弱环节

大多数中医药高校未开设预防医学、中医传染病学等相关课程，这导致中医药从业人员在应对重大公共卫生事件时，缺乏系统的理论知识与处理措施。在研究生的招录中，很少有高校将中医传染病学作为单独的招生研究方向，导致中医传染病学高端人才匮乏。因此，中医防治传染病学科建设乏力，与中医药其他学科相比发展滞后，难以单独应对重大公共卫生事件。本次疫情期间，中西医结合治疗凸显独特优势，将中医药纳入重大公共卫生事件防控体系为必行，培养中西医结合公共卫生人才迫在眉睫。同时，中医在应对急重症时也存在相同的问题。受现代医疗体系和医患关系的影响，在临床对急重症的治疗中往往优先采用西医。大多数的中医药从业人员和中医药教师缺乏应对急重症的经验，从而在中医急诊教学、科研、临床中缺乏自信，导致了学科发展缓慢。

2. 本次疫情中部分医学生表现出的恐惧、畏难、焦虑等情绪，反映出课程设置中人文教育和职业素养教育的滞后性

大多数中医药相关专业中《医学伦理学》《医学心理学》等人文课程仅作为选修课程，课堂上以讲师对学生进行理论输出为主，教学方式滞后难以引起学生兴趣。并且在后续的临床实习过程中缺乏引导，学生很难将医学人文理论在临床过程中进行实践从而产生共鸣[①]。加之大多数院校缺乏对职业素养的系统教育，虽然在教学及实习过程中会有相关的理论培训，但以教条

---

① 李雁、董潇妮、程彦斌等：《新冠肺炎疫情防控期间医学人文教育的反思》，《中国医学伦理学》，https://kns.cnki.net/kcms/detail/61.1203.r.20200323.2114.002.html，最后检索时间：2020年5月29日。

教育为主，课程讲述笼统而空泛，难以让学生在课程教学中得到良好的职业素养培训。

3. 医学院校缺少对医学生的专业奖励机制和后续职业规划培训，有可能影响医学生对专业课程的学习热情

以外语为例，调查研究显示，约有 1/3 的在校医学生觉得外语课程较少，不能满足学习需求①。而导致这一现象的原因包括：一方面由于本科毕业生较难找到满意的工作，所以有部分学生准备通过考研来规避就业压力，而考研对外语的要求比较高；另一方面在一些院校的奖学金评定制度中，通过大学英语四级、六级考试通常是比较重要的加分项；还有部分医学生准备在毕业后从事药品代理等工作，而外语也可以作为面试加分项。不难看出，在校期间的人才评价机制与毕业后的出路对学生学习热情具有较大影响。而缺乏对医学生后续职业规划引导的课程还会造成中医药储备人才的严重流失。

（二）中医药人才储备培养机制尚不完善

《2019 中国卫生健康统计年鉴》显示，截至 2018 年底，我国共有各类别执业（助理）医师 360.7 万人，其中中医执业（助理）医师总人数为 57.5 万人，与 2017 年相比增加 4.8 万人，但是 35 岁以下的青年医师占比仅为 22.3%②。虽然从数据上来看，中医执业（助理）医师的人数呈递增态势，但是相对于 2017 年底 85.8 万人中医药类专业在校生基数，中医执业（助理）医师的从业人员还是相对较少。北京中医药大学 2019 届毕业生就业质量年度报告③显示，从事卫生和社会服务的本科毕业生约占本科毕业生

---

① 陈其广：《战略的中医药：国情分析和国策建议》，社会科学文献出版社，2018，第 133～253 页。
② 国家卫生健康委员会：《2019 中国卫生健康统计年鉴》，中国协和医科大学出版社，2019，第 40 页。
③ 北京中医药大学：《北京中医药大学 2019 届毕业生就业质量报告》，https：//jy. bucm. edu. cn/front/showContent. jspa? channelId = 743&contentId = 3338，最后检索时间：2020 年 5 月 29 日。

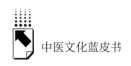

就业总人数的 44.44%。同年，南京中医药大学从事卫生和社会工作的本科毕业生占本科毕业生就业总人数的 46.06%[①]。与在校生基数相比较少的中医执业（助理）医师总人数和近半数的转行率，共同反映了中医药人才正在逐渐流失，中医药人才培养储备机制尚不完善。

1. 部分在校生学习中医药并非出于主观意愿

在一项针对中医药院校在读生的调查中，约占调查人数 40% 的学生出于被动原因（如家长意愿、专业调剂等）报考中医药院校，其中有少数人认为报考中医药院校是一个错误[②]。这就导致部分学生在学习中缺乏动机、态度消极，毕业后直接转而从事其他行业。

2. 缺乏对青少年中医药健康教育的引导

社会舆论中始终存有对中医药不友好的声音，以及"废医验药""废医废药"等偏激的观点；加之很多行骗者打着"老中医""中医秘方"等旗号对中医形象进行抹黑，导致中医药的公信度进一步下降，难免使部分群众对中医药产生抵触情绪。同时青少年的健康教育以西医的生理卫生为主，在先入为主的观点下对中医药理论产生怀疑，令青少年学习中医药的积极性不高。

3. 中医药人才本身存在成长缓慢、执业周期较长等特点，导致人才梯队更新滞后，人才岗位空缺

现有的中医执业（助理）医师构成是 77.8% 大于 35 岁[③]，对于刚毕业的本科生而言很难找到合适的工作。"5 + 3"的培养方式导致部分本科毕业生就业后仍需进行 3 年的规培。规培期间的状况根据规培医院的不同而差异较大。部分医院的规模和后勤保障很难满足学生的生活所需；规培期间的劳动量与薪酬待遇不成比例使规培学生的职业期望值下降，职业认同感降低，从而进一步加剧了人才的流失。

---

① 南京中医药大学：《南京中医药大学 2019 届本科毕业生就业质量报告》，https://new.qq.com/omn/20200311/20200311A05PU000，最后检索时间：2020 年 5 月 29 日。

② 陈其广：《战略的中医药：国情分析和国策建议》，社会科学文献出版社，2018，第 133 ~ 253 页。

③ 李晏杰、黄彬、程越等：《中医专业学位硕士研究生培养与住院医师规范化培训"双轨合一"存在的问题及对策研究》，《蛇志》2019 年第 1 期，第 164 ~ 165 页。

（三）基层中医药人才培养与成长体系尚不成熟

中医药人才"城市多、基层少"的分布现况，导致基层应对公共卫生事件乏力。以湖南为例，湖南省卫生健康委员会与湖南省中医药管理局对湖南省基层中医服务能力调研结果显示，基层中医药实用性人才、高级职称人才严重匮乏，基层医院普遍存在执业人员学历低、职称低的情况，个别医院甚至只有1位副高级职称中医师①。人才的匮乏导致基层中医药服务能力不足、发展乏力，而根本原因在于基层中医药人才培养和成长机制尚不健全。

1. 职业规划课程的欠缺导致在校生缺乏对基层工作的认同感，学生在基层就业的意愿随着年级的增高逐渐下降

高年级医学生通过见习、实习等方式接触基层医师执业工作，高强度、高风险、低回报的工作性质，紧张的医疗环境，漫长的成长周期都有可能影响学生对基层执业的认同感②。

2. 基层中医药人才缺乏特有的继续教育和职业成长机制

基层医疗工作强度较高，但基层科研能力与城市相比存在较大差异，这导致在基层想要做出科研成果、发表优秀论文具有较大难度。而过度追求科研和论文也会导致基层人员忽视职业技能的学习，业务水平下降。因此以科研和论文为导向的职称晋升途径，不利于基层人才的职业成长。职称晋升一方面能够提高工作待遇，另一方面也是对自身工作能力的肯定。建立基层中医药人才特有的学习和职业成长机制，是解决基层执业人才学历低、职称低的关键。

3. 经济因素是影响基层中医药工作者学习积极性的重要因素

基层中医药治疗以"简、便、验、廉"为导向，导致中医药服务的价格偏低，无法体现中医医疗服务的劳动成本和技术价值，进而影响基层从业人员的积极性。2018年，湖南省财政安排中医药事业经费仅占卫生计生事

---

① 黄惠勇：《湖南省基层中医药服务能力现状与思考》，《中医药导报》2019年第21期，第1～3页。

② 周培森、杨晨斌、李章平等：《COVID-19疫情下订单定向全科医学生参与情况及其对职业认同感的影响》，《温州医科大学学报》2020年第4期，第272～277、284页。

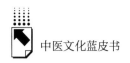

业经费的1.2%[①];对中医药经费投入不足的同时坚持低收费为导向的基层中医药策略,使得部分基层中医药从业人员迫于生计放弃学习一些疗效显著但费用低廉的中医药特色疗法,逐渐淡化了中医药特色疗法在基层的优势。

(四)规培研究生和实习生的医师岗位角色缺失

我国中医专业研究生的学术研究与规培同时进行,这一政策的初衷是加强中医临床队伍的建设,增强医师队伍的学术水平和专业技能。而实习也是为了锻炼本科生的临床能力,使毕业后能够更好地胜任岗位。但是在本次疫情中,规培研究生和实习生并未起到医师队伍后备役的作用,已经在岗的规培研究生和实习生也响应教育主管部门"停课不停学"的号召相继离岗,究其根本原因是培养过程中规培研究生和实习生的医师岗位角色缺失。

1. 从管理上来看

规培研究生和实习生的教育由学校负责,实习由医院掌管。由于学校和医院分属教育部和卫生健康委员会两个不同的行政部门,因此在相关政策的制定和执行过程中难免衔接不畅,这导致规培研究生和实习生在学业和医院轮转中存在一定的矛盾。虽然规培研究生和实习生同时兼有学生和实习医师双重身份属性,但因来源于校园,管理方往往优先注重其学生属性。本次疫情暴露出来的正是学校和医院在对规培研究生和实习生管理方面,未能重视医师角色属性,忽略了规培研究生和实习生是作为医疗事业接班人进行培养的,因此大多数规培研究生和实习生在本次疫情中未能得到充分的锻炼。由于管理上注重规培研究生和实习生的学生属性,学生在自身认知上也更加注重学生属性。在课程、科研工作和临床轮转产生冲突时,大多数学生优先考虑学业问题。

2. 从待遇上来看

规培研究生和实习生在规培和实习期间几乎是没有收入的,而按照国家法律规定,参加规培的普通社会学员均有国家和规培基地的补贴和酬劳。规

---

① 黄惠勇:《湖南省基层中医药服务能力现状与思考》,《中医药导报》2019 年第 21 期,第 1~3 页。

培研究生和实习生在医院期间一方面要处理繁重的临床工作，另一方面还要完成学业。虽然从事与社会规培学员乃至科室医生同样的工作量，但是无法获得同等的回报，这种"工作当医生用、待遇当学生谈"长期付出与回报失衡的状态，进一步加剧了规培研究生和实习生对自身医师角色认知的缺失。本次疫情中导致规培研究生和实习生离岗的原因除了政策因素外，医院无法为规培研究生和实习生提供相应的抗疫物资和抗疫补贴也占了一部分因素①。

3. 从岗位胜任能力上来看

大多数学校或医院缺乏对规培研究生和实习生的职业素养系统培训。对于职业素养的培训仅仅是以岗前培训的形式走个过场，未能在后续的规培实习中逐渐跟进，致使职业素养培训难以取得应有的效果。同时部分学生在轮转期间，存在懈怠的现象；而规培基地的老师在带教多个学生时，无法兼顾每个学生的个体状态，导致个别学生在轮转期间未能按照规培和实习要求提升自我专业技能，无法胜任住院医师的岗位。在管理、待遇等因素影响下，规培研究生和实习生进一步降低对自身医师角色的认同感。

二 现有问题的应对策略

（一）推进专业课程教育改革

1. 对现有中医药人才培养模式与教学课程体系进行改革

从学科方面，应当有计划地进行中医公共卫生与应急救灾学科建设。从研究生招生和本科生专业两个方面入手，可适当加大中医药防治传染病等研究方向的招生力度，可适当增加公共卫生专业中中医药课程的比例。从基层和高端人才两个方向出发，为中医药公共卫生体系建设提供人才储备。在课

---

① 翟双庆、焦楠、闫永红等：《疫情"大考"背景下对中医药高等教育的思考》，http://jwc.jnmc.edu.cn/2020/0406/c2025a95182/pagem.htm，最后检索时间：2020年5月28日。

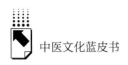

程设置方面，中医药专业应当增加中医药治疗传染病、急重症、公共卫生与应急救灾等方面的内容，增强中医药专业与公共卫生专业、临床专业之间的学科互动；使中医应对突发公共卫生事件时，有顶层设计的方针指南和应急预案，有处理突发事件的能力。在师资配备方面，对于临床课程尤其是传染病、急重症等中医薄弱环节课程的教学，应当选派有相应资质且能够处理相关事件的临床医师作为授课讲师，这样才能避免在教学过程中照本宣科、言之无物，同时增强学生对于中医药治疗传染病、急重症的自信心。与此同时，需要加大中医药防治传染病科研体系的建设力度，搭建中医药防治传染病的科研平台，完善中医药防治传染病科研人才的培养和激励机制，吸引更多中医药人才加入传染病的科研和理论创新工作中。

2. 构建系统的人文教育和职业素养教育体系

有计划分阶段强化人文教育，培养学生的家国情怀和医者担当。在校学习阶段，除课堂理论讲授外，应当注重人文课程的实践，可通过义诊、社会服务等方式深化理论，并通过实践引导、帮助学生树立健康的价值观，帮助学生发现自己的价值。在实习规培阶段，带教老师应肩负起人文教育后续引导的责任，通过以身作则、榜样示范等对学生进行言传身教，进一步让学生感悟到身为医者是"健康所系、性命所托"，重视培养对患者的人文关怀，提高自己的职业素养。

3. 及时了解学生的毕业就业意愿，解决学生在不同阶段面临的困惑

由于对毕业去向的迷茫，部分学生缺乏学习目的性和针对性。院校可通过知识竞赛、技能比赛等多元化的奖励机制，激发学生对专业技能的学习兴趣；可通过开设职业规划课程或职业咨询服务帮助学生进行职业成长规划，顺利度过职业生涯中的成长期，实现中医药学生的对口就业；可通过问卷调查、专题讲座、选修课程等方式让学生较早了解毕业出路和就业前景。

（二）加强中医药人才储备建设

1. 政策保障是减少中医药储备人才流失的关键环节

第一，通过政策和政府调控优化医疗机构配置，增加岗位储备，为

青年中医师提供更多的就业岗位；同时大力发展中医药文化产业、中医药治未病产业，为具有相关资质的中医药人才提供多元化的就业机会。第二，通过设立相应的激励政策，改善青年医师在成长期的待遇问题。在规培期间，规培学员可以领取医院及国家的生活补贴，但各地区各医院之间的补贴存在较大的差异，因此设立统一标准并切实执行以改善规培学员的待遇，是保障青年医师在规培期间能够安于规培、安于成长的关键。

2. 提高学生的职业认同感

第一，通过学习国家中医药发展相关政策，引导学生培养积极的职业情感和激发参与中医药新时代发展的使命感。第二，通过义诊、见习、实习等让学生学以致用，强化学生临床技能的同时加深学生对中医药的了解，认可中医药的疗效，进一步增加学生对中医药专业的认同感。第三，通过职业规划教育，加强学生对职业生涯的客观了解，对工作环境、工作内容、工作压力、工作待遇等进行合理认知，了解如何在工作中实现自我价值。

3. 将中医药文化融入青少年生命教育

第一，将中医药较为通俗易懂的基础部分进行重组，融入中小学传统文化、生理卫生等相关课程。在国务院印发的《中医药发展战略规划纲要（2016～2030 年）》中已经做出相关部署："推动中医药进校园、进社区、进乡村、进家庭，将中医药基础知识纳入中小学传统文化、生理卫生课程"。中医药教育从娃娃、从青少年抓起，引导他们了解、相信中医药；打造有利于中医发展的文化环境，令他们对学习中医产生兴趣。第二，在课程硬性教导的同时，也应当加强中医药文化产业的建设，借助书刊、动漫、自媒体等多种渠道对中医药文化进行宣传，使中医药文化成为时尚和潮流。第三，在推广中医药的过程中，要避免过度神化，应去伪存真，让中医药贴近百姓生活，让百姓接触真实的中医。同时加大力度打击以中医药为幌子的虚假广告，整改中医药队伍中虚构疗效的情况，进一步增强中医药在社会群众中的公信度。

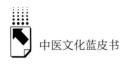
（三）健全基层中医药人才培养体系

1. 政策的保障是基层中医药人才留得住的关键

一方面需要在政策上加大对基层中医药的扶持力度。例如：适当增加基层中医药从业者的生活补贴、增加基层中医技术能够纳入医保报销范围的种类、提高中医服务技术的收费等。保障基层中医药从业者的收入，使其在付出努力的同时，能够稳定地增加收入，维持应有的生活水平，这样才能够吸引更多的毕业生加入基层医务工作者的队伍。另一方面需要改革晋升机制。在基层工作中应当破除"唯论文""唯科研"的晋升机制，基层医务工作者应当以其工作能力、业务水平作为职称晋升的关键因素。将工作能力和业务水平作为职称晋升的条件，能够有效地将基层医务工作者的重心转回到专业技能提升和临床工作上，提高基层机构为群众提供卫生服务的能力。

2. 招生和在读培养是基层中医药人才留得下的关键

从招生角度，院校可适当加大对基层定向培养学生的招生力度，签订相关就业合同；同时加大中医（含中西医）全科医学专业的招生力度，双管齐下，从生源上为基层提供充足的人才储备。在读期间，应加强学生的就业引导和基层岗位认同教育。通过学习国家政策、见习等方式，让学生从政策上看到国家对基层工作的扶持；从实践上了解基层工作，增强对基层岗位的认同感、使命感、归属感、成就感。同时通过积极的就业引导、心理疏导等减轻在校生对基层工作的畏难心理。

3. 在岗培训是基层中医药人才留得久的关键

增加基层医务工作者继续教育中的中医药内容，使更多基层医务工作者能够了解中医药、认同中医药、掌握一定的中医药知识，促进中医和西医之间、中医药和公共卫生之间的学科交叉，消除中医药与其他学科之间的隔阂，增加中医药在基层卫生工作中的普及度、适用度。同时建立学习中医特色适宜技术的激励机制，使更多基层医务工作者乐于学习并主动应用中医特色适宜技术解决临床问题。

（四）明确并强化规培研究生和实习生在医院的岗位角色

1. 需要从政策层面，落实规培研究生和实习生在医院实习过程中的医师角色

只有从政策上明文规定规培研究生和实习生的医师角色属性不同于学生属性，才能够让学校和医院在管理学生问题上有章可循，有法可依。通过政策确定规培研究生和实习生的医师角色属性，还能够增强轮转学生岗位责任感，打消轮转学生执业时的顾虑心理。

2. 需要学校和医院加强沟通合作，落实规培研究生和实习生在不同阶段的管理主体

医学生的培养主要分为两个阶段：在校期间主要以学生身份进行学习；在医院轮转期间以实习生身份进行临床实践。在校期间，管理应以学校为主体。而在医院轮转期间，管理主体需进行转换，学生的管理应当移交给医院。这就需要学校和医院密切配合，合理设计实习生和专业型研究生的课程学习与轮转时间，避免二者产生冲突。同时也需要兼顾其所承担的科研及毕业论文任务。是否能够通过适当缩短轮转时间或者延长学制来解决这一矛盾，是个值得深思的问题。

3. 需要明确待遇保障是让规培研究生和实习生完成角色转化的关键

学生与职业工作者最主要的差别在于是否能够通过自己的劳动获得合理的薪资。学生通过付出学费与努力获得知识，而职业工作者通过自己的知识与劳动获得薪资。想要完成从学生到医师角色的转化，除政策保障外，合理的薪资报酬是必要条件。提高规培研究生和实习生的薪资待遇和福利水平，能够提高医学生参与规培和实习的积极性，使在校生对未来的成长期存在一定的职业预期，同时也有可能吸引更多迫于生计转业的毕业生重新回归到临床工作上，减少中医药临床人才的流失。而对于参与规培和实习的临床医学生而言，待遇的提高能够提升其工作满意度、职业认同感、行业归属感和自我角色的认知，使其对临床工作具有更高的积极性。

4. 需要在规培和实习阶段，进一步提升在院轮转学员的岗位胜任能力

从师资角度，加强临床带教导师队伍的建设。增加临床带教老师的人

数，改变临床带教中"生多师少"的局面，使带教老师能够有更多的精力关注每一位学员的成长；提升临床带教的业务水平，让临床带教老师能够讲、有得讲，从而提升学员对临床工作的兴趣和治疗疾病的信心。从管理角度，建立合理的奖惩制度。根据临床轮转、业务能力考核等情况，对表现优秀的学员予以奖励，刺激学员提高业务水平。从人文教育角度，完善职业素养教育，并增强对学员的人文关怀。除岗前培训外，可以通过专题讲座，选取优秀师资为学员开展职业素养专题培训，同时通过带教老师在日常工作中的言传身教，进一步深化职业素养的内容。加强对学员的人文关怀，则需要实习医院密切关注每一位学员的心理状态，解决学员不同阶段所面临的问题。通过职业素养培训与人文关怀能够增强学员对实习医院的归属感和自我职业的认同感，全心全意投入实习工作岗位。

三　结语

中医药卫生体系建设的关键在中医药人才，中医药人才成长的关键在教育。教育体系的完善需要政府职能部门、中医药高校、实习基地之间的密切配合，通力合作，才能够建立相对完善的人才培养机制，为卫生健康事业提供高质量的中医药人才。

在完善中医药人才培养模式的同时，应当加强临床医学、公共卫生、护理等专业对中医药知识的学习，消除不同学科之间的偏见，使更多其他学科工作者认识中医药、了解中医药、认同中医药、学习中医药、应用中医药，这样才能够在应对疾病的过程中通力合作，共同捍卫人们生命健康。

B.6
全国中医药文化进中小学的现状与分析

闫兴丽　王曼宇*

摘　要： 本文对全国中医药文化进中小学的现状进行了梳理分析，并运用 PEST 分析法对影响中医药文化进中小学的因素进行了探讨。为促进中医药文化进中小学科学、可持续发展，建议加强顶层设计，落实机制建立；规范教学内容，寻找学科结合点；以中药为抓手，构建适宜自身发展的 DIY 模式；挖掘教师潜能，完善师资培训；避免填鸭式教学，使中医药生活化、智慧化、时尚化；借助多种媒介，拓宽学习渠道；搭建交流平台，构建学校联盟；加强示范作用，完善评奖机制；建立学校、家庭和社会三方联动教育，形成"信中医、爱中医、用中医"的文化氛围，把中华优秀传统文化传承下去，培养文化自信的中国人。

关键词： 中医药文化　中小学教育　传统文化教育

　　中华优秀传统文化是中华民族生生不息、代代相传的精神血脉[①]，中医药文化进中小学是将中华优秀传统文化传承下去的具体举措。推动中医药文化进中小学，不仅有助于增进青少年对中华优秀传统文化的了解与认同，增强学生的文化自信、民族自信，还有助于帮助青少年提升健康素养，养成健

---

* 闫兴丽，医学博士，北京中医药大学校友会、教育基金会秘书长，研究员，硕士生导师，研究方向为中医药文化；王曼宇，北京中医药大学，研究方向为中医药文化。
① 《王国强：推动中医药文化进校园》，《中国中医药报》2017 年 3 月 1 日，第 1 版。

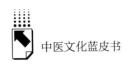

康的行为方式和行为习惯，提升学生个人综合素质和能力①。从 2009 年起，在国家一系列相关政策的推动下，中医药文化进中小学活动在全国各地逐渐火热起来，已成燎原之势。2020 年，在新冠肺炎疫情的防控中，中医药治疗发挥了重要作用。2020 年两会上，全国人大代表、中国工程院院士、天津中医药大学校长张伯礼建议推进中医药文化进校园，全国政协委员、北京中医药大学教授张其成建议在中小学丰富中医药文化教育，中小学推广中医药文化再次迎来了新的发展契机。有必要及时总结分析开展现状，概括中医药文化进中小学的开展方式，针对存在的问题，提出改进的对策与建议，为推进中医药文化进中小学的政府部门决策及单位实践提供参考。

一 全国中医药文化进中小学的现状

本文通过文献研究发现，开展中医药文化进中小学的地区主要有浙江、北京、甘肃、河北、上海、广东、天津、江西等地。下面主要从各地开展情况以及相关教材和读物出版情况简述全国中医药文化进中小学的现状。

（一）各省市开展情况概述

1. 浙江省

2016 年，在浙江省中医药管理局的组织下，会同省教育厅和省财政厅开展了"中医药文化知识纳入中小学地方课程"的项目工程。2017 年秋季开始，适用于小学五年级学生教育的《中医药与健康》进入全省所有小学五年级课堂，现覆盖了全省 6700 多所小学，近 60 万名学生学习中医药知识②。浙江省成为全国第一个将中医药知识纳入中小学地方课程的省（区、市）③。

---

① 《王国强：推动中医药文化进校园》，《中国中医药报》2017 年 3 月 1 日，第 1 版。
② 《浙江省近 60 万名小学五年级学生学习中医药知识》，http：//www. satcm. gov. cn/xinxifabu/ gedidongtai/2019 - 07 - 31/10410. html，最后检索时间：2020 年 3 月 1 日。
③ 章关春、栗征、于伟：《"浙江办了一件具有开创意义的事"》，《中国中医药报》2017 年 4 月 10 日，第 1 版。

2. 北京市

北京开展中医药文化进中小学活动已有十年之久，有 5% 左右，即 100 所中小学参与中医药文化进校园活动①。近年来，北京市教委积极推进学区制管理、集团化办学等区域扩优改革，拓展教育资源，构建开放办学格局，强化统筹协调，提升区域整体办学水平。各区域积极探索适宜自己发展的方式，极具代表性的区域有东城区、西城区、海淀区、石景山区、房山区、门头沟区及昌平区等城区。北京市中医研究所和北京中医药大学充分发挥文化传承的职能，在北京市推动中医药文化进中小学的工作中起到了至关重要的作用。

北京市中医研究所研究团队，与北京青少年科技创新学院联合开展了"雏鹰计划——中医药文化资源课程化开发及转化"课题项目，承担了国家社科基金重大项目"中医药文化助推中华优秀传统文化复兴研究"子课题——"中医药文化进中小学助推中华优秀传统文化'传下去'"等科研项目，从工作体系、教学内容、师资培训、教学模式、学生参与模式等多角度探索推进中医药文化进校园，成效颇丰。

北京中医药大学研究团队，承担"中医药优秀传统文化普及宣传专题——中小学普及中医药知识读本专项"科研项目，参与国家中医药发展综合改革试验区东城区建设的顶层设计工作，完成了"四个一"专题项目"一经一书一园一操"，即《中医启蒙三字经》《青少年中医药文化知识普及读本》、中小学校药用植物百草园和中华传统健身操。2010 年 11 月，北京中医药大学与北京宏志中学合作创办"中医药杏林高中实验班"，是全国首个中医药高中实验班。2018 年 9 月，北京中医药大学参与"北京市高校、教科研部门支持中小学发展项目"，依托北京中医药大学良乡校区天然的地理资源优势，在房山区中小学打造中医药文化进校园特色活动。

---

① 《"中医药文化助推中华优秀传统文化复兴"重大项目阶段性成果发布会》，http://www. sohu. com/a/335215254_ 488226，最后检索时间：2019 年 10 月 25 日。

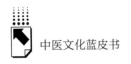

3. 甘肃省

甘肃省开展中医药文化教育，主要覆盖岐黄故里的庆阳市、羲皇故里的天水市和千年药乡的陇西县中小学及民乐县中小学。其中，甘肃陇西县委、县政府高度重视国学教育，2017年引入中华德慧智国学教育，此后又引入了中华德慧智生命与健康系列教材《中医药文化与健康》，让学生在国学教育的基础上学习中医药文化。

4. 河北省

河北省开展中医药文化中小学工作，主要集中在石家庄市、保定市、邯郸市。石家庄市发布《石家庄市中医药文化进校园活动试点实施方案》，在15所学校开始试点工作①。素以"药都"和"天下第一药市"享誉海内外的安国市是中国最大的中药材集散地和中药文化发祥地之一，安国市在94所中小学开展中医药文化实践活动的同时，还编写了《药都安国》《中医药文化知识系列读本》等文化读物和教材②。

5. 其他省市

上海市搭建中医药慕课科普平台，编写《中小学生中医药科普读物》，创建中医药科普体验项目，推进中医药文化进校园工作③。广东省教育界与中医药界联手策划了以地方教材建设为核心，针对项目式学习手册、中医药文化主题研学旅行、师生健康沙龙、中医药校园工作坊、中医经络体操和专家讲坛6个项目，在30所中小学进行试点④。天津市编写了《中医药文化精选读本》（小学版、中学版），开展了中医药知识校园宣讲、中医养生保健讲座、中医药诗词音乐朗诵会、中医药文化主题夏令营等多项中医药文化

---

① 沈正先：《提高中小学生中医药健康素养》，《中国中医药报》2017年9月15日，第2版。
② 王红强：《助力中医药文化传播 安国市打造"中医药文化进校园"活动样板》，https://www.es600.cn/cygs/2831.html，最后检索时间：2020年2月11日。
③ 《中医大发挥办学优势 深入推进中小学生中华优秀传统文化教育》，http://m.100zp.com/view.php? aid=86193，最后检索时间：2019年10月25日。
④ 《中医药文化进校园广东模式发布》，https://www.sohu.com/a/141191367_ 456034，最后检索时间：2019年10月25日。

推广活动①；江西省探索实践了"请进来""送出去"的进校园双向模式，编写了《小学生学中医药》《初中生学中医药》教材②。

（二）相关教材和读物出版情况

从目前出版的教材和读物来看，主要由中医药高等院校发挥文化传承与创新的职能，将中医药知识进行创造性转化，使其具有通俗性和科普性，主要分为小学、中学和中小学教材读物（见表1）。随着中医药文化进校园的深入开展，中小学教师也开始编写与中医药文化相关的科普读物。

表1　中医药文化相关教材或读物汇总

学段	书名	出版年份	作者	出版社
小学	《青少年中医药文化知识普及读本（小学版）》	2009	北京市中医管理局、北京市教育委员会	北京出版社
	《中医药文化与我们的健康（少儿版）》	2012	北京教育科学研究院、北京青少年科技创新学院	北京出版社
	《中医中药少儿读本》和《中医名医少儿读本》	2011	毛春燕	军事医学科学出版社
	《中医药与健康》	2017	浙江省中医药管理局	浙江科学技术出版社
	《小学生学中医药》	2017	刘红宁、陈明人	江西科学技术出版社
中学	《初中生学中医药》	2017	刘红宁、陈明人	江西科学技术出版社
	《读故事知中医 - 中学生读本》丛书	2017	何清湖	中国中医药出版社
	《中学生中医手法保健》	2017	马淑然、常学礼	中国医药科技出版社
	《人间食话》	2019	王长啟、张琳	中国中医药出版社

---

① 《〈中医药文化精选读本〉赠送仪式举行》，http://yuyanwenhua.tjutcm.edu.cn/info/1004/1761.htm，最后检索时间：2019年11月26日。

② 张安然、徐彩云、张卫平：《中医药文化进校园双向模式构建与实践——以江西中医药大学为例》，《江西中医药大学学报》2019年第1期，第101～103页。

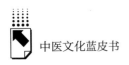

续表

学段	书名	出版年份	作者	出版社
中小学	《中小学生中医药科普读物》	2014	胡鸿毅	复旦大学出版社
	《中医药文化》系列教材	2017	朱建平	上海科学技术出版社
	《中医药文化与健康》中华德慧智生命与健康系列教材	2018	熊春锦、张其成	中国中医药出版社
	《中医药文化进校园普及读本》	2018	翟双庆、李骥	人民卫生出版社
	《青少年中医治未病》	2018	谢胜	广西民族出版社
	《中医药文化精选读本》	2019	张伯礼、王建国	中国医药科技出版社
	《全国中小学中医药文化知识读本》	2020	王琦、孙光荣	中国中医药出版社

其中，《全国中小学中医药文化知识读本》教材是在中宣部的支持下，由中国中医药出版社组织编写，国医大师担任主编，中医药高等院校校长担任执行主编，聚集国内知名中小学校长和教育学家等，分别为小学生和中学生量身打造既有文化性又有趣味性的中医药知识读本，力图将中医药知识的普及与基础教育拓展性课程有机衔接。

综上所述，中医药文化进中小学各地以不同的科普读物进行推广，开展活动的地区主要集中在经济发达和中医药文化底蕴深厚的地区，不同省市都在不同程度地探索中医药文化适宜本省市中小学的推广方式，充分发挥政府、中医药院校、科研院所、中医医院等作用，多与地域文化相结合，中小学中医药文化特色教育别具一格。

二 中医药文化进中小学典型案例分析

结合文献研究，选取浙江、北京、甘肃等省市开展了实地调研，访谈了包括教委、中医药专家、中小学校长和教师以及出版社编辑等在内的20余名专家，总结概括出三种主要的、影响面广、特色鲜明的方式，分别为"一省一课"、"三因制宜"和"德慧智教育+中医药文化"。

（一）"一省一课"——方式之一

"一省一课"是对浙江省开展中医药文化进中小学方式的概括。"一省"指中医药文化进中小学活动覆盖了整个浙江省，"一课"指全省小学五年级学生学习中医药文化课程，即全省中小学统一开展中医药文化课程。

1. 教学内容

浙江省在全省 6700 多所小学开展以《中医药与健康》教材内容为主的中医药文化进校园的试点。《中医药与健康》是在浙江省中医药管理局的组织下，由中国中医科学院院长、中国工程院院士黄璐琦担任名誉主编，浙江中医药大学校长方剑乔担任主编，成立编委会进行编写，并由浙江科学技术出版社负责出版。省财政厅为 60 万名小学生提供经费支持。浙江省教育厅要求在小学五年级中开设"中医药与健康"课程，建议每周一课时，由科学教师任教。

2. 师资建设

师资队伍主要由全省各市、县（区）科学课教研员及小学五年级担任《中医药与健康》的教师组成。为提高任课老师正确理解、把握课程教材的能力，2017 年 8 月，浙江省教育厅、省中医药管理局联合召开了《中医药与健康》教材师资培训班，《中医药与健康》编写组成员及相关专家对教材教学目的、内容分析、教学重点和难点、教学参考资料等方面做了详细讲解[①]。浙江省小学科学教学网上加设了"中医药与健康"专栏，内容包括《中医药与健康》教材相关的教学设计、PPT 和视频，可供教师教学参考。在此基础上，省中医药管理局组织专家团队编写了《中医药与健康教学参考用书》，为教师提供专业的资料参考。

3. 课程开设

浙江省各小学有课程实施的自主权，结合自身教学情况，可灵活地开展"中医药与健康"课程。在课程开设时间上，根据学校的教学安排，有的学

---

① 施翔：《浙江小学 2017 年 9 月首开〈中医药与健康〉课程》，《中医药管理杂志》2017 年第 17 期，第 67 页。

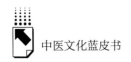
校选择每周开设 1 节课程，有的学校选择集中一段时间开设课程。在课程开展的形式上，不同的学校采取了不同的方式，如融入拓展性课程，结合学校大型活动，当课外读物等。在课时安排上，分别可从拓展性课程、地方课程、体育与健康课程、科学课程等课时中调剂。

（二）"三因制宜"——方式之二

"三因制宜"① 是对北京市开展中医药文化进中小学方式的概括。三因制宜，即因时、因地、因人制宜，是中医学的理论特色和精华。是指在疾病的治疗过程中，应根据时令气候节律特点，不同地区的地理环境特点，不同年龄、性别、体质、生活习惯等情况的患者，确定用药原则。北京市根据不同的区域、不同学段的学生，不同的学校探索多样的教学内容、教学模式和学生参与模式，针对性地开展中医药文化教育推广普及工作。

1. 工作体系

2011 年，北京市中医研究所与北京青少年科技创新学院联合开展"雏鹰计划——中医药文化资源课程化开发及转化"课题，建立了大学及科研机构与中小学的合作机制，形成了专业团队、骨干教师团队和专家指导团队的工作体系。以研究所专业团队牵头，组织系统的教材制定规划，并定位小学、初中和高中教材的目标和内容，形成良好的工作机制②。2014 年 11 月，北京市中医研究所组建了北京市"中医药科学与文化"创新人才培养协作体，该协作体在北京青少年科技创新学院的统筹指导下，以北京市中医研究所为纽带，横向联合相关高等院校、临床机构及科研院所，充分发挥高等专业人才培养资源优势，纵向拉动各中小学，发挥中小学基础作用，形成了跨学校、跨学科、跨学段、跨层级、跨区域的创新协同培养人才工作体系③。

---

① 曾钦、孙晓生：《基于"三因制宜"的中医文化进校园探索》，《临床医药文献电子杂志》2017 年第 A0 期，第 19798~19799 页。

② 李萍：《中医文化在基础教育中的探索》，《2013 中医中药健康行第八届全国中医药科普高峰论坛文集》，2013，第 16~21 页。

③ 徐颖洲：《基于中药文化资源开展中小学中医药生命健康教育模式的设计研究》，北京中医药大学硕士学位论文，2016，第 31 页。

2. 教学内容

以对中小学生有教育价值，能帮助中小学生建立健康生活方式、树立正确价值观和提升文化自信为原则，结合中小学生对中医药文化感兴趣的内容，根据不同阶段学生的特点和接受程度，选择适合中小学生思维发展规律、认知特点、心理特点和健康需求并乐于接受的内容。

小学阶段，以动手实践为主。北京小学以草本为线索，结合季节和节气的特点开发了"四季国医"课程；史家小学开设了"中医药体验课程"校本课程。初中阶段，与传统文化相融合。以人文教育为基础的北京市第四中学开设了"药如人生"系列课程；北京市第五中学分校将古代名中医的大医精诚的医德精神与学校的道德教育相融合，通过让学生了解中医名人故事，树立正确的道德观和人生观。高中阶段，以实验探究为主。北京市大峪中学依托门头沟区丰富的中草药资源优势，开发了"山谷课程"课程转化模式，以道地药材为主题，分别开创了以黄芩、柴胡、地黄等为代表的"绿野芩踪""山谷柴胡""田野地黄"等研究性学习课程①。

另外，研究挖掘中小学各学科教材中与中医药文化紧密联系的知识点，将中医药文化渗透各学科教学之中，形成以教师为主导的课程资源开发和应用模式，推动中医药文化资源的课程化转化②。

3. 教师队伍建设

从中小学教师对中医药文化的兴趣点和需求点出发，组织中医专家团队开展多渠道、多层次的教师培训。首先，邀请中医药知名专家团队，对中小学教师开展系列培训，提高骨干教师对中医药的认知水平，增强教师对中医药文化价值与医学价值的认同感；其次，开设中医药基础系列课程，让教师系统地、深层次地了解中医药基础知识，学习中医药的核心内涵；再次，组织中医团队与中小学教师相互交流学习，搭建交流经验的平台，提高教学的成效；最后，带领教师参观中医药博物馆、药植园等中医药宣传基地，进行

---

① 李萍：《中医药文化进校园的实践和模式》，《创新人才教育》2017年第1期，第38~41页。
② 李萍：《中医药文化进校园的实践和模式》，《创新人才教育》2017年第1期，第38~41页。

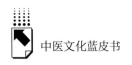
实地研修培训，使教师亲身体验中医药文化，激发教师将中医药文化融入教学中的自觉性与主动性，进而开发出各具特色的课程①。

4. 教学模式

构建适合中小学教育的地域资源利用、校园文化融合、主流教学融入等中医药文化教学模式。中小学中医药文化教学模式有其自身的特点，需要对现有的教学模式进行转化和创新。探索中医药文化融入地域文化资源的教学模式，如北京育才学校位于先农坛内，学校每年4~5月举办"先农文化节"，学生通过祭祀神农、学习本草，传承中医药文化。探索中医药文化融入校园文化的教学模式，如北京师范大学亚太实验学校依托学校的桑树资源，编制了绘本《在桑树下》②。研究并创新中医药文化融入中小学课程的教学模式，将中医药文化与语文、美术、思想品德、科学、生物、化学、社会实践等多门学科结合，融入主流教学体系中去，如紧邻京杭大运河的人大附中通州校区开发了"大运河里流淌的中医药文化探究"学科融合课程。

5. 学生参与方式

从受众者的角度研究探索中医药文化进中小学的参与方式等。从参观了解，到实践体验，再到自主活动，学生以不同的形式了解中医药文化。首先，充分利用中医药博物馆、文化科普馆等，为中小学生提供有趣、有价值的场馆体验项目，提升中小学生场馆体验的兴趣和参与度。其次，开发中小学生参与中医药文化实践活动的项目，组织多种形式、生动有趣的中医药实践活动，如在北京市教委设立的"初中开放性科学实践活动"中，开发了一些可以触摸和体验的中医药课程，如"提神醒脑清凉油""芦荟凝胶的制作"等20门实践课程，受到学生的广泛欢迎，并且该课程体验计入中考成绩。另外，学生活动如校园剧、微情景剧、楹联、书法、绘本、诗词、图画、歌舞、雅集、野外实践、科学体验等，

① 李萍：《中医药文化进校园的实践和模式》，《创新人才教育》2017年第1期，第38~41页。
② 李萍：《中医药文化进校园的实践和模式》，《创新人才教育》2017年第1期，第38~41页。

能让学生对中医药具有触摸和体验感，从传统文化到科学实践，多方位了解中医药①。

（三）"德慧智教育＋中医药文化"——方式之三

中华德慧智教育理念由熊春锦先生在 2003 年创立，它源自中华传统道德修身文化，根据生命的实质和发展规律确定教育体系；以"道德人生最幸福，德才兼备最快乐"为教育目标，为构建具有中国特色的教育理念做出了有益的探索。德慧智教育贯彻落实"立德树人"的根本任务，以"德"为根本统帅，带动"慧"与"智"的和谐开发启动，实现"康"（健康）、"美"（和美），达到"培贤育圣"的教育目标，即树立道德的心灵意识，培养健全的人格素质，养育慧智的创造力。德慧智教育理念立足于生命内涵和成长规律，确立了经典诵读的方法和次第，以确保高效发挥经典对开慧益智的作用；开创了想象力培养诵读法、拍经络穴位诵读法、广播体操诵读法和配乐诵读法等寓教于乐、喜闻乐见的诵读形式②，提高了学校德育课堂的趣味性，是一种特色鲜明的传统文化教育方式。

德慧智教育在全国建立了贵州毕节、甘肃陇西、内蒙古开鲁、湖南益阳、广东惠州、河南郑州、山西古交大同和陕西府谷等八大学校教育实验区，实现了与现行教育模式的完美结合。在德慧智教育的基础上，试验区各校又引入中医药文化教育，学习由德慧智理念创始人熊春锦和北京中医药大学张其成教授主编的中华德慧智生命与健康系列教材《中医药文化与健康》，有效地将德慧智国学教育与中医药文化教育深度融合，在丰厚的国学教育的土壤上，传播中医药文化。

（四）开展方式的对比分析

"一省一课"是全省统一推进中医药文化进校园，由浙江省教育厅、

---

① 李萍：《中医药文化进校园的实践和模式》，《创新人才教育》2017 年第 1 期，第 38 ~ 41 页。
② 刘昌：《中国网 2014 中国好教育候选人物：熊春锦》，http://edu. china. com. cn/2014 – 12/03/content_ 34220282. htm，最后检索时间：2020 年 2 月 25 日。

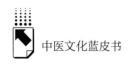
省财政厅、省中医药管理局联手，与中医药高等院校和出版社合作，是有效推进中医药文化进校园多部门联动的举措。这种行政引领、分工明确、目标具体、内容扎实、资金到位、覆盖全面、自上而下推动中医药文化进校园，具有开创性和广泛性，是一种极其独特的方式，也是其他省市难以复制的。但强制性地进校园对学生的学习和教师的教学现状带来一定的冲击，如果学校不能积极地端正中医药文化进校园的态度，可能只是应付式的教学，就不能充分发挥中医药文化进校园的意义，甚至加重学生及教师的负担。

"三因制宜"是多角度推进中医药文化深度融合。北京市中医药文化进中小学形式不拘一格，各学校根据不同时间（时）、不同地区（地）、不同学生群体特点（人）开展针对性的中医药文化教育推广工作。因时制宜，学校会顺应四季的变化，结合二十四节气，开发中医药文化相关课程；因地制宜，不同地域的学校结合地域资源、校园文化，开发中医药文化课题研究；因人制宜，学校根据不同学段的学生开展中医药文化教育，小学以动手体验为主，中学以实验探究为主。加之北京市具有深厚的文化底蕴和丰厚的经济基础，由科研院所、高校发挥主力，专业的人才引领，学生、教师拥有多元化的实践基地，可调动学生参与中医药文化课程与活动的积极性。但"三因制宜"的进校园方式对学校是较大的挑战。多样化的发展必须有专业人才的参与指导和成熟的开展途径和机制，但学校获取高质量专家资源具有一定难度。同时，还要激发教师对中医药文化的认同感和融入其课堂教学的意愿度。而当下"一切以分数为中心"的教育现状，只有在教育条件优越的地区或学校才能生存，更需要得到多个部门在政策、技术、资金等方面的支持。

"德慧智教育 + 中医药文化"是传统文化土壤上的中医药文化教育。为应试教育开辟了一条优秀传统文化教育的创新之路，德慧智教育与中医药文化深度融合推进校园，开拓学校与文化教育企业相合作，充分利用社会教育资源，增加学校教育的多样性。在国学教育的基础上，传播中医药文化，是当代"国学热"环境下的一种机遇。但"德慧智教育 + 中医药文化"开展方式主要集中于中医药文化底蕴深厚的县级市地区。它的推行需要得到当地教育局、学校领导对德慧智教育理念的认同以及学生家长的大力支持。目前只是在较小的范围内实行，需要经过长期的检验。

全国中医药文化进中小学主要有三种影响面广、特色鲜明的开展方式，它们既有共性而又各具特色，各有优势而又存在不足，具体见表2。中医药文化进中小学没有特定的、单一的方式选择。各地、各校可根据其实际情况，采取不同的中医药文化教育方式，结合地域资源、文化资源开展中医药文化进中小学活动，使中医药文化进中小学多元化发展，让中医药文化在全国各地遍地开花。

表2　中医药文化进中小学的开展方式比较

方式	一省一课	三因制宜	德慧智教育 + 中医药文化
特点	全省小学统一推进	多角度推进中医药文化深度融合	传统文化土壤上的中医药文化教育
优势	具开创性、广泛性	资源丰厚、多元化	校企合作、融入国学教育
不足	易应付式教学	缺乏长效机制	小范围实行
示范地（校）	浙江省兰溪市	史家小学、石景山区中小学、人大附中、人大附中通州校区、北京宏志中学	甘肃省陇西县中小学、广东省惠州市文星小学

三　开展中医药文化进中小学的影响因素分析

PEST 分析法是现代管理中分析战略或组织外部环境的一种方法，它通过政治的（Political）、经济的（Economic）、社会的（Social）和技术的（Technological）四个角度或因素分析，从总体上把握宏观环境，并评价这些因素对组织目标和战略制定的影响[1]。引用 PEST 分析法分析影响中医药文化进中小学的因素有以下几点。

---

[1]　焦雅辉、孙杨、张佳慧等：《基于 PEST 模型的非营利性医院筹资宏观环境分析》，《中国医院管理》2010 年第 3 期，第 19～21 页。

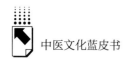

（一）政策因素是引领中医药文化进中小学的风向标

中医药文化进中小学，是贯彻落实党中央对中医药工作高度重视的重要举措，既彰显了教育理念的理性回归，又阐释了传统文化的传承发展路径[1]。2007 年，时任国家中医药管理局局长王国强在"中医中药中国行"新闻发布会答记者问时指出，"弘扬、传播中医药文化，应该从娃娃抓起，让孩子们从小就知道有中医药文化，有中医药传统"。北京、上海开始探索中医药文化进校园。多年来，中医药文化进校园是"中医中药中国行"的重要内容，已经成为传播普及中医药健康知识、宣传中华优秀传统文化的品牌活动。

2016 年，中医药发展上升为国家战略，《中医药发展战略规划纲要（2016～2030 年）》明确提出"推进中医药文化进校园"。一系列相关政策的出台使中医药文化的传承与普及进入了新的历史发展时期。全国各个省市积极贯彻文件精神，制定并印发当地的文件通知。全国很多地区纷纷积极推进中医药文化进中小学。但中医药文化要想真正进校园必须得到教委的大力支持，仅凭中医药工作者的努力是不够的，也是很难推行的。因此，国家政策的引领和教委的支持是推动中医药文化进中小学的重要影响因素，对中医药文化进中小学具有导向作用。

（二）经济因素是支撑中医药文化进中小学的物质基础

强有力的经济支撑是中医药文化进中小学建立长效机制的保障。学校项目的筹划与制定，教师的培训，校园中医药文化长廊、文化角、教研室等硬件设施的配置，中医药文化主题活动及文化节等活动的开展都需要一定的经费来运作实施。浙江省开展中医药文化进校园活动得到了省财政厅的支持，为浙江省开展中医药文化活动提供了丰厚的物质基础。北京市作为政治经济文化的中心，具有相对丰厚的科研资金支持中医药

---

① 《王国强：推动中医药文化进校园》，《中国中医药报》2017 年 3 月 1 日，第 1 版。

文化进校园，如雏鹰计划项目、高支附项目等。经济基础决定上层建筑，只有拥有了丰厚的物质基础，才能为中医药文化进校园的项目研发与活动开展提供有利的支撑。若没有稳定的项目与经费支持，缺乏激励与奖励机制，将后继乏力。

（三）社会因素是支持中医药文化进中小学的有力保障

推动中医药文化进中小学，不仅要靠中医药和教育工作者的宣传和普及，同时需要社会各界的大力支持与配合①。2019年，通过互联网问卷星线上问卷调查的方式，针对不同的年龄、地区、城乡、学历和工作领域的人群，调查他们对"中医药文化进中小学"的看法。共收回有效问卷3540份。调查结果显示94.3%的被调查者表示支持中医药文化进中小学。由此可以看出，中医药文化进中小学已经得到社会大众的广泛认可，这为推进中医药文化进中小学打下了良好的基础。

2020年，在新冠肺炎疫情的防控治疗中，中医药发挥了重要作用，是本次疫情防控的一大亮点。临床疗效观察显示，中医药总有效率达90%以上。实践证明，中医药是打赢疫情防控阻击战的利器②。在人类命运共同体下，中国与各国人民并肩作战，共抗疫情，共享中医药的经验和成果，为全球战役贡献中国智慧，提供中国方案，让中医药瑰宝惠及世界。本次疫情加速了世界格局的演变，增强了大众对中医药医学价值和文化价值的认同，为中小学普及中医药文化带来了新的发展契机。

（四）教学因素是确保中医药文化进中小学的关键环节

教师是中医药文化传播的桥梁。师资水平一定程度上体现了教师对中医药文化的理解程度，决定了能否有效地将中医药文化进校园的意义传授给学生。中小学生学习中医药，不仅要让学生学会用中医药保养身心、预防疾

---

① 《王国强：推动中医药文化进校园》，《中国中医药报》2017年3月1日，第1版。
② 王君平：《让中医药瑰宝惠及世界》，《人民日报》2020年4月8日，第5版。

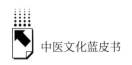

病、改善体质、增进健康，也要懂得其背后蕴含的道理，如"天人相应"即人与自然和谐相处，"辨证论治"即要用辩证的眼光去看待事物，这均离不开教师的挖掘、领悟和引导。只有激发教师对中华优秀传统文化的热爱，提升其对中医药的认知水平，教师通过言传身教，将中医药文化融于学科教学中，才能达到教学相长的效果。

在新时代背景下，运用互联网来传播、弘扬中医药成为中医药发展的一个新趋势。2019 年"全国中医药文化进校园"北京站，为学生提供了关于中医药的 AR 体验技术，让学生体验在虚拟世界中采药、认药、辨别药等，多数学生驻足体验。利用现代科技手段，创新教学方式，让中医药文化进校园变得更加生动、充满吸引力，丰富学生的参与方式，可充分调动学生学习中医药文化的主动性与积极性。因此，师资的水平和教学方法的选择是影响教学质量和效果的关键变量。

四　中医药文化进中小学的对策与建议

中医药文化进中小学的方式多样，效果显著，但由于中医药文化进中小学尚未有统一的规划和实施机制，存在各自为政，不同地区和学校发展不平衡，教学内容碎片化、不系统、不规范，缺乏教师培训细则和强有力的团队支撑，教师水平参差不齐，效果评价体系尚未建立等一系列问题。为更科学、有效地推进中医药文化进中小学，现提出以下几点相应的对策及建议。

（一）加强顶层设计，落实机制建立

中医药文化的传承与发展需要国家政策的支持。推动中医药文化进中小学需要得到教育部门、中医药部门及财政部门的大力支持。建议宏观层面上，加强对中医药文化进中小学的顶层设计，把握中医药文化进中小学的发展方向，建立相应的机构和规范制度，提供指导性的意见，同时加大中央和地方各级财政的支持力度，支持中医药文化传承发展重点项目。专设传播中

医药文化明确的职能部门和工作岗位，吸引优秀人才从事中医药科普的教学、科研、管理工作，为中医药文化的传承与发展保驾护航。为提高政策的执行力度，可建立中医药文化进中小学的质量监控机制，确保中医药文化进中小学健康有序发展。

（二）规范教学内容，寻找学科结合点

为确保中医药文化进中小学所教知识的科学性、准确性，有关部门应承担起相应的责任，组织专家团队为中小学推广中医药知识把关。可以对现行的中小学教材进行修订，适当增加对中医药文化相关内容的介绍，如语文教材中增加中医经典篇目的选读。亦可组建由中小学教师和中医药专家等组成的专业团队，负责挖掘中医药文化与各学科知识的结合点，如与化学学科相结合，对中药相关提取物介绍时，可以延伸中药的功效等知识点；与生物学科相结合，从中医的角度看待人的一生，将"春生、夏长、秋收、冬藏"与人的生活相联系。编撰出中医药文化与各学科相结合的知识点集合本，供各学科教师参考学习，并鼓励教师在此基础上进行扩展延伸。同时，地域性中医药文化具有浓厚的历史积淀，资源利用丰富，社会认可度高，鼓励学校依托地域资源，开发校本课程，制作中医药教学指导手册。

（三）以中药为抓手，构建 DIY 模式

中医药文化博大精深，相较而言，以中药为载体传播中医药文化更容易被中小学生理解接受。中药文化具有民俗性、地域性、符号性、济世性、养生性等特征。传统节日端午节，门上挂菖蒲或艾叶，预防疾病的发生，是中药文化的民俗性表现；浙江的浙八味，河南的四大怀药，云南的三七等道地药材是中药文化的地域性表现；北京同仁堂，杭州胡庆余堂等中华医药老字号是中药文化的符号性表现；唐代医家孙思邈的《大医精诚》，把仁爱作为行医济药的最高准则是中药文化的济世性表现；药食同源，药膳养生，通过食物的偏性达到养生防病的作用，是中药文化的养生性表现。这均为学校提

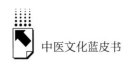

供中医药文化教育的思路，以中药为抓手，构建彰显地域文化特色的、适宜自身发展的 DIY 模式。

（四）挖掘教师潜能，完善师资培训

中医药文化进中小学，必须建立一支既懂中医药文化又懂中小学教育的教师队伍。可以从培训在职教师、完善师范院校教育和吸纳社会相关人才等方面入手，扩大中医药文化的教师队伍。制定专业化、体系化培训细则，定位准确，目标清晰，分层次、分阶段地开展培训。一是整体性培训。聘请中医药专家为全体教师开办系列讲座、义诊活动、实践体验活动以及提供一些有趣的科普书籍、音频、视频等供教师学习，提高教师对中医药文化的整体认知水平和增加教师对中医药文化的认同。二是个体化培训。筛选出对中医药文化感兴趣的教师，成立专项小组，在中医药专家的指导下，以兴趣、需求为导向，激发教师自觉将中医药融入教学中。

（五）避免填鸭式教学，实现中医药生活化

中医药文化进中小学最好是润物细无声、潜移默化的教育，将中医药与学生的学习和生活相联系。在学校利用好校园建筑、班级布置和校园绿化等物质环境，为学生打造中医药文化场。充分发挥中医药文化核心价值"仁和精诚"，形成特色的校风、班风和学风建设。全校营造"一墙一砖都有灵魂，一草一木都会说话；每个角落都能悟人，每个场所都能育人"的校园中医药文化氛围。

中西医药结合是中国在新冠肺炎疫情防控中的亮点。学校可以结合时势，"因时制宜"地将中医药文化生动、形象地展现给学生。如北京市中医研究所李萍教授在"北京市基础教育阶段创新人才培养项目"科技资源教学化开发课程系列"中医药与我们的健康"中加入了与本次疫情相关的中医药知识，深入浅出地为学生介绍古代的瘟疫以及抗疫纪录，并展示名医张仲景与其医学巨著《伤寒杂病论》的诞生。古代名医的"战疫"故事及学生此次疫情的亲身经历，可以激发学生学习中医药的热情，以及向白衣天使

们学习不怕困难、保家卫国的担当精神，是一次很好的爱国主义教育。同时，让学生也能感受到中医药的博大精深，更加激励学生们积极学习中医药、强身健体，为自己和家人的健康保驾护航。

（六）借助多种媒介，拓宽学习渠道

中医药文化进中小学应注重以实践体验的形式进行开展，只有让学生亲身去参与、感悟、体会，才能达到应有的效果。充分利用国家中医药管理局确立的 81 家全国中医药文化宣教基地，为中小学生提供有趣、有价值的场馆体验项目。组织多种形式、生动有趣的中医药实践活动，如北京市初中开放性实践活动的中医药相关课程，将中药与科学实验相结合，不仅提高了学生的动手实验能力，还加强了对生物、化学等课程的学习，更能深刻体悟中医药的魅力。借助互联网媒体，为中小学生制作中医药题材的科普视频动画等。可以联合举办中医药相关竞赛，甚至可以在中考和高考中增设中医药文化的相关题目，这无疑将会是进校园最强有力的举措。构建从参观了解、到实践体验、再到自主活动、最后参与比赛，以赛促学的学习模式，让学生以不同的形式，层层递进、多方位接触中医药文化，了解中医药文化。

（七）搭建交流平台，构建学校联盟

搭建合作交流的平台，让学校之间即时进行交流学习，做到互通有无，汲取不同地域、不同学校优秀的中医药文化办学特色。定期开展学习交流活动，互帮互助，实现资源共享，促进合作交流，扎实深入地开展中医药文化教育，提高中医药文化进中小学的效果。

（八）加强示范作用，完善评奖机制

中医药文化进中小学的评价方式不是以成绩论英雄，建议从不同的角度进行弹性考核，可参考对中小学推广中医药文化效果评价的研究，基于"知信行"模式，编制学生效果调查问卷，作为效果评价的方式之一，系统

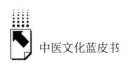
性、定量化地进行效果的评价①。对开展效果较好的学校或地区提供成果展示平台，加强示范作用，让学生尽享成果的喜悦，让教师拥有获得感，学校享有荣誉感，将会更有利于推进中医药文化进中小学。

（九）学校、家庭和社会三方联动教育

中医药文化进中小学的可持续开展需要学校、家庭和社会相互合作。家庭教育，是学校教育与社会教育的基础，是终身教育，在人的一生中起着奠基的作用。社会教育具有深刻性和丰富性，是学校教育和家庭教育不可比拟的。三者既是相互独立的，也是密切相通的。推动中医药文化进中小学，学校起主导作用，应充分调动家长的积极性，并利用中医药科普基地、中医馆、中医药品牌老字号企业、中药产业基地等社会资源，三者相辅相成，取长补短。学校、家庭、社会教育三方联动起来，凸显各方优势，这不仅能提高中小学生健康素养和传统文化修养，而且能潜移默化地提高整个家庭的健康意识，进而促进全民健康生活方式的养成，提升全民健康素养，助推"健康中国"建设。

综上所述，在 2020 年初开始遍及全世界的新冠肺炎疫情防治中，中医药发挥了重要作用，从娃娃抓起，推动中医药文化进校园，势在必行。中医药文化是中华优秀传统文化的代表，目前开展中医药文化进中小学的方式多样，效果显著。国家教育部门应加大中医药文化进校园的支持力度，制定相关政策，加大经费投入；各地方教育部门与中医药管理部门积极联动，加强中小学教师中医药文化知识培训，鼓励创新课程融合，让更多喜爱传统文化的教师加入师资培训体系中来；以体验式实践活动带领学生学习，激发学生学习中医药文化的兴趣，点燃学生学习中医药文化的热情，师生互动，养成以中医理论指导下的健康行为；在中医药文化氛围中，教师们会运用中医养生，讲究身心平和，对自身和学生的帮助更大，

---

① 王曼宇、刘窈玉、李萍等：《中小学推广中医药文化效果评价研究》，《中华中医药杂志》2020 年第 4 期，第 2053～2055 页。

才能实现"信中医、爱中医、用中医"的文化氛围，把中华优秀传统文化传承下去，培养文化自信的中国人。同时，各地各校还应充分发挥地域资源优势，结合当地特色文化，构建有特色的中医药文化进校园方式，培养具有家国情怀的接班人。

B.7
中医药院校大学生中医文化
素养调研报告

陈学先　佟枫　张译　陈先玉　陈泊竹　张治洋*

摘　要： 为了解中医药院校大学生中医文化素养现状，同时为提升中医药院校大学生中医文化素养提供可行的培养方案和建议，调研组自行设计问卷，以成都中医药大学学生为调研对象进行调研后发现，学生总体中医文化素养水平一般，暴露出阅读量少、古籍阅读困难、中医思维较弱等问题。本文从个人和学校等内外部环境层面提出建议，优化培养方案。建议优化师资课程、重视师承，营造浓厚校园文化氛围，利用"互联网＋中医文化传播"的形式，最终提升大学生中医文化素养。

关键词： 中医药院校　中医药大学生　中医文化素养

中医药学是打开中华文明宝库的钥匙，中共中央国务院印发的《中医药发展战略规划纲要（2016～2030年)》中提到，一方面要繁荣发展中医药文化，另一方面要推动中医药文化传播，展示中华文化的独特魅力，提升我

* 陈学先，成都中医药大学对外合作处处长，研究方向：中医药文化传承与创新；佟枫，成都中医药大学针灸推拿学院/第三附属医院党委副书记，研究方向：思想政治教育以及医学创新创业；张译，成都中医药大学针灸推拿学院/第三附属医院团委书记，研究方向：思想政治教育，中医药文化传承与创新；陈先玉，成都中医药大学针灸推拿学院2017级针灸推拿学专业本科学生；陈泊竹，成都中医药大学针灸推拿学院2018级针灸推拿学专业本科学生；张治洋，成都中医药大学针灸推拿学院2018级针灸推拿学专业本科学生。

国文化软实力。传承创新发展中医药是新时代中国特色社会主义事业的重要内容，对增强民族自信和文化自信、推动构建人类命运共同体具有重要意义。党的十八大以来，以习近平同志为核心的党中央把中医药工作摆在更加突出的位置上，2019年10月发布的《中共中央国务院关于促进中医药传承创新发展的意见》指出，中医药改革发展取得显著成绩，中医药院校大学生的中医文化素养与自信逐步提高，但仍要重视加强中医药人才队伍建设，促进中医药传承与开放创新发展。作为中医药学事业的传承者，中医药院校大学生中医文化素养的水平将直接影响中医药事业继承和发展的深度与广度。同时，中医基础理论及古籍苦涩难懂、临床实践机会不足、中医文化浸润程度不充分等问题成为中医药院校大学生中医文化素养进一步提升的障碍，亟待解决。为了解中医药院校大学生中医文化素养的现状，更好地夯实中医药事业发展的后备军基础，在此特以成都中医药大学为例，开展中医文化素养的调研。

一　中医文化素养的含义

（一）中医文化

中华中医药学会中医文化分会在全国第八届中医文化研讨会上首次明确了"中医文化"的定义：中医文化是中华民族优秀传统文化中体现中医药本质与特色的精神文明和物质文明的总和。此概念虽较为全面概括，但深究仍有含糊不清之处。中医药的本质是运用中医学理论防病治病的行为方式，中医药的特色是相对西医学而言的，《中医文化蓝皮书（2015）》B1总报告中将中医药文化定义为：中国人对生命、健康和疾病所特有的智慧成果和实践的概括。其内涵非常丰富且广泛，可概括为三大核心——核心观念：天人合一，和谐共生；核心思维：象思维，直觉思维，模糊思维；核心准则：道法自然，以平为期。另外，还包括一些表层物质方面的体现，例如医疗器物、药物、牌匾遗址等。

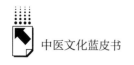

（二）中医文化素养

素养指由训练和实践获得的技巧和能力。中医文化素养是掌握和运用中医文化应该具备的基本素质、修养和能力。《中医文化蓝皮书（2015）》B9报告中总结出有助于提升中医文化素养的六大要素，包括信念、品德、思维、古文、心理和艺术素养，这些素养固然有用，不过至于其绝对必要性以及重要程度尚无相关研究可以证明。基于中医文化的科学性、时代发展要求以及社会的期待，提升中医文化素养要坚持守正创新，针对中医类学生和中医类工作者，还有必要重视专业素养以打好根基、重视实践素养以建设中医文化素养的砖瓦房、重视科研素养以祛尘装修，打造内外兼修的中医文化殿堂。

二 调研结果分析

本次调研采用线上和线下问卷调查相结合的形式，以成都中医药大学医药类学生为调研对象，主要聚焦学生中医文化素养水平及影响因素，以期为中医药院校大学生提升中医文化素养提供有效的参考建议。本次调研收回有效调查问卷2970份，中医相关类专业学生占绝大多数，其中回收问卷最多的是大三年级，占61.11%，其次为大二年级占23.94%，大一年级占10.31%，大四年级占4.34%，大五年级仅占0.3%，故本问卷对中低年级中医相关类专业大学生参考意义较大。

（一）中医药相关知识获取来源及主动性

1. 中医药相关知识获取来源

课堂是知识传播的重要地点。从图1来看，96.97%的大学生表示主要依靠上课去了解及掌握中医药知识。中医药院校学生要提升知识水平及各种能力素养，课堂教学无疑是必不可少的也是相对易得的一种知识获取渠道，因此，如何通过课堂更有效地传递中医药知识，是现阶段中医教育工作者需要思考的问题。

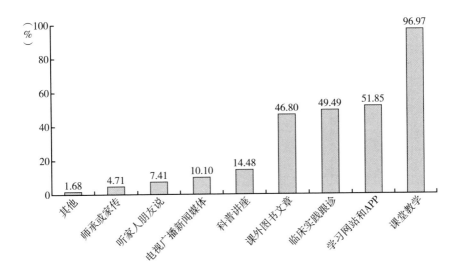

图1　大学生中医药相关知识获取来源

图书是能够较为完善地提供系统知识的信息载体，能够增长学生在课堂之外更广阔的见识。"活到老学到老"也应当是中医药学习及从业人员应当养成的良好习惯。从图1可以发现，通过阅读课外图书文章以汲取知识的学生只占到46.80%，不足半数，可见，有必要加大力度提倡阅读中医专业图书。

临床实践跟诊、师承和家传、科普讲座等途径占比均不太高或较低，反映出通过这些途径获取知识的机会太少，或者质量不高，无法满足更多中医类院校大学生的需求。由此得出，要有效提高中医文化素养，就必须提供更多临床实践机会、跟师机会、科普性强的经验交流机会，让学生在实践交流中体会到中医药学的魅力，从而增强中医文化自信。

自互联网及新媒体技术迅速发展以来，知识获取途径朝着多样性、便捷性、广泛性方向变化。学习网站和App、电视广播新闻媒体的使用度在获取中医药知识途径中占比相对较高，这与目前快节奏、网络化的生活方式相契合，也为我们更新知识获取来源提供了新启发。

2. 中医药相关知识获取的主动性

图2、图3数据反映出中医药院校大学生在学习中医文化知识方面的许

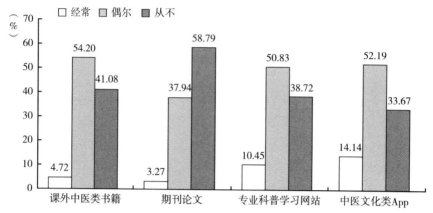

图2 大学生使用各类型中医文化资源的频率

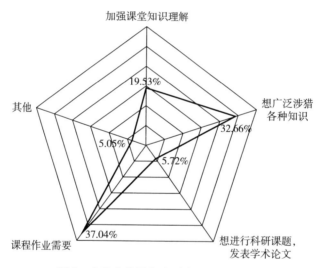

图3 大学生使用各类型资源的主要目的

多问题。一是尽管有多种渠道,但大学生获取中医药相关知识的主动性不高,经常阅读课外中医类书籍及期刊论文的比例仅占4.72%和3.27%。而从不阅读的大学生在各个途径都占据较大比例,期刊论文达到58.79%,这提示我们要重视院校大学生学习主动性的培养。二是专业科普学习网站、中医文化类App、中医药类微信公众号等线上资源的使用度明显高于书籍等纸质资源,由此启发我们可通过扩展学生喜闻乐见的线上电子资源以推动他们主动去探求学习。三是使用课外书籍、微信公众号等学习资源的目的大多与课程需要有关，具有极大功利性，而极少数是用于科研课题及学术论文，结合经常阅读期刊论文的大学生占比不高，可看出中医药院校本科大学生对科研创新的积极性及主动性不高，这也成为中医文化素养提高的阻碍因素。

（二）"三感"——认同感、信念感、兴趣感

1. 中医药类大学生中医文化认同感

文化认同感的高低不仅反映文化自身的魅力，更对文化的传承与发展起着重要作用。绝大多数中医药院校大学生对中医文化非常自信，喜欢中医药并认为加大范围传播中医文化很重要。一般说来，对文化认同才谈得上喜欢，喜欢才拥有自信，自信才能更大范围传播，值得肯定的是，绝大多数大学生对中医文化具有高度认同感。但仍有一小部分不自信甚至不喜欢中医文化，这可能同与中医文化接触不够或受到"中医黑"言论的影响有关，也成为之后很长一段时间我们需要解决与提升的重点。

中医文化素养自评是基于学生自身对中医文化的了解掌握及运用程度进行的自我评估。如图 4 所示，大部分学生中医文化素养自评停留在中等及良

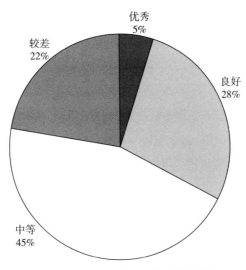

图 4 大学生中医文化素养自评

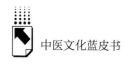

好水平，占比达到73%，甚至有22%的同学自评为较差，自评优秀占比仅有5%。总体评价不高，一方面原因可能在于受中庸之道传统思想的影响，中国学生对自我的评价普遍较为中肯甚至较低；另一方面原因可能在于本科阶段中医药基础理论艰涩难懂、临床实践机会较少等。

2. 中医药类大学生中医文化信念感

从事中医药工作不同于追求高薪及名利的其他工作，而是先发大慈恻隐之心、誓愿普救含灵之苦的崇高事业，因此信念感的高低也成为中医药事业从业者工作的驱动器。从图5可以看到，81%的学生认为医生应该具备大医精诚的品质，这体现出院校学生对医德的重视。而认为不一定及不必具备的分别占15%和4%，其中的原因可能具有个体差异性或者受到周围环境等诸多因素的影响，但都应该是我们下阶段值得探究的重点。

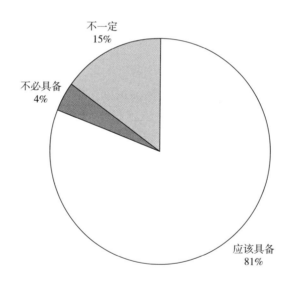

图5 大学生认为医生是否都应具有"大医精诚"的品质

3. 中医药类大学生中医文化兴趣感

兴趣是最好的老师，兴趣感往往是在认识到某一事物的特色及魅力之后，想要对其深入了解掌握而逐步建立的。

在抗击新冠肺炎疫情期间，《人民日报》等官媒曾发布用疗效证明中医实力的评论。根据图6可知，绝大多数受访者对中医药临床治病救人方面表现出了极大的兴趣，占比达到84.85%，这也从侧面反映出中医药在临床中确切的疗效。中医是在中国传统文化的浸润中逐步发展起来的、具有厚重历史文化及独特思维模式的传统医学。在本次调查中，分别有58.25%和57.24%的受访者对中医独特的思维模式和哲学态度及历史文化感兴趣。与此同时，本次调查也揭示了一些问题。首先是与时俱进、守正创新应是当今中医药传承发展的可行思路，将传统中医药的理论融入现代科学研究中不仅能扩大中医药适用范围，更能增强中医药在普通民众心目中的可信度，而调查显示对现代科学研究、理论创新感兴趣的学生比例仅有39.39%，背后原因可能是将中医药融入现代科学研究难度较大，学生们对现代科学研究畏难情绪高、积极性主动性不强。其次是对中西医对比探讨关注度不够高，感兴趣学生比例仅有31.65%。自现代医学逐步发展以来，中西医的对比探讨就从未停止，这些探讨不仅展示了医学界对中西医理论及实践的深入把握，更体现出中西医关于认识与治疗疾病的不同角度，而最终这些思维的碰撞将会推动中西医更好地融合创新，为提升医学技术助力，因此我们更应重视和鼓励此类探讨。最后是对中医药新闻热点分析以及中医药在国外发展和传播情况兴趣度最低。此类情况出现可能是由于中医药类新闻宣传方式过于严肃正式，不接地气，无法较好地吸引青年学生眼球，缺乏对中医药类新闻趣味点的挖掘等。

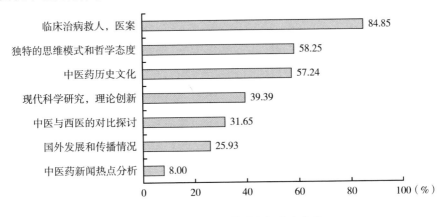

图6　大学生对中医药感兴趣内容占比

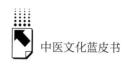
（三）中医内涵与思维掌握情况分析，专业知识的掌握能力评价

中医文化的三大核心包括：天人合一、和谐共生的核心观念；象思维、直觉思维、模糊思维的核心思维；道法自然、以平为期的核心准则。三大核心是中医文化素养的基础和根基，但绝大多数受访者表示不了解，且比例高达74.41%，这说明有极大一部分受访者的中医文化素养功底是不深的，体系是不完善、不牢靠的，这也体现在自我评价运用中医思维和其独特知识体系能力的结果上，中等和较差的比例之和已经过半。但是也应该注意到，有不少部分的人能良好运用，这说明大部分人已经能基本运用，但对于具体概念的掌握情况不好。

对于中医药专业知识的掌握，总体上呈现参差不齐的态势。虽然对于专业课程掌握只有3.70%的人自认为是优秀的，但若去掉"谦虚"等主观因素而言，中等掌握的49.16%应该是一个积极态势，较差和没学过占比不到两成。但是对比"课程中学习过的古代著作的学习情况"，会发现学生自评优秀、良好的数据分别从3.70%和27.27%降至3.37%和16.16%，而表示较差和没学过的比例分别从18.52%和1.35%升至23.91%和5.39%。这说明对于中医经典学习是一个难点，其原因可能是古籍文字晦涩难懂、理论复杂性高等，这说明对于中医文化素养的提升，中医经典学习是一个助力点（见图7）。

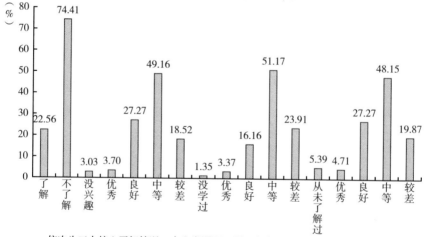

依次为三大核心了解情况，专业类课程、课程内古代著作、中医思维体系的掌握度

图7　学生自评专业知识掌握情况

方剂是中医临床用药的主要表现形式和重要手段，也是中医药学理、法、方、药的一个重要环节。从方剂学习情况来看，能够掌握并使用 51～100 首的学生占 22.22%，也是一个重要提示信息，《方剂学》教材中要求掌握的一类常用方剂在 100 首左右，有 20% 以上的人能基本达到要求，说明这部分同学基本达到该分项培养目标，是一个很好的现象。但也有隐忧，即只能掌握并使用 20 首以内的比例为 32.32%、只掌握并使用 21～50 首的学生比例为 39.06%，这两者的比例较高，可能有两方面的原因：第一是部分学生学习方剂的方法有问题，以应试为目的；第二是缺乏实践课程的教学模式弊端造成多数学生无法熟能生巧，缺乏反复练习的机会导致遗忘，提示教学模式应当优化，加强理论与实践的结合（见图8）。

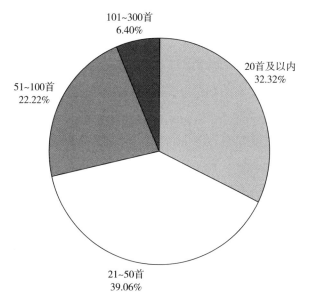

图8　学生掌握并使用方剂数量情况

调查发现，学生对于针灸腧穴的了解掌握情况比较好，大多数受访者均对常见腧穴定位、主治和临床作用有所了解。除商丘穴以外，了解其他腧穴的学生比例都超过了 50%。这一点说明受访者对较为形象的中医药针灸知识掌握情况较好，同时反映出对于针灸腧穴学习的兴趣与需求较大（见图9）。

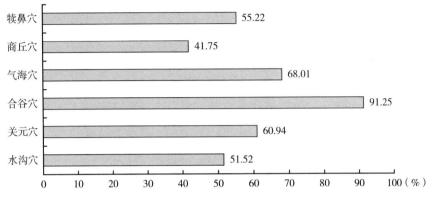

图9　学生至少知道一个作用的穴位占比

（四）中医药历史文化掌握度分析

（1）中国医学史的了解情况（起源，名家著作，发展历程等）：表示学过但几乎遗忘的学生占28.96%，零散了解占60.61%，知道较多占8.75%，从未了解占1.68%。

（2）除了课程需要学习的内容外，课外阅读古代文献著作情况：表示没有看过的学生占24.24%，有尝试看但没看懂于是放弃占39.06%，偶尔读读懂字面意思没有问题占33.00%，经常读且读懂字面意思没问题占3.70%。

（3）对选项中医家的认识并知道其代表作的情况：表示知道张仲景的学生占97.31%，孙思邈占88.89%，吴鞠通占67.00%，叶天士占75.42%，杨继洲占37.37%，王唯一占27.61%，葛洪占68.01%，金元四大家占67.68%，都不知道占2.36%。

（4）基于上述医家，对其理论及代表作的内容了解情况：表示不清楚只知道名字的学生占29.97%，基本了解内容和理论占67.00%，非常熟悉占0.67%，都不知道占2.36%。

以上数据反映出受访者大多数有了解中医药历史文化的主观意愿，但由于各类情况导致其了解程度不足，符合一般情况。首先对医学史零散了解者占了绝大多数，比例达到60.61%。关于对医家的掌握方面，结果显示 67.00% 的受访者能基本了解知名医家的理论和成就，这是一个难能可贵的好现象。说明大部分受访者对其有一定的兴趣与基础，具有普遍性，"宽度"基本够。但以上数据也反映出受访者对于中医药历史文化了解"深度"不足。究其原因可能有以下几点：①数据显示学过中国医学史但几乎完全遗忘的受访者占 28.96%，这说明应试性的学习仍然是一个比较突出的问题，这提示我们应当营造一种持续性的中医药历史文化的学习氛围，并应当在该部分知识的教学方面做出优化；②根据课外阅读古代文献著作情况来看，24.24% 的受访者没有看过，39.06% 的被调查者曾尝试看，但由于看不懂而放弃。这两者的比例相加已过半，提示中医药历史文化难以深入推广的一个重大原因可能是其经典著作、历史文献本身的问题，譬如文言文艰深晦涩、叙事表达不符合现代日常白话文等，因此我们需要在文献的"重制"方面下功夫，例如推出文白对照的科普文献版本，利用"漫画""动画"等现代人喜闻乐见的方式表达文献，从而促进人们对其接受程度的提升。

（五）提升素养的难度点

调查组在问卷末尾设置了一道关于自己进一步提升中医文化素养困难原因的多选题，数据结果如图 10 所示。认为中医理论本身深奥，从而限制自己进一步提升的学生比例高达 73.74%，这在意料之外也在情理之中。一方面，任意一门学科其实都是深奥的，学得越多，不明白之处也就越多，说明大部分大学生经过几年的学习，已经对中医学理论有基本全面的了解，才能够体会到中医学还有很多深奥之处尚未学习透彻。另一方面，中医学知识来源于生活实际，经验总结应该是容易被理解的。只是中医理论形成于古代，中医经典著作成书于古代，古人的知识中有一些直觉、领悟的思维成果，是经过多年用心领悟出来的①，而大部分中医院校大学生在大学学习之前，没有接触过中医思维，缺乏整体观念，反而对西医的科学观念耳濡目染，所以

---

① 毛嘉陵：《中医文化入学教育》，中国中医药出版社，2011，第 10~11 页。

进入大学要花很长时间慢慢转换观念。同时，在高校大众化教育的背景下，跟师机会不多，实践机会不多，学术交流机会不多，学生不能通过反复临床运用来巩固提升，古籍、科研论文研读困难，找不到合适的资源等原因，又进一步阻碍学生对中医药理论、文化的深入了解，这种阻碍又会逐渐降低学生去探索未知的主动性，这也在一定程度上印证了学生阅读量少的原因。此外，传播力度不够，一方面是中小学中医药科普教育力度不够，导致学生在大学前阶段没有足够的中医文化熏陶；另一方面是进入大学后更专业的中医文化传播，以课堂教育为主体，实践教育还不够，科普网站、软件、微信公众号等互联网产品虽然很多，但本身传播力度不足，另外内容缺乏吸引力、感染力差也可能是原因之一。

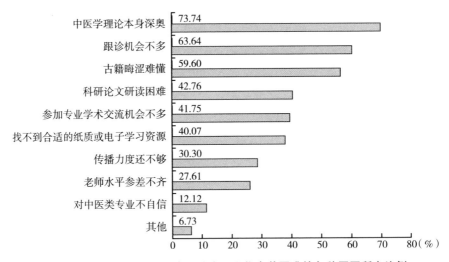

图10 学生自评导致进一步提升中医文化素养困难的各种原因所占比例

以上调查结果提示，要提高大学生中医文化素养，应从学生本人和外部环境两方面入手。学生自己要有意识克服困难，善于找资源，提升自己；在外部环境层面，即中医院校和其他中医类机构，要起到强有力的辅助作用：加强传播力度和水平，创造具有一定权威性同时便捷易懂的知识获取平台，注重入学时大学生中医观念的转变教育，强化信念感，提高医古文学习，提高阅读能力，重视跟诊制度，提高教育水平。

三 关于提高中医院校大学生中医文化素养的建议

（一）个人层面

1. 树立文化自信

近年来，国家层面高度重视中医药发展，中医药事业发展迎来了大好机遇，但弱化中医思维、西化中医评价、淡化中医特色等问题普遍存在，这些都是中医文化自信不强的表现，对中医药院校学生存在潜移默化的不良导向，阻碍其中医文化素养的提升。中医文化自信是一种基础、广泛、深厚的自信，能够为中医药事业发展提供坚实基础、强大动力和强劲支撑，因此必须加强个人中医文化自信。

首先，中医文化自信源自中华优秀传统文化，"道法自然""大医精诚"等中医文化素养与优秀传统文化一脉相承，要提升中医文化自信，就要加强对中华优秀传统文化的学习，领悟其思想高度、实际意义，在传统文化中寻找归属感，从而对中华优秀传统文化树立文化自觉和文化自信，并由此渗透延伸到对中医文化的自觉自信，相互联动、相得益彰。

其次，个人要加强对中医药成就的了解学习。中医药的"硬实力"来源于其实际疗效与现实成就。一是从历史上看，在中华民族5000余年漫长的发展史上，天灾、战乱、瘟疫数不胜数，但中华民族能一次次转危为安，种族延续并且不断发展壮大，其中本土医学即中医药功不可没。二是从现代来看，屠呦呦从中医药宝库中得到灵感与启发，结合现代科技提取出青蒿素，找到了疟疾治疗新方法，并因此获得了2015年诺贝尔生理学或医学奖，实现了中国本土自然科学领域诺贝尔奖零的突破，极大地振奋了中医药人，提升了科学自信与文化自信。2020年新冠肺炎疫情暴发以来，中医药的参与也大大提升了新冠肺炎救治的有效性，这些成就都是中医药实力的体现，加强学习有利于个人提升中医文化自信。

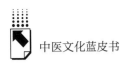

2. 坚定理想信念

健康所系、性命相托是每位从医者从踏入医学院校就应坚守的底线，这也决定了医生这份职业的特殊性。当医学生坚定树立成为一名医生的理想之时，就应具有"行医一世，鞠躬一生，不求闻达，但求利人"的信念，就应拥有"先发大慈恻隐之心，誓愿普救含灵之苦"的操守。因此，坚定从医的理想信念，是提高自身中医文化素养的必由之路。

3. 补齐短板，合理规划

调研所示，大学生对自己的不足是有所认知的，在明确了理想信念的基础上，应想方设法针对不足，合理规划学习时间和人生计划，补齐短板。正如习近平总书记所言，"青春是用来奋斗的"。奋斗的青春不怕艰难险阻，有困难先反思自己，从内部改善自己才是根本。对于广大中医学子，更应该珍惜青春，不负韶华，培养中医思维，打牢中医基础，补齐学习短板，提升中医综合运用能力。

4. 善于借助外部力量

一个人的力量终究是薄弱的。"三人行，必有我师焉。"同学和老师都是提高自己的帮手，互联网有助于从不同维度扩展自己的眼界，学校的各种学科文化活动同样有助于在探索和实践中去巩固已学知识。可有意识地寻找适合自己的外部力量，并充分利用，以查漏补缺、巩固深化。

（二）外部环境层面

1. 优化师资课程

（1）重视师承，优化教育教学方式。目前中医院校教师文化水平是值得肯定的，师资力量的优化主要在教学水平和方式上。可以采用浸润式教育、互动式教育，让沉闷的课堂活跃起来，充分调动学生的主动思考能力。其中"浸润式"教学模式是继承自然主义、建构主义、人本主义等教育观，而形成的一种以情感为主线、以学生活动为依托、以艺术性的语言和灵活巧妙的情境创设为途径，适合学生身心发展的教学模式。相对"灌输式教育"而言，它层层渗透的机制，使得原本枯燥的内容更易被学生理解和接受。此外，重视师承和跟诊，师承是中医类学科教育的特色手段，其提高学生中医思维、临床运用水平的成效在数千年的中医传承中有目共睹。大部分中医院校会要求学生每学期见习一定时长，但是由于学生本身资源有限，寒暑假自由性很高，部分学生见习往往是在医院或者诊所走走过场，与陌生的医院和医生建立长期的联系比较困难，很难达到通过实践运用来检测和巩固自我的效果。另外，生师比太高更是不可抗的因素，一个老师也没有精力手把手带几十个学生。所以创造性开发现有资源，在高校之外寻找或创建合理的师承模式教育，是提升中医院校大学生文化素养的有效途径。

（2）合理规划教学计划。以某中医药大学为例，总体而言，对于中医类专业学生教育，学校坚持采用"先中后西"的模式，在逐渐建立中医思维的基础上再去学习西医学科，以防本末倒置。另外，针对大一学生，开设中医文化入学教育、中医思想政治指导等类似课程，并在专业课中加强课程思政建设，重视持续性地提升中医文化信念感，促进学生信中医、爱中医，进而有中医信仰和追求。具体到课程时长，因为既要学中医课程，又要学西医课程，课程不可避免过多，导致许多专业性课程必须在一学期之内学完，特别是"中医基础理论"等基础课程，在学生大一上学期，思维转变还有困难时就完成教学任务，对于学生短时间的掌握能力是一个很大考验。建议优化课程时长，将基础性课程和本专业课程，分成两学期学习，或者将基础课程穿插在专业课程之中。

2.加强校园文化建设，营造浓厚氛围

载体建设是学校中医文化建设的基础和关键。《国家中医药管理局关于印发中医药文化建设"十三五"规划的通知》指出，要建设富有原创中医药特色的校园文化，逐步构建中医药文化推广体系，开展群众喜闻乐见、内容丰富、形式多样的中医药文化科普宣传活动。学校可依托基础设施、学生活动等作为提升中医文化素养的重要载体，以"党建＋团建"等重要形式，提高学生整体思维认知深度，达到"浸润式"教育的目的。中医药院校应当加强对基础设施的"中医药化"打造，包括建设"中医文化长廊"，教学楼、食堂、学生宿舍等学生接触频率较高处的标语设置等，打造强大的环境力量，发挥文化潜移默化的

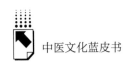
影响作用。同时加大力度开展相关校园文化活动，包括中医药学科竞赛、学生研讨辩论活动、专家讲座等学术活动，以及主题文艺晚会、文化节，主题绘画、微视频、歌曲创作，太极、传统功法比赛等文体活动。

3. 借力"互联网＋中医药"传播

互联网作为人类文明进步的重要成果，正遍及世界的每一个角落，尤其是大学生人群很难不受到互联网里海量信息的影响和冲击。

（1）构建更便捷的知识获取平台

基于本次调查可知电子资源的使用度明显高于纸质资源，其中的原因包括电子资源能够在各大移动手机端或电脑端随时随地查看，满足了当今社会对大量资源随处可查看的需求，也弥补了纸质资源携带不便、内容查找不便等缺陷。要想高效地传播中医文化，有必要实现中医传统书籍的电子化，并在电子书中增加注释功能①，在阅读古籍的同时可查看译文及名家分析，以加强大学生对中医药相关知识的理解。利用互联网这一巨大平台，将丰富的中医药知识按历史文化、名家医案、基础理论、现代研究等方面分门别类地汇聚到诸如微信公众号、App、网站等线上平台。

微信公众号、知乎等公众平台。在院校大学生日常最容易使用和接触的微信公众号里发布趣味性的中医药科普小知识（如养生保健、美容养颜等），在知乎、微博等平台发起关于中医药知识的热点话题讨论，利用亲切活泼及流行的语言吸引院校大学生前来讨论，让中医药院校大学生在讨论思考中提高自身中医文化素养。

中医药类学习App。移动互联网出现后，人们更倾向于在手机上浏览和处理信息，手机App就显得尤为重要。开发此种中医药类学习平台，为院校大学生随时随地阅读电子版古籍、自我检测中医药知识掌握程度等提供了可能。甚至通过富含中医文化的游戏，将中医药小知识具体化为游戏中的某些元素，这无疑会让大学生在游戏中感受到中医文化的魅力。

---

① 余浏洁、朱珠：《互联网时代中医文化传播新思路》，《现代商贸业》2016 年第 11 期，第 51～53 页。

中医药类检索网站。随着院校大学生科研意识逐步提升，对专业性的文献、古籍及某方面最新研究进展的需求逐渐增大，创建一个具有浓烈中医药气息的检索网站不仅能提高查阅信息的针对性与效率，更能让人在查阅检索过程中感受到传统医学与现代技术碰撞的火花。

（2）使用更年轻化、大众化的传播方式

根据本次调查可知，相当一部分中医药院校大学生由于中医古籍阅读困难、中医药理论枯燥深奥难懂而逐渐失去学习信心与兴趣。我们可着眼于目前年轻群体喜闻乐见的表情包、漫画、小视频等形式，将中医古籍以漫画形式出版或发行在各大平台，制作与中医药知识相关的表情包，拍摄中医药从业人员的工作日常或科普中医药小知识等，最大限度地将中医药推送到年轻大学生视线可及的范围内，潜移默化地提升中医院校大学生中医文化素养（见图11）。

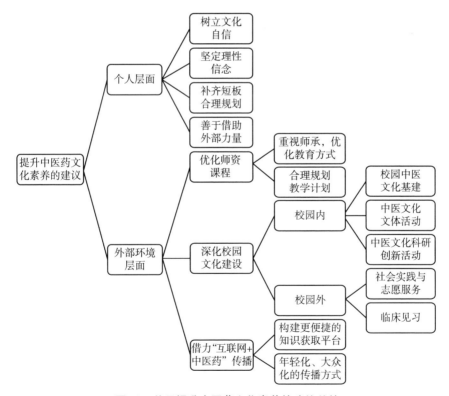

图11　关于提升中医药文化素养的建议总结

文化传播篇

Cultural Communication

B.8

中医药海外媒体传播态势与策略研究

姜洁冰　周培源*

摘　要： 中医药是我国优秀传统文化的瑰宝，也是我国对外传播的重要载体。长期以来，中医药国际传播聚焦于现状分析和对策供给，对海外传播的实证研究相对不足。通过对谷歌趋势和Factiva数据库的分析，中医药海外传播态势较为稳定，新冠肺炎疫情期间中医药受到极大关注。针对中医药海外传播的现状和问题，后续应更加体现国家战略、注重议题设置、整合渠道平台、做好受众细分，进而提升中医药传播效果，推动优秀文化交流，提升我国国家形象。

关键词： 中医药　海外传播　大数据舆情

* 姜洁冰，人民网舆情数据中心特约研究员，研究方向：新媒体、网络舆论；周培源，传播学博士，中国三峡集团博士后科研工作站博士后，研究方向：大数据舆情、国际传播。

中医药是中华优秀传统文化的瑰宝和打开中华文明宝库的钥匙。党的十八大以来，以习近平同志为核心的党中央坚持中西医并重，把中医药摆在了国家发展战略层面的重要位置，中医药事业发展驶上快车道。在提高民众健康意识、培育健康养生习惯、提升全民健康水平中，中医药发挥了独特优势。尤其在 2020 年新冠肺炎疫情期间，中医诊疗方案在疫情防治中的作用得到认可，随着大量患者经中西医结合治疗痊愈出院，中医药事业的积极效应再次得到社会广泛肯定。

伴随着"一带一路"倡议、人类命运共同体在世界范围内的深度认同，中国文化"走出去""中医热"也在全球升温，中医药已经成为我国对外传播的重要载体。2015 年，习近平同志在致中国中医科学院成立 60 周年贺信中明确表示，要"充分发挥中医药的独特优势，推进中医药现代化，推动中医药走向世界"。① 2016 年 12 月我国颁布并实施《中医药"一带一路"发展规划（2016～2020 年）》（以下简称《规划》），目前中医药已传播到全球 183 个国家和地区，《规划》也提出到 2020 年我国将与"一带一路"沿线国家合作建设 30 个中医药海外中心，颁布 20 项中医药国际标准，注册 100 种中药产品，建设 50 家中医药对外交流合作示范基地。②

中医药作为我国优秀传统文化的重要组成部分，在推动中国文化"走出去"、提升中国国家形象、塑造良好国家间关系等方面发挥出越来越重要的作用。中医药事业兼具实在性与建构性，作为一种产业的中医药，在大健康领域中扮演了重要基础角色；作为一种文化的中医药，在人文交流、民心相通领域发挥了不可替代的功能。后疫情时代，世界格局也在深刻变化，中国正面临百年未有之大变局。本文将基于海外媒体报道的文本数据，试图全景式扫描英文世界的媒体传播态势，分析中医药海外传播的现状及问题，提出针对性的对策建议。

---

① 习近平：《习近平致中国中医科学院成立 60 周年贺信》，《人民日报》2015 年 12 月 23 日，第 1 版。

② 《中医药已传播到 183 个国家和地区》，央视网，http://news.cctv.com/2019/10/20/ARTIkJGfQGWFO6XQ35dMbgpc191020.shtml，最后检索时间：2020 年 6 月 5 日。

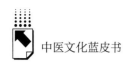

一 文献回顾

为把握当前中医药海外传播的研究状况，本文作者通过 CNKI 数据库检索了与中医药"走出去"、中医药海外传播、对外传播、国际传播等主题相关的研究成果，共得到 575 篇文献，去除重复、不相关及无效文献后共有样本 496 篇。

（一）文献总体情况及分布

本次研究的文献样本自 1990 年起，图 1 列举了 2000 年以来中医药国际传播研究成果的数量走势，共计 464 篇。2018 年达到顶峰 82 篇。文献来源共有 217 家，总计 865 位作者，这些作者分布于 479 家组织机构，表明关注中医药国际传播议题的作者、机构相对多元，成果见诸多种刊物平台。中医药国际传播高产作者及作者单位情况如表 1、图 2 所示。

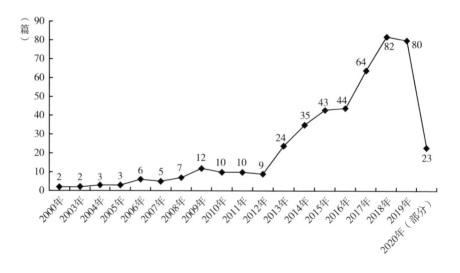

图1 中医药国际传播研究成果数量年度分布

资料来源：CNKI，作者制图，下同。

表1　中医药国际传播高产作者（TOP20）

编号	作者	发文量	编号	作者	发文量
1	张　丽	10	11	李振吉	5
2	张宗明	10	12	毛和荣	5
3	张　焱	9	13	王　彬	5
4	徐永红	8	14	王银泉	5
5	何清湖	7	15	董　宁	5
6	曲倩倩	7	16	谢粤湘	5
7	严暄暄	6	17	赵海滨	5
8	李和伟	6	18	邵英俊	5
9	丁　颖	5	19	钱敏娟	5
10	张洪雷	5	20	陈姗姗	5

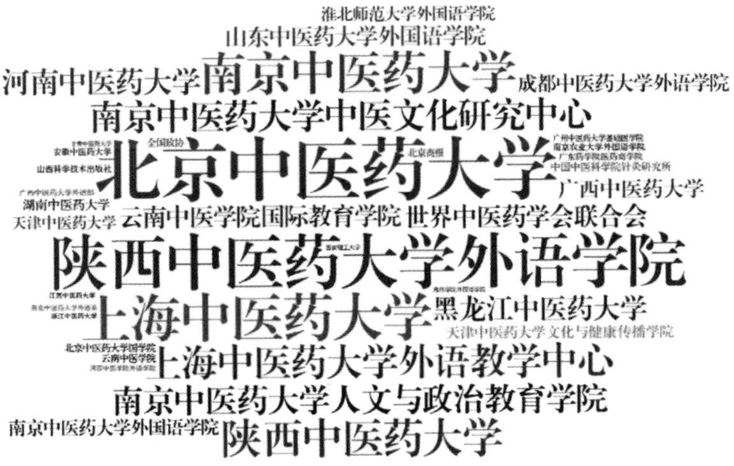

图2　中医药国际传播研究成果作者单位词云图

（二）研究重点和主题聚类

为进一步把握已有成果的研究重点，本文通过关键词摘要分析、主题聚类等方法，对前期成果进行主题概述。已有研究的高频关键词如图3、表2所示。

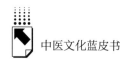

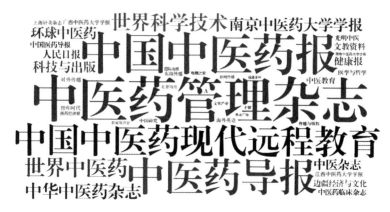

图 3　中医药国际传播研究成果发表刊物词云图

表 2　中医药国际传播研究高频关键词

序号	关键词	词频	序号	关键词	词频
1	中医药文化	88	12	文化传播	16
2	"一带一路"	72	13	翻译	15
3	国际传播	63	14	跨文化传播	15
4	中医药	52	15	中医药学	14
5	对外传播	49	16	世界中医药学会联合会	12
6	中医文化	39	17	中国医药学	12
7	中医	34	18	孔子学院	12
8	"走出去"	32	19	中医药产业	10
9	传播	23	20	中医药服务贸易	10
10	海外传播	23	21	国家中医药管理局	10
11	策略	21	22	英译	9

　　从高频关键词的情况看，中医药国际传播的研究重点关注"作为文化的"和"作为产业的"两种中医药形态的国际传播，并且中医药文化相对更占主流。本文将社会网络分析方法应用到中医药国际传播研究成果的共词分析中，以探讨该研究领域的研究结构，发现其核心和边界，高频关键词共现网络知识图谱见图 4。

　　图 4 更加形象直观地显示出关键词之间的关系并建构出相对集中的热点议题。本文依托 Ward. D2 聚类算法，设置聚类主题数量为 5，则有聚类结果如表 3 所示。

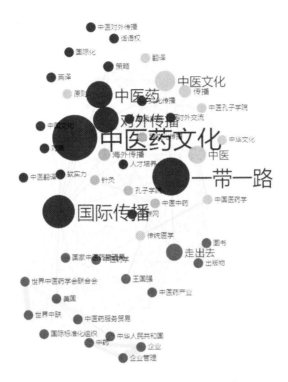

图4 高频关键词共现网络知识图谱

表3 相关研究主题聚类结果

编号	主题	相关高频词
1	中医药产业文化出版物和人才培养	中医药、中医药产业、中医药文化、出版物、中医药院校、人才培养等
2	中医药典籍翻译	中医翻译、"一带一路"、中药、英译等
3	中医药海外传播的渠道、对策	海外传播、对外传播、跨文化传播、国家中医药管理局、美国、中华文化、对策等
4	中医药企业海外传播话语权和软实力	中医药、企业、话语权、软实力、策略等
5	依托孔子学院的中医药国际交流	孔子学院、中医孔子学院、国际化、"走出去"、国际传播、互联网等

通过主题聚类，不难发现，相关研究多是放置在我国大力推动国际传播和"一带一路"倡议大背景下展开的，文化传播是核心议题。从研究对象看，中医药大体被划分为两类——作为文化的中医药和作为产业的中医药；

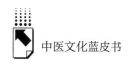

从研究的具体问题看，已有研究大体形成了典籍翻译、人才培养、产业布局、话语传播等兼具实在性和建构性的领域方向；从研究的价值取向看，大部分研究还是秉持实用和功能主义的价值取向，重点在于现状分析、问题归纳和对策建议上。

通过上述分析，我们对中医药国际传播研究的现状有了基本把握。相关研究形成了较为丰富的前期成果，对进一步做好中医药国际传播的现状、挑战、问题进行了较为丰富的论述。在此基础上，我们还可以进一步拓展对该议题的研究。一是可以突破主客二分的传播思路，破除单向度的传播理念，从受众的使用满足角度，采用大数据方法对海外传播现状进行实证研究；二是应该打破静态的问题－对策研究传统，引入"态势感知"的路径，即覆盖感知、理解和预测三个维度，继而提出科学的、有针对性的对策建议。因此，接下来本文将首先通过数据库对党的十八大以来海外英文媒体提及中医药的报道文本进行实证分析，以态势感知的思路，既把握海外传播的现状又预测未来传播的趋势，从而对进一步优化配置我国中医药海外传播资源、实现更好传播效果，对进一步提升中国文化的海外传播力、提高中国国家形象提出针对性建议。

二 中医药海外传播态势分析

（一）谷歌趋势下的中医药传播概况

谷歌趋势（GoogleTrends）是谷歌公司开发的一项数据应用，通过谷歌搜索数据来感知世界范围内对特定对象和议题的态势。图5体现了自2013年9月"一带一路"倡议提出以来，全世界谷歌搜索的数据走势，不难发现，中医药的谷歌趋势相对平稳，在屠呦呦获得诺贝尔奖等重要事件前后，趋势搜索量未见显著波动。不过新冠肺炎疫情期间，中医药的搜索热度相对呈现走高态势。与之相对照，"一带一路"倡议刚提出以来，热度尚不及中医药，趋势改变的时间节点在首届"一带一路"国际合作高峰论坛，尔后

"一带一路"倡议热度反超中医药，并在 2019 年第二届"一带一路国际合作高峰论坛"期间达到最高点。

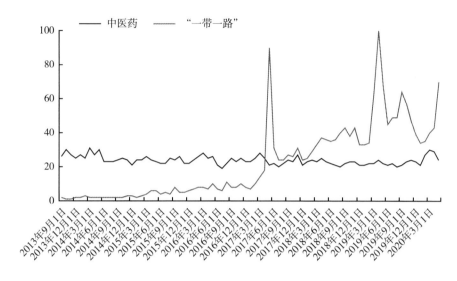

图5 中医药和"一带一路"谷歌趋势

资料来源：谷歌趋势，作者制图。

从具体关注国家、地区的数据看，近几年世界范围内关注中医药话题的国家及地区主要有（按谷歌趋势的区域搜索热度排序）：新加坡、中国香港、马来西亚、加拿大、澳大利亚、新西兰、加纳、菲律宾、美国、尼日利亚、爱尔兰、巴基斯坦、中国台湾、南非、韩国、英国、阿拉伯联合酋长国、泰国和荷兰。

（二）海外新闻媒体传播现状

本文通过 Factiva 数据库，对中国大陆以外的英文媒体刊物和在线新闻提及中医药的报道进行检索，并开展分析。之所以选择 Factiva 数据库，在于该数据库收录了全球近 200 个国家和地区以 28 种语言发布的 36000 多种信息资源，资源类型包括全球性报纸、期刊、新闻通讯等主流出版物。数据库更新速度快，时效性高，平均每日更新不少于 50 万条新闻资讯，每月增加

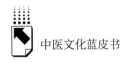

100 个新闻来源。本次研究的数据周期为 2012 年 7 月 1 日至 2020 年 5 月 31 日，包含出版刊物和网页新闻，返回的新闻报道数据总数为 34167 篇。

1. 数量走势

从提及新闻的年度走势看，2013 年以来保持了较为稳定的数量，其中 2015 年屠呦呦获得诺贝尔奖事件亦未引发显著的数据偏离，2019 年的数据突增原因在于中医药相关研究成果的公开报道。2020 年前 5 个月的数据总量已经超过往年平均总量，主要在于中医药在防治新冠肺炎疫情中发挥功能引发关注（见图 6）。

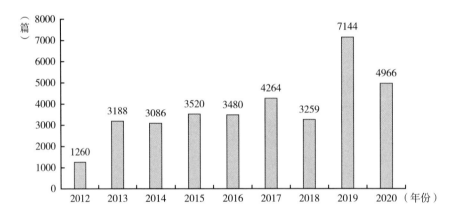

图 6　Factiva 数据库提及中医药新闻数量情况

资料来源：Factiva 数据库，作者制图，下同。

2. 来源分析

图 7 呈现 Factiva 数据库中报道的重要来源，其中最大源头是 News Rx-Medical Newsletters，共有超过 1.3 万条记录，为专业医学类期刊的公开报道和学术性论文。该来源包括 *Life Science Weekly* 等期刊，表明大量的报道集中在专业研究者的小范围圈层，海外传播的普通民众触达率有待进一步实证。在大众报刊和通讯社的数据中，《华尔街日报》《巴伦周刊》等、海外各版本的《中国日报》、新加坡《海峡时报》、美通社、路透社、《纽约时报》等均为重要报道来源。

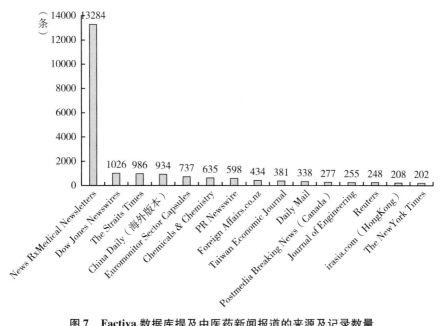

图 7　Factiva 数据库提及中医药新闻报道的来源及记录数量

3. 涉及行业

图 8 表明，提及新闻报道的主要行业领域还是聚焦于传统中药和中药药

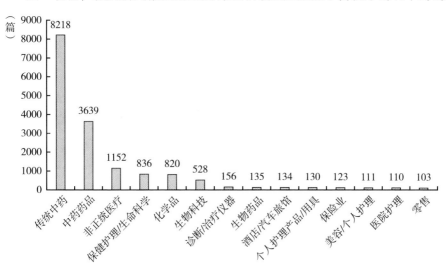

图 8　提及中医药新闻报道涉及主要行业

125

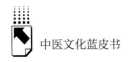

品，报道数量合计 11857 篇，占据本次分析总量的约 1/3，侧面折射出中医药海外传播的载体形象和产业化有待进一步多元，应拓展渠道并增加对相对弱势行业领域的支持。

（三）大众媒体的新闻报道情况

本部分剔除了专业医学期刊等来源，聚焦面向普通民众的大众媒体报刊，挖掘自 2015 年以来海外主要英文新闻报道的情况并展开分析。2015 年以来，面向普通受众的大众媒体提及中医药的新闻报道 8328 篇，发文量超10 篇的媒体平台有 87 家。具体数据分布情况见图 9。

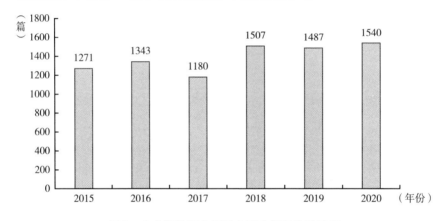

图 9　大众媒体平台提及中医药新闻数量情况

从数量上看，2015 年以来的新闻报道数量较为稳定，其中 2020 年为前5 个月数据，数据量的异常还是因为新冠肺炎疫情的影响。大众媒体的数据走势与前文类似，更加凸显在中国中医药发生重要事件、节点时，海外英文媒体并未像国内媒体般给予足够的重视和报道，侧面体现了我国中医药国际传播的议题设置能力和话语权相对弱势（见图 10）。

从报道来源上看，国际英文主流媒体对中医药给予了重要关注，其中不乏我国国际传播媒体的境外版本，表明我们中医药海外传播的主动性很强。美国、英国、法国、新加坡等其他发达国家媒体平台关注度高、报道量大，头部效应明显。

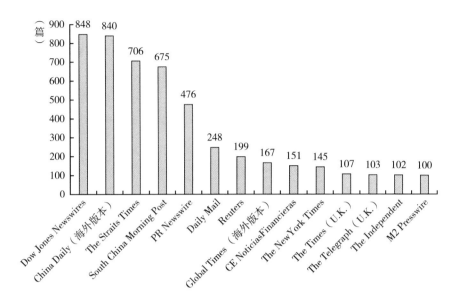

图 10 大众媒体平台新闻报道的主要来源

在新闻报道涉及行业上，差异不大。整体报道关注的热点议题主要集中于新冠肺炎疫情防治、中医药保健功能、中医药产业价格、野生动物贸易和保护、中医药争议等。不同国家、地区媒体平台的关注重点则又有不同，根据 Factiva 数据库的重点关键词算法，主要平台关注的热点议题如表 4 所示。

表 4 不同媒体平台的主要新闻议题

媒体平台	主要议题
道琼斯通讯社	野生动物贸易和保护、中国中医药的全球合作、中医药对新冠肺炎的诊疗、中国相关企业的产业业务情况等
《中国日报》境外版本	新冠肺炎疫情的全球防治、中医药价格指数、中国国家战略支持中医药发展、屠呦呦获诺奖、中医药文化教育等
《南华早报》	中医药诊疗新冠肺炎的效果、野生动物贸易和保护、屠呦呦获诺奖、民间/乡村医生的情况等
新加坡《海峡时报》	中医药与新冠肺炎疫情、中医药诊疗手段（中医按摩、针灸治疗等）、野生动物贸易和保护、中医养生等
美通社	中医药药材种植、野生动物贸易和保护、中医药与新冠肺炎疫情、中国中医药市场、中国大健康企业相关报告等

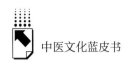

三 进一步优化中医药海外传播效果的对策建议

前文通过谷歌趋势、Factiva 数据库等数据，从受众接收端对当前中医药海外传播的基本态势进行了实证研究，通过比较分析，我们发现在数据走势、国别分布、海外议题设置等维度存在优化空间。结合已有研究成果，本部分将对进一步提高中医药海外传播效果提供策略建议。

一是中医药海外传播还需进一步服从服务国家战略，顺应"一带一路"倡议趋势，加强同孔子学院等已有的人文交流、民心相通项目合作，整合传播资源，实现帕累托最优。谷歌趋势显示"一带一路"倡议在全球性媒介事件期间实现了热度飙升，中医药应当在相关活动、议题中设置话题，展示形象，成为倡议组合部分、文化构成要素，强强合作，协同出海。比如进一步同孔子学院合作，在课程安排、落地活动中增加中医药相关知识、内容；在领导人出访、高级别活动中，融入中医药元素，更好地阐释中国文化精髓等。

二是中医药海外传播需要主动传播、主动引导，也要学会"借船出海""借口说话"。当前我国国际传播方兴未艾，国家层面高度重视国际传播提质增效，中医药海外传播也迎来新的机遇。我国国际传播的媒体旗舰品牌为中医药的形象塑造、品牌提升开展了大量工作，同时，我们也应该借助海外已有平台、权威主流媒体，讲好中医药故事。譬如社会化媒体时代，平台媒体效应凸显，提前布局 Twitter、Facebook、YouTube、Instagram 等社交平台，增强与海外普通受众的联系是未来海外传播的重要基础条件。面对部分国家、地区的误解，在中草药种植、野生动物保护等话题上，我们还应主动解释、多渠道宣传，澄清谬误、传播事实。

三是中医药海外传播还应顺应国际受众的信息消费习惯，遵循新闻传播的客观规律，在重要事件、关键节点做好议程设置，不断提高传播话语权、增强软实力。国际传播同国内传播有关联更有区别，中医药文化是中国优秀文化的组成部分，跨文化传播实践中既要形成有中国特色的话语，又要能被国际受众理解接受；在编码和解码的过程中，还需进一步探索客观规律。在前文数据分析过程中，不难发现"屠呦呦获诺奖"这一重要媒介事件的国内传播和国际传播热度差异显著，提醒我们要做好议题设置，不断打磨提升海外传播的水平。

四是关注不同平台渠道特征，整合传播渠道，配置合适的传播内容资源，有的放矢，既做好专业内容生产，也做好受众细分，实现国际传播的精准化。比如前文数据分析显示，海外媒体传播文本中近 1/3 为专业医学期刊，对普通民众吸引力、影响力较小。不同国家地区、不同风格的大众媒体，对中医药的报道主题各异，情感偏好复杂。因而国际传播应该实现"一国一策"的精准化转向，根据渠道特点、受众特色，提供有针对性的信息和新闻产品，从受众使用满足的角度，降低其信息获取的难度，提高信息获取效率，则更容易产生积极效果。

中医药国际传播是一个交叉的研究领域，直接涉及中医药学和传播学，对研究对象的纵深剖析和视角的偏向选择不同还会涉及其他众多相关学科和领域。中医药学本身就是一个高度复杂的研究对象，既是一种文化也是诊疗手段；既表现为一种实在论指导的中医药行业，也可以是一种建构论视域下的中医药文化教育。无论是研究还是实践，都在复杂对象的解读中不断探索研究的边界和极限。中医药海外传播面临的核心问题还是传播行为的发生语境。国内对中医药的情绪分化和态度争鸣早已有之，当中医药走出国门，同样面临多元文化背景下的人文交流和跨文化传播的砥砺融合问题。

2003 年 7 月 2 日，时任国家中医药管理局局长佘靖在全国中医药防治 SARS 学术研讨会上指出，中医药防治 SARS 疫情，提高了防治 SARS 的临床疗效，缩短了 SARS 病程，降低了 SARS 临床病死率。同样，中医药在本次新冠肺炎疫情中也发挥了重要作用。习近平总书记指出，中西医结合、中西药并用，是这次疫情防控的一大特点，也是中医药传承精华、守正创新的生动实践。[1]

---

[1] 《构建起强大的公共卫生体系　为维护人民健康提供有力保障》，《人民日报》2020 年 6 月 3 日，第 1 版。

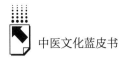

    2017 年慕尼黑安全会议主题为"后真相、后西方、后秩序?",从更广阔的视角看,世界形势、国际格局都在不断的变动之中。加之本次新冠肺炎疫情的叠加影响,后疫情时代世界的走向存在巨大不确定性。习近平总书记明确指出,当前中国处于近代以来最好的发展时期,世界处于百年未有之大变局,两者同步交织、相互激荡。今天的中国,前所未有地靠近世界舞台中心,中国不可避免地更加融入世界,中华民族也更加热情地拥抱整个世界。文化的融合、文明的对话,中国已做好了准备,中医药作为我们优秀文化的代表、文明的构成要件,也将同中国一道与世界交流对话,为讲好中国故事、传播好中国声音、构建人类命运共同体,提供中国思路、中国方案。

    最后,本次研究只是在大量数据的态势层面进行总体分析,尚未就新闻报道本身进行内容分析、文本分析,因而后续研究可以进一步选择重点国家地区和重要媒体平台的文本开展更细致的研究,综合采用框架分析、话语研究等理论方法,为做好中医药国际传播事业贡献智识。

B.9
天津中医药文化大众传播探索
与策略研究（2016～2020）

毛国强　孔令彬　白迪迪　屠金莉　段　煜*

摘　要： 近年来，天津市的中医药文化大众传播在取得一定成果的同时还存在着一些不足，包括主流媒体的重视程度有待提高、理论研究不够深入、平台建设仍显单薄、各方力量未形成有效的合作等。针对这些问题，建议继续深化政治认识、拓宽传播手段、创新传播形式、丰富传播内容，院校加强对专业人才的教育培养，有关政府部门应设立专门管理机构和专项基金，努力树立中医药文化大众传播的"天津品牌"，建立起中医药文化的核心价值体系。

关键词： 天津中医药　中医药文化　大众传播

一　天津市中医药文化大众传播总体成果

近年来，习近平总书记在多个会议和场合强调中医药的重要性，为中医

* 毛国强，天津中医药大学文化与健康传播学院院长、津市中医药文化研究与传播中心主任，教授，研究方向：健康传播、中医药文化传播、大众文化传播；孔令彬，天津中医药大学文化与健康传播学院传播学教研室主任，主任记者，研究方向：大众媒体传播理论与实践；白迪迪，天津中医药大学文化与健康传播学院文化传播教研室主任，副教授，研究方向：对外汉语教学、跨文化交际研究、中医药文化传播；屠金莉，天津中医药大学中医药文化研究与传播中心兼职研究员，副教授，研究方向：中医翻译、国际传播；段煜，天津中医药大学中医药文化研究与传播中心讲师，研究方向：文化传播，编辑出版学。

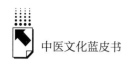

药的发展指明了方向。文化在中医药发展过程中具有先导作用，中医药文化的传承、传播和发展，需要搭建广阔的平台、建立长效机制。天津市立足中医药文化传播，各方协力以提升公众中医药文化素养为目标，以形式多样、内容丰富的活动为依托，建立线上线下立体传播平台和长效传播机制，取得实效，交上了一份中医药文化大众传播的"天津答卷"。

（一）提高站位统一思想，建设文化传播"新主体"

中医药文化以其独特魅力影响着人类医学发展方向，更是提升软实力的重要载体。近年来，天津市卫生健康委员会、天津市中医药管理局、天津中医药大学、天津中医药学会文化分会等涉及中医药的相关部门、高校、学会不断提高政治站位，增强传播中医药文化的思想自觉和行动自觉，把传播中医药文化作为提升文化自信的有力抓手。

为推动中医药文化传播向广度和深度不断拓展，在天津市卫生健康委员会的支持和指导下，天津市中医药文化建设和科普宣传的新阵地逐渐建立。2017 年 9 月 24 日，在"中国中医中药行"天津站启动仪式上，天津中医药大学中医药文化研究与传播中心（以下简称"传播中心"）正式成立，天津市卫生和计划生育委员会主任王建国和中国工程院院士、天津中医药大学校长张伯礼教授亲自为传播中心揭牌。该传播中心是天津市第一家中医药文化研究与传播中心，以传承、弘扬中华优秀传统文化和中医药文化为己任，研究、探索中医药文化与大众健康科普活动高效结合的传播机制，搭建起中医药文化研究、学术交流、信息传播的平台。传播中心设立于天津中医药大学文化与健康传播学院，依托学院传播学、语言学等人文学科优势，集合天津中医药大学中医学院、针灸推拿学院、中药学院、中西医结合学院等中医药专业人才优势，联合开展工作，优势互补。此外，传播中心聘请了张伯礼、石学敏、吴咸中、张大宁多名中国工程院院士、国医大师等国内中医药界大家作为荣誉顾问，还聘请了 20 多名国内中医学界、传播学界、新闻传媒业界专家学者作为咨询团队成员，为中医药文化传播提供咨询和帮助。

传播中心组建 3 年多以来，在荣誉主任张伯礼院士，天津中医药大学、天津市卫生健康委员会的指导和支持下，承担了中国工程院、国家社会科学基金项目、教育部人文社科研究项目、天津市哲学社会科学规划项目、天津市卫生健康委员会、天津市教育委员会的"中医药文化传播战略研究""中医药非物质文化遗产保护与传承研究""中医药大众媒体传播与实践研究""中医养生文化研究""中医药文创品开发研究"等20多个中医药文化主题的研究项目，研究与实践初显成效。策划组织、开展了中医药文化进校园、中医药非物质文化遗产保护传承人口述记录、中医药文化夏令营等10多项中医药文化传播活动。传播中心立足传播实践，兼顾理论研究，相互促进，扩大传播广度和深度。近年来，传播中心研究人员结合学术特长和负责的实践项目，组织撰写了诸多与中医药文化主题研究相关的科研论文，总量近30篇，取得丰硕成果。传播中心主任、天津中医药大学文化与健康传播学院院长毛国强教授于2017年参与中国工程院"国家中医药事业发展战略"子项目"中医药文化传播战略研究"、天津市哲学社会科学规划基金项目"新形势下（天津）中医药文化传播问题研究"；作为子课题负责人参与国家中医药管理局项目"'一带一路'中医药文化国际传播对策研究"；2017～2019年连续三年主持天津市卫生健康委员会"中医药文化大众传播与传承——中医药文化进校园"项目；2019年主持天津市哲学社会科学规划基金项目"新时代中医药非物质文化遗产传承路径与传播策略研究"等。传播中心其他兼职研究人员也主持和参与了十几个各级中医药文化主题项目，分别为"中医药文化普及与大众传播对策研究与实践""中小学生中医药文化读本研究与实践""中医药文化国际传播视角下《中医药文化概览英文读本》编写研究""小小中医识百草——中草药青少年双语读本编写研究""新媒体语境下面向留学生讲好中医故事的实践研究""中医时令养生文化传播研究""中医药文化创意产品开发的调查研究与实践"等。

（二）面向不同群体出版中医药健康科普书籍

天津中医药大学中医药文化研究与传播中心面向不同群体，编写各具特色的书籍，满足公众对中医药文化和健康知识的需求。包括中小学读物

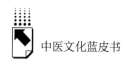

《中医药文化精选读本（小学版）》《中医药文化精选读本（中学版）》；外文科普读物《读故事 识本草——中药入门读本》（中英双语版）、《中医药文化概览》；面向大众的中医科普读物《中医名家谈节气养生与文化》。《中医名家谈节气养生与文化》这部书 2019 年 8 月由中国医药科技出版社出版，由张伯礼院士担任总主编，对张伯礼、石学敏、吴咸中、王琦、张大宁、李佃贵等 9 位中国工程院院士、国医大师进行中医养生访谈，出版后受到读者欢迎。在 2020 年 1 月"天津市健康知识普及行动启动仪式暨 2019 年健康天津科普作品大赛经验交流活动"上，《中医名家谈节气养生与文化》一书在"2019 健康天津科普作品大赛"征集的 400 余份作品中脱颖而出，通过评审专家的层层筛选，获得最高奖项——特别奖。

为推动传播中心取得更大成绩，2018 年，天津市卫生健康委员会与天津中医药大学开展共建，将原校级传播中心升级为市级平台——天津市中医药文化研究与传播中心。天津市卫生健康委员会提供业务指导和政策支持，鼓励在全市开展中医药文化和科普知识的传承、传播活动，探索中医药健康养生文化的创造性转化和创新性发展，以满足人民群众对健康知识不断增长需求。天津中医药大学依托文化与健康传播学院，利用中医药专业人才集聚的优势，鼓励传播中心开展有特色的活动，为中医药文化在天津市的传承发展提供支持，2020 年，天津中医药大学中医药文化研究与传播中心被授予"天津市中医药文化宣教基地"称号。

鉴于传播中心在中医药科普方面取得的丰硕成果，2019 年天津中医药大学中医药文化研究与传播中心经过层层选拔，被授予"天津市科普基地"称号。

（三）依托活动，精心组织，探索中医药文化大众传播"新形式"

传承中医国粹、传播优秀文化、共享健康和谐。"中医中药中国行"是我国强力推进中医药事业发展的重要工作之一，天津市高度重视该活动的开展。每年都举行形式多样的活动，把中医药文化传播到基层，把中医药知识带给公众，促进中医药事业向前推进。

2017 年，天津市卫生健康委员会中医处按照相关文件要求，以"传播中医药健康文化、提升民众健康素养"为主题，开展系列中医药健康文化和科普知识普及项目。组织开展中医药科普宣传人才培训，共 163 人参加。开展中医药进校园活动，联合市教委下发活动实施方案，选定了首批 16 所试点学校开展活动。在天津中医药大学第二附属医院新院召开天津市"中医中药中国行——中医药健康文化推进行动启动仪式"，开展为期一个月的展览、科普宣传、义诊讲座等文化宣传和科普活动。活动期间全市共计举办义诊咨询 39 场次，参与义诊专家 424 人，举办中医药科普讲座 30 场次、中医药普法讲座 5 场，发放科普宣传材料 1.3 万余份。

2018 年，天津市卫生健康委员会印发了《天津市第三届中医药健康文化惠民月暨中医药普法宣传活动实施方案》，结合《中华人民共和国中医药法》实施一周年，从 2018 年 7 月 1 日起，组织开展大型的"中医药普法宣传公益活动暨第三届中医药健康文化惠民月活动"。在为期一个月的活动中开展了《中医药法》和中医药科普知识讲座、中医三伏贴介绍、中药材辨识讲解、膏方演示和大型专家义诊咨询等形式多样的中医药文化科普宣传活动。活动期间举办义诊咨询 14 场次，参与义诊专家 200 余人，举办中医科普讲座 31 场次，普法讲座 4 场次，发放科普宣传材料 1 万余份，受益群众 2 万余人。

2019 年，天津市卫生健康委员会举办"中医中药中国行暨第四届中医药健康文化惠民月活动"，主要在全市 8 家中医医疗机构交替开展义诊、讲座、体验等中医药科普活动。各家医院根据自身优势，开展形式多样的中医药文化宣传活动，具体包括"中医阅读周活动""中药制剂参观活动""八段锦表演""送医进社区""专家健康大讲堂""中医药古籍文物展""药食同源""中医药法科普宣传"等活动，传播中医药文化知识和优秀传统文化，传承中医药健康养生智慧、健康理念，引导人民群众养成具有中国特色的健康生活习惯。活动期间，各医院共开展义诊咨询 20 场次，举办科普讲座 25 场次，参与专家 200 余人，发放科普宣传材料 4 万余份、受益群众 4 万余人。同时，加强对卫生行政管理部门工作人员的普法培训，举办中医药

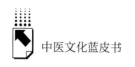

法普法宣传进机关活动，宣传中医药法精神实质、基本内容和创新制度及中医药法配套制度和中医药地方性法规，发挥普法宣传主阵地作用。

（四）立足基层精准定位，丰富中医药文化大众传播"新内容"

传播中医药文化的最终目的是提高公众的中医药文化素养。天津市在文化传播过程中，高度重视中医药文化内涵的建设与传播，赋予各种传播形式以新的内容让不同群体在传播中接受到"量身定制"的中医药"文化大餐"。

自 2017 年开始，天津中医药大学中医药文化与传播中心开展中医药文化进校园活动，联合市教委下发活动实施方案，在首批 16 所试点学校开展活动。2018 年，继续开展中医药文化进校园宣讲活动，在 16 所试点校中授课 30 场次。传播中心联合天津市教育委员会、结合天津市体育局印发的相关文件，探索推广太极拳、八段锦等中医传统运动，丰富居民和师生的健康文化生活。传播中心在河西区闽侯路小学和南开区新星小学开展"中医药传统体育技能之导引养生功法进校园"活动实践探索。2019 年还开办中医名家进校园讲座，增强学生对中医药悠久历史和中国传统文化的了解与认识，激发学生对中医药文化的热情。全年累计主办、协办中医药文化知识进校园和名家讲座 7 场次，受益师生近 5000 人次。

中医药文化素养的提高需要从孩子抓起。为此，天津市委托天津中医药大学中医药文化研究与传播中心，自 2017 年开始组织中医药、中小学等专业教师筹划相关教材和丛书的编写工作，历经两年多十余次修改，于 2019 年 7 月出版《中医药文化精选读本》（中、小学版），并向 20 所中小学免费发放 2000 余册。相继出版的《中医名家谈节气养生与文化》《读故事 识本草——中药入门读本》《中医药文化概览》，是全国首套中医药文化传播系列丛书。

为了增强互动性和参与性，天津中医药大学中医药文化研究与传播中心还创造性地举办了首届"中医药文化周末营"活动。2019 年，在天士力中医药文化园举办"中医药文化周末营"，共有来自天津市和平区、河东区几所学校的 40 多名学生和中医药大学文化与健康传播学院的传播学等 3 个专业 30 多名学生与老师踊跃参加。这种寓教于乐的宣传方式深受师生喜爱。

2019 年 10 月，天津市卫生健康委员会、天津中医药大学主办，天津中医药大学文化与健康传播学院、中医药文化研究与传播中心、天津中医药大学团委等联合举办了天津市首届中医药文化创意品牌设计大赛，在全市范围内征集以中医药文化为主题的文创产品 180 余件，评出一二三等奖项，扩大了中医药文化影响力。

天津市卫生健康委员会安排专项经费 30 万元用于中医药健康文化知识巡讲，继续在健康大讲堂中邀请中医药巡讲专家授课。2018 年共开展市级大讲堂活动 2 次、区级大讲堂活动 46 次，受益群众 5500 余人次。利用天津健康教育微信公众号，每周二发布"中医药"专栏，宣传中医科普知识，全年共 46 期。同年，印发了《市卫生计生委关于做好我市中医药健康文化知识角建设的通知》，2018 年市内六区社区国医堂、区中医医院全部完成建设任务。

（五）联合媒体打造中医药文化大众传播"新阵地"

要传播文化，平台建设、阵地建设尤为重要。天津市高度重视官方媒体渠道及互联网渠道，通过联合主流媒体、线上线下互动、建设长效基地等方式，打造文化传播的"新阵地"。

由张伯礼院士倡导，2018 年天津中医药大学与《中老年时报》联合推出"中医名家谈节气养生"专栏，邀请全国中医名家，以时令节气为时间点，向公众介绍养生知识。2018 年天津中医药大学中医药文化研究与传播中心联合《今晚报》推出全国第一个纸媒"中医药文化"专刊，每月 1～2 期，介绍天津市中医药方面的新现象、新技术、新做法和新经验，并向公众普及中医药知识。2019 年，天津中医药大学联合《中国中医药报》和《中老年时报》开设"天津中医药非遗展示"专栏，宣传天津市国家级、市级中医药非物质文化遗产代表性项目与中医药（非遗）文化；2019 年继续在《中老年时报》开设"名中医谈节气防病"专栏，以二十四节气为时间节

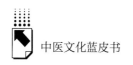
点，邀请国医大师、名中医，就时令节气普及防病知识。以上栏目内容，其优秀资源在网上发布，实现了线上线下互动。

依托"天津市健康大讲堂"品牌做好市级中医药健康讲堂。结合市民需求，天津中医药大学中医药文化研究与传播中心联合天津市健康教育中心邀请市级专家开展市级巡讲 2 场，直接受益 500 人次；举办区级讲堂 55 场，其中社区 32 场、学校 23 场，累计直接受益 7144 人次；市级讲堂通过"一直播"和微信公众号进行同步直播和转播，扩大传播，间接受益约 5000 人次。免费发放健康宣传品，调动市民参与的积极性。市、区两级中医巡讲的开展，提升了民众中医药健康文化素养，树立了学生对祖国医学的文化自信。

天津市卫生健康委员会利用天津健康教育微信公众号，每周二发布"中医药"专栏，以普及中医药文化为宗旨，宣传科学正确的中医药科普知识，截至 2020 年 6 月共制作 36 期。利用传统平面媒体，开设《健康周报》中医专栏，向中医药领域专家约稿，刊登中医药科普文章共 2 期。

在宣传基地建设方面，天津市指导基地不断丰富文化内涵，满足群众对中医药健康知识的需求。2018 年天津中医药研究院的津门医粹中医药博物馆承接了第四届中医药健康文化惠民月活动的启动仪式，并举办了中药主题展览；天津乐家老铺沽上药酒工坊不断探索文旅结合，成为天津市第一批国家中医药健康旅游示范基地。2019 年，依照《全国中医药文化宣传教育基地管理基本标准（2019 版）》加强全市国家级基地建设，指导市级基地不断丰富文化内涵，营造中医药文化氛围，满足群众对中医药健康知识需求。天津中医药大学第一附属医院成功申报全国中医药文化宣传教育基地，经专家现场指导和评审，提升了基地文化建设的内涵，实现医疗与文化的协调统一。

（六）组建各类中医药文化联盟，组织开展中医药文化主题学术交流

2017 年 12 月，由天津中医药大学文化与健康传播学院策划，由天津中医药大学、天津市卫生健康委员会共同主办的天津市首届中医药文化高峰论

坛成功召开，来自天津市中医药学界、企业界的专业人士共同研讨交流，成立了天津市中医药文化传播联盟。

2018年9月，天津中医药大学文化与健康传播学院、中医药文化研究与传播中心策划，天津中医药大学、天津市卫生健康委员会共同主办的全国首届中医药文化高峰论坛顺利举行，来自全国20多个中医院校的人文学院院长，中医名家张伯礼、张大宁等做了中医药主题报告。论坛上，成立了全国中医药文化传播联盟，会议主持人宣读了联盟宣言，全国中医药高校将联合起来共同开展中医药文化传播。

2019年9月，天津中医药大学文化与健康传播学院、中医药文化研究与传播中心和天津市非遗保护协会联合主办了首届天津市中医药非遗保护论坛，邀请了天津市国家级、天津市市级40多位中医药非遗传承人到会，共同研讨非遗保护工作。论坛上，成立了天津市中医药非物质文化遗产保护联盟。

二 中医药文化大众传播策略

在各方面的努力下，近年来天津中医药文化建设与传播工作取得了丰硕的成果，已进入全国中医药文化传播先进行列。但是相较于对中医药专业知识的重视，天津对于中医药文化的发展和传播仍有一定的欠缺。中医药文化比中医药治疗影响面更广，对"健康中国"建设具有重大作用。中医药可以祛疾治病，但是中医药文化的传播和普及则可以有效提高公众的中医药素养，除了掌握基本的中医药知识外，对于未病先防等也具有深远意义。更重要的是，中医药文化对人的生命观、价值观等产生的影响，对于提高公众幸福感和获得感，更具指导意义。因此，在今后的发展中天津中医药文化的建设与大众传播仍然任重而道远。

（一）中医药文化大众传播存在的不足

1. 中医药文化传播"主流声音"偏少

以天津为例，官方媒体仍然是公众获知信息的第一渠道，其权威性、全

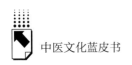
面性等广受认可。但是，目前天津官方媒体存在着"主流声音"偏少偏弱的问题。天津市官方传统媒体有《天津日报》《今晚报》《中老年时报》等报纸，天津新闻广播等多家电台，天津电视台新闻频道等多个电视频道；有"津云""北方网"等新媒体。在这些主流媒体的日常报道中，很少见到中医药类的新闻报道，中医药专题、专栏或专版等也很少见。除了以中年和老年人为主要受众群体的《中老年时报》有"颐寿"专版刊登一些中医药知识、天津电视台的《百医百顺》节目突出养生主题外，其他媒体基本未见有专版、专栏或专题节目。

主流媒体中医药主题的宣传主要分为以下几方面：一是常规性动态新闻报道；二是中医药主题的公益类宣传，包括主题海报、中医药知识等；三是有特色的专栏专刊。这些宣传形式的"缺失"，究其原因，主要是对中医药文化的重要性认识不够，没有认识到中医药文化在提升文化自信方面的重要作用。中医药界有丰富的动态新闻线索，一直是新闻线索的"富矿"。但是很多主流媒体"选择性失明"，没有能够准确把握中医药在"健康中国"战略中的巨大作用，也没有认识到中医药文化在促进中医药发展、提升公众健康素养中的决定性作用。

2. 中医药文化大众传播理论研究实力尚待加强

理论研究是推动中医药文化传播实践开展的有力措施，对实践的开展具有重要的指导意义。但是，当前对中医药文化理论研究的开展存在着重视程度不够、理论研究较少、成果不系统等问题。各级政府主管部门虽加大了投入，但对中医药文化研究及大众传播的重视程度不够、下拨专项经费不足，偏重自然类学科，资助中医药文化类的人文研究项目及经费偏少。

3. 中医药文化传播平台建设"势单力薄"

宣传平台是推动中医药文化传播、提高公众健康素养的主阵地。当前天津市以中医药文化传播为主要任务的仅有天津中医药大学中医药文化研究与传播中心。该中心在成立的三年多时间里，举办了多项活动，受到社会的广泛关注，其理论研究也得到相关部门的认可。实践证明，一个好的平台对中医药文化的传播传承将起到非常关键的推动作用。但是，像此类以中医药文化传播传承为己任的平台太少、势单力薄，缺少专职人员，难以形成长效、持久的影响力。

4. 中医药文化传播尚未形成传播合力

成功的中医药知识传播活动，不仅需要深厚的文化底蕴、扎实的专业基础，还要有灵活的表现形式、生动的表达艺术。中医药文化传播应从专业角度去解读，才能找出问题所在。从传播学角度看，当前天津市中医药文化传播存在着传播形式较为单一、传播内容说服能力较差、受众参与度低、新媒体新形势利用不够等问题。其最终表现就是中医药文化传播不能实现"立体化"传播，不能形成合力，达到最大传播效果。

5. 奖惩制度尚不完善，长效机制仍未建立

中医药文化传承传播是长期的、系统的工程，绝非一朝一夕之功。这就需要建立中医药文化传播的长效机制，需要能长期保证制度正常运行并发挥预期功能的制度体系。然而，从天津市中医药文化传播发展现状来看，距离这一目标仍有不小的距离。首先传播主体少，特别是以中医药文化传播作为主要功能的主体太少。更需重视的是，其运行属于公益性质，某种程度上依赖参与者对中医药传播的热爱和责任心；没有建立一套行之有效、长期实施的奖惩制度，不能起到奖励先进的促进作用，这也是其原因之一。

（二）中医药文化大众传播策略

1. 促进全社会提高传播认识

中医药文化传播不仅仅是介绍中医药知识，更是对其本身有历史文化价值的部分进行挖掘，更重要的是传承传播，让静态文化焕发生机，走近普通公众生活，让大家看得到、听得懂、能理解。所以，应该提高对传播的认识，把传播作为促进中医药文化发展的重要手段，让其发挥在文化传承中的重要作用——弘扬、宣传、传承中医药文化。

习近平总书记在十九大报告中指出，文化自信是一个国家、一个民族发展中更基本、更深沉、更持久的力量。要推动中华优秀传统文化创造性转

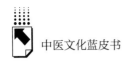

化、创新性发展，不忘本来、吸收外来、面向未来，更好构筑中国精神、中国价值、中国力量，为人民提供精神指引。中医药文化是中华传统文化的优秀代表，建立文化自信，就要写好"中医药文化传承传播"这篇文章，把中医药文化的传承传播放到非常重要的位置，将其作为传统文化传承发展的一个重要组成部分。

2. 建立专职部门负责中医药文化的传承发展

目前承担天津市中医药文化传承与发展促进职责的是天津市卫生健康委员会中医处。鉴于中医药文化的重要性，建议成立中医药文化发展处，设专人负责促进中医药文化事业的传承与发展，包括制定中医药文化相关发展规划、与中医药相关的企事业单位沟通协调开展工作，组织中医药文化传播主题活动、建立中医药文化传承制度等。加强中医药文化阵地建设，鼓励和引导各级各类医疗机构、保健机构、教育机构、中医药研究机构和生产企业开展中医药文化建设和普及工作。

3. 拓宽传播手段

当前的中医药文化传播仍以传统媒体宣传为主，已有的利用网络、移动互联网等传播的方式，也缺乏针对媒介特性而开展的传播，只是既有传统媒介内容的简单转载和罗列。在新形势下，特别是新媒体日益兴盛的当下，应该利用新媒体特性，针对特定受众群拓宽传播手段，结合传统媒介和新媒介特点，发挥各自优势，形成传播合力。利用新媒体，创新传承传播的手段，一方面，要将名医名人的经验成果利用微信、微博、移动客户端传播出去，造就名医大 V，树立中医旗帜；另一方面，要贴近百姓生活需求，制作喜闻乐见的中医节目，包括微电影、卡通片等普及中医知识。同时，也不能忽视传统媒体的宣传作用，充分发挥报纸、电台、电视台、网络等各类媒体资源优势，开辟与中医药文化相关的专栏、专刊、专题，利用其影响力和权威性，扩大中医药文化传播在受众中的影响力。

4. 创新传播形式

扩大中医药文化在公众中的知晓率、参与度，就要创新传播形式。针对文化传播的特点，在面向不同年龄段、不同职业、不同学业背景的人群时，开展形式多样的宣传活动，增强传播互动性。比如举办"中医药文化"系列活动，把中医药文化作为重要板块；广泛开展中医药文化传播进学校、进社区活动，为中小学生、社区老年群众搭建了解中医药文化传播的平台；通过挖掘传统医药背后的哲理故事等，激发中小学生学习中医药的兴趣；通过网络调查问卷，利用新媒体即时互动性强的特点，开展形式新颖的互动活动，提高公众参与度，让公众在互动中知道、了解、喜欢上中医药文化，为中医药文化的公众普及营造良好的社会舆论氛围。

5. 丰富传播内容

传播内容就是内容传播，是媒介传递的各种产品，是经过符号再现的信息，这也是中医药文化传播的核心内容。除了现有的中医药文化的介绍，还应该实现传播内容的"全链"传播，从中医药相关历史知识的挖掘、整理过程，到所蕴含的历史文化价值、反映出的哲学思想、其内在的中华传统文化精华部分，乃至今后如何将既有的文化价值融入现代文化体系中，都应该成为传播的主要内容。对那些还没有列入中医药文化传播、即将列入中医药文化传播或有一定历史文化价值的"准"中医药文化传播，也应该给予一定的关注，它们与已经被列入的传统中医药文化传播或许药方不一样、制药技法有区别，但其内在蕴含的中医思想乃至哲学思想都是相通的、一脉相承的，也应对其予以关注。

6. 探索开展专业人才教育与培养

人是传播的主体，人才匮乏是中医药文化传播面临的困境之一。中医药文化的传播需要既懂得中医药知识，又掌握传播专业知识、技巧的复合型人才。可以开展相关的传播与教育活动，如举办"中医药文化"系列主题活动，举办中医药文化展览，邀请文化界名人做系列报告，进学校、进社区，乃至进工厂企业等，让公众接触、了解中医药文化；成立相关的协会学会，帮助会员利用业余时间学习、研究、传播中医药文化等。同时，还可将"中医药文化教育"纳入中医学科的建设，逐步解决专业人才匮乏的问题。

7. 梳理构建中医药文化核心价值体系

依托天津中医药大学、国医大师和名老中医药专家传承工作室、非物质

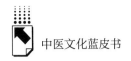

文化遗产代表性项目等主体，以建立天津特色的中医药文化特色为目标，深入挖掘、搜集整理与天津中医药相关的历史，开展中医药文献等研究工作，系统研究中医药典籍、古代名医、现在的国医大师及全国名中医的学术思想及其文化内涵，挖掘其文化内涵、核心理念和价值观念。

2020 年中医药在抗击新冠肺炎疫情中发挥了重要作用，总有效率达到90％以上。以天津中医药大学校长、中国工程院院士张伯礼为代表的广大中医药人勇于担当，全国数千中医药医务工作者在武汉一线日夜奋战，公众对中医药的认知度和认可度越来越高。张伯礼在 2020 年 2 月到 6 月，先后受到世界中医药联合会、中华中医药学会、世界针灸学会以及 20 多个国家使领馆的邀请，通过网络讲述了中医药预防治疗新冠肺炎的优势。人民日报、中国日报、新华社、中央电视台等媒体对张伯礼进行了专题报道。一时间，中医药文化大众传播频率空前增多。基于他的贡献，张伯礼院士被众多网友誉为"中国中医药文化大众传播大使"，受到媒体和公众的普遍称赞，2020年 8 月，党和国家授予他"人民英雄"国家荣誉称号。

总的来说，在天津市主管部门、高校和组织团体的努力下，天津市中医药文化的传播和发展取得了一定的成绩，在"健康中国"战略实施的大背景下，中医药文化大众传播距离其应当发挥的作用还有一定差距。在今后的发展中，相关部门应更加高度重视中医药文化传播在提高公众健康素养中的重要作用，不断加强中医药文化传播的建设工作，发扬优势、克服不足，各方继续加强协作，共同努力让中医药文化传播工作迈上新的台阶、再创新的佳绩。

B.10
2020年中医药防治疫病学术论文
发表动态分析

李婧昳　祝文静　陈远红　杨 明*

摘　要： 本报告采集了中国知网 2018 年至 2020 年 4 月 30 日的中医药
抗疫学术论文以及微信公众号 2018 年至 2020 年 5 月中医药
抗疫文章数据，对文章数量、文章内容进行分类对比分析，
数据显示 2020 年新冠肺炎疫情暴发以来，中医药抗疫论文以
及公众号发表中医抗疫类文章数量明显增多，且类型更加丰
富多元。

关键词： 中医药　中西医　公众号　医学论文

2020 年 1 月以来，一场突如其来的新冠肺炎疫情席卷了我国大江南北，
并迅速蔓延到了世界各地，造成全球范围内上百万人感染。人们的起居、出
行、办公、餐饮等各个方面均受到了新冠疫情的影响并发生了巨大改变。新
冠肺炎疫情暴发以来，与抗疫相关的学术论文数量增长迅速。本文将对
2018 年、2019 年和 2020 年 1~5 月的中医药抗疫学术论文发表情况进行分
析。文中采集的所有论文来源于中国知网，公众号文章来源于微信。

---

* 李婧昳，北京中医药大学国家中医药发展与战略研究院，研究方向：中医药文化中医药发展
与战略研究；祝文静，北京中医药大学人文学院医药卫生法学专业 2018 级硕士研究生，研究
方向：医药卫生法学；陈远红，北京中医药大学人文学院医药卫生法学专业 2018 级硕士研究
生，研究方向：医药卫生法学；杨明，北京中医药大学人文学院医药卫生法学专业 2018 级硕
士研究生，研究方向：医药卫生法学。

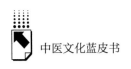
一 2018年1月至2020年4月中医（中西医结合）传染病领域论文分析

（一）2018年1月至2020年4月中医（中西医结合）传染病领域论文数量对比

如表1、图1所示，2018年与2019年传染病领域论文数量走势几乎持平，且全年无明显波动，而2020年前4个月的论文数量已经超过2018年和2019年全年的论文数量，月平均论文数更是达到前两年的10倍左右，如图2所示。

表1　2018年1月至2020年4月中医（中西医结合）传染病领域论文数量统计

月份	2018年	2019年	2020年
1	7	4	8
2	4	7	82
3	13	9	123
4	5	8	53
5	8	8	
6	12	9	
7	9	4	
8	7	4	
9	5	4	
10	4	9	
11	3	4	
12	5	5	
月平均值	6.83	6.25	66.50

（二）2018年1月至2020年4月传染病领域论文分类分析

1. 2018～2019年传染病领域论文分类

2018～2019年，与中医药防治传染病相关的文献共152篇，部分文献

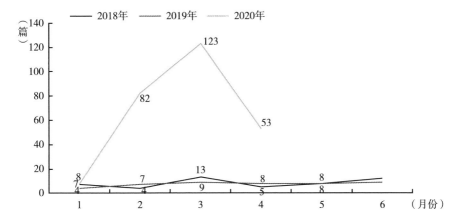

图1 2018~2020年1~6月传染病领域论文月度数量对比

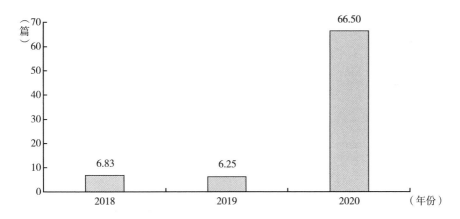

图2 2018~2020年传染病领域论文发表数量月平均值
（2020年为1~4月平均数值）

名见附录1。2018年共计79篇，2019年共计73篇，分别以中医-传染病（实践类论文）、中医-传染病（理论类论文）、中西医-传染病（实践类论文）、中西医-传染病（理论类论文）进行分类和分析。如图3所示，2018年中医-传染病（实践类论文）共计29篇，2019年中医-传染病（实践类论文）共计27篇；2018年中医-传染病（理论类论文）共计32篇，2019年中医-传染病（理论类论文）共计23篇；2018年中西医-传染病（实践类论文）共计 15 篇，2019 年中西医－传染病（实践类论文）共计 17 篇；
2018 年中西医－传染病（理论类论文）共计 3 篇，2019 年中西医－传染病
（理论类论文）共计 6 篇。分析可知 2018 年与 2019 年在中医药传染病领域
的文章总量大致相同。其中中医－传染病（实践类论文）最多，其次是中
医－传染病（理论类论文）。中西医－传染病（实践类论文）居其次，中西
医－传染病（理论类论文）数量最少。按年份进行分析，中医－传染病
（实践类论文）两年数量大致相同，中医－传染病（理论类论文）2019 年
较 2018 年数量有所减少。中西医－传染病（实践类论文）两年大致一致，
中西医－传染病（理论类论文）2019 年较 2018 年有所增加。分析这些论文
发现，实践类论文多于理论类。在涉及的具体传染病类型方面，与病毒性感
染相关的传染病的研究较多，其次是呼吸系统疾病。

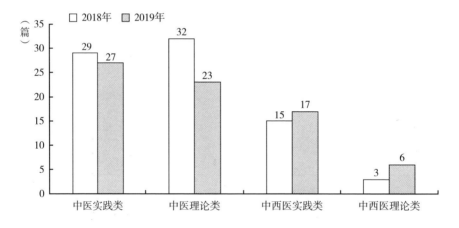

图 3　2018~2019 年传染病领域论文分类

2. 2020年中医药领域传染病论文分类

用关键词"中医药　中西医　传染病　疫情"在知网检索论文，设定
时间为 2020 年 1 月 1 日至 2020 年 4 月 30 日，共检索到论文 257 篇，部分论
文名见附录 2。如图 4 所示，中医药防治新冠肺炎相关 182 篇，中西医结合
防治新冠肺炎相关 20 篇，中医药抗击疫情历史相关 16 篇，基于中医五运六
气理论预测新冠肺炎发展趋势相关 9 篇，中医药防治其他传染病相关 11 篇，

中西医结合防治其他传染病4篇，其他15篇。从发表文章数量来看，在新冠肺炎疫情影响下，2020年较2018年、2019年中医药领域传染病相关论文数量明显上升；从文章涉及的治法治则来看，在新冠肺炎疫情影响下，对于"疫病"的防治方法趋于多元化，不仅有中草药、中成药、注射剂等常规方法，还出现了诸如对于艾灸、针灸、取嚏等中医特色方法的研究和探讨。基于2003年非典型肺炎烈性传染病之后，感染者出现了诸多后遗症的问题，目前已经有部分学者开始关注新冠肺炎可能出现的后遗症，并且提出了中医药相关的防治方法。

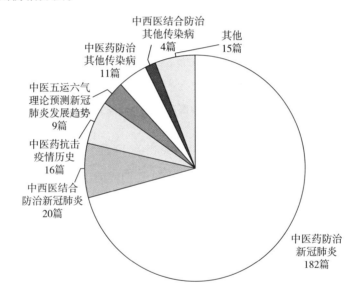

图4　2020年1~4月中医药领域传染病论文分类

二　疫情前后中医药抗疫相关公众号文章分析

2018年、2019年中医、中西医结合领域针对疫病（传染病）相关的公众号文章共有26篇，如图5所示，其中中医治疗传染病相关12篇、中西医结合治疗传染病相关2篇、中医药发展相关5篇、其他7篇。2020年1~5月，中医、中西医结合领域针对疫病（传染病）相关的公众号文章共有107

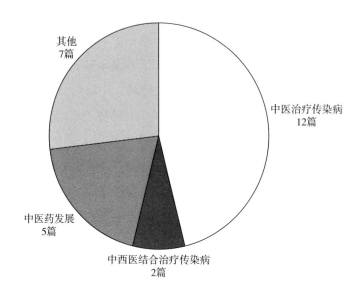

图5 2018~2019年中医药抗疫公众号文章分类

篇，如图6所示，其中中医治疗新冠肺炎相关49篇、中医治疗其他传染病相关26篇、中西医治疗新冠肺炎相关13篇、中西医治疗其他传染病相关2篇、

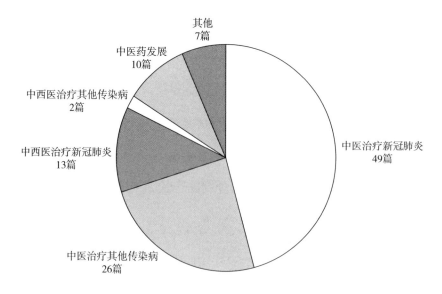

图6 2020年1~5月中医药抗疫公众号文章分类

中医药发展相关10篇、其他7篇。总体来说，新冠肺炎影响下各类与中医、中西医结合领域针对疫病（传染病）相关的公众号文章数量均有明显上升，主要集中在中医、中西医结合治疗新冠肺炎上。与2018年、2019年相比，2020年出现了发展中医传染病学科、培养中医传染病防治人才等的相关文章，还增加了较多以讨论中医治疗疫病方剂、运用中医方法预防疫病为主题的文章（见图7）。

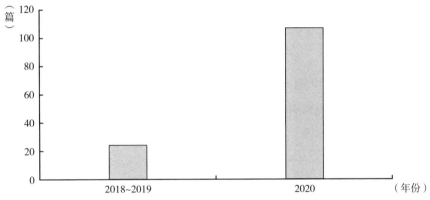

图7 2018～2019年、2020年中医药抗疫相关公众号文章数量

新冠肺炎疫情暴发期间，中医药显著的疗效、产生的超低死亡率和重症转化率向世人证明了其在对抗瘟疫方面的巨大优势。中医药几千年来一直守护着中华民族繁衍生息，但随着西医的引进和科技的发展，人们以西医理论为标准去质疑中医理论的科学性，就如同用拼音文字的构成理论去评价象形文字一样，毫无意义。中医药抗疫的理论研究固然重要，但通过这次疫情的经验教训，我们更应该做的是建立健全中医药传染病防治的体制和机制，以便能够从容应对今后大规模传染病的暴发。相关领域的学术论文，也应更多关注中医药防治疫病以及相关体制、机制建设。

附录1：

2018～2019年文章分类摘选

2018年中医－传染病（实践类论文）

1. 刘娟、吴振起、刘光华、王子、魏巍：《从湿毒论治雾霾环境下流感

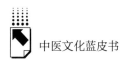
病毒感染临床体会》，《中国中西医结合儿科学》2018 年第 1 期。

2. 郭玉红、刘东国、刘清泉：《从北京 2017 年末至 2018 年初流感谈中医医院流感防控要点》，《世界中医药》2018 年第 2 期。

3. Viroj Wiwanitkit：《中医药治疗新型急性传染病（英文）》，*Digital Chinese Medicine* 2018 年第 1 期。

4. 何时军、张小鸥、彭姝晗、王菲菲：《从 SARS 发病规律论证五运六气起点时间及临床意义》，《中医临床研究》2018 年第 22 期。

5. 朱萍、贡联兵、邱俊：《传染性非典型肺炎中成药的合理应用》，《人民军医》2018 年第 10 期。

2019 年中医－传染病（实践类论文）

1. 胡伶姿、张婷婷、吕文良、周文慧、王栋平、倪瑶、李娟梅、刘明坤：《麻黄、石膏、人参治疗外感高热应用研究》，《辽宁中医药大学学报》2019 年第 2 期。

2. 赵丽娴、龚水帝、冼绍祥：《当代疫苗现状下中医免疫思想的潜在优势及研究策略与实践方案》，《中华中医药杂志》2019 年第 2 期。

3. 李加慧：《抗病毒中药的性－效－病关联规则与临床选药思路研究》，南京中医药大学硕士学位论文，2019。

4. 袁媛、李阳、徐赓、任亚琪、王岩、周晓翠、王帅玉：《中药抗病毒性疫病作用机制研究进展》，《中国动物检疫》2019 年第 6 期。

5. 谭娅文、万海同、何昱、杜海霞、杨洁红、彭学谦、周惠芬：《中药抗流感病毒的作用及机制研究进展》，《中国现代应用药学》2019 年第 16 期。

6. 何昱、万海同、周惠芬、杨洁红、虞立、李畅、万浩芳、杨进、王真、别晓东、卢建、万丽玲、刁军成、郑甦、王维、谢蓉蓉、余道军：《清解宣透肺卫方药治疗外感热病邪郁肺卫证安全性和有效性的随机双盲、阳性药平行对照、多中心临床研究》，《中华中医药杂志》2019 年第 12 期。

2018 年中医－传染病（理论类论文）

1. 杨威、王国为、杜松、冯茗渲：《五运六气疫病预测思路与方法探讨》,《中国中医基础医学杂志》2018年第1期。

2. 哈雁翔、王晓鹏、张磊、刘清泉:《基于秦汉医学浅述中医对流行性感冒的认识》,《北京中医药》2018年第1期。

3. 王晓鹏、张瑞、黄坡、王东东、陈腾飞、卢幼然、郭玉红、刘清泉:《基于明清医学浅述中医对流行性感冒的辨治》,《北京中医药》2018年第1期。

4. 陈远彬、林琳、吴勉华、叶放、李柳、周仲瑛:《"汗和清下、表里双解"复法治疗流行性感冒的研究思路与方法》,《辽宁中医杂志》2018年第1期。

5. 高燕菁、王融冰:《中医药治疗流感的研究进展》,《临床药物治疗杂志》2018年第1期。

6. 屠燕捷、方肇勤、杨爱东:《基于叶天士行医时期苏州温病的卫气营血辨证理论疾病基础探析》,《中华中医药杂志》2018年第1期。

7. 老膺荣、宾炜、吴新明:《许叔微〈伤寒九十论〉伤寒暴死证的运气解读及其对疫病预测作用的思考》,《中医文献杂志》2018年第1期。

8. 苏众祚:《中医药预防急性病毒性呼吸道传染病的现状与思考》,《双足与保健》2018年第3期。

9. 鲁晏武、孟庆海、陈仁寿、周轶群:《基于数据挖掘的治疗疫病外用方剂用药规律研究》,《时珍国医国药》2018年第3期。

10. 杨威:《五运六气理论指导中医疫病诊疗思路》,中国中西医结合学会基础理论专业委员会,第十四届中国中西医结合基础理论学术年会会议资料,2018。

11. 冯雨薇、刘黎明、张建军:《中医药治疗感染性疾病源流考析及展望》,《浙江中医药大学学报》2018年第7期。

12. 罗威:《传染病的中医"染易"机理钩沉》,中华中医药学会:《中华中医药学会防治艾滋病分会2018年学术年会论文集》,2018。

13. 赵锡艳、陶敏慧、逄冰、刘红梅:《诸温内发 有表无表 皆属于伏——仝小林教授伏邪理论诊疗思路探讨》,《吉林中医药》2018年第8期。

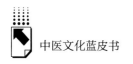

14. 林明欣、杨威、朱建平、张萌：《运气学说应对疫病的历史经验及现实思考》，《中华中医药杂志》2018 年第 12 期。

2019 年中医－传染病（理论类论文）

1. 黄玉燕、汤尔群、陈子杰：《清瘟败毒饮君药析疑》，《环球中医药》2019 年第 5 期。

2. 肖龙飞、宋素花：《吴又可学术思想再评议及引发的思考》，《江苏中医药》2019 年第 8 期。

3. 王明凯、秦雪琴、岳丹、任慧云、杨虎辉、王丽芬：《基于数据挖掘〈中医方剂大辞典〉治疗瘟疫用药规律探讨》，《中国民族民间医药》2019 年第 20 期。

4. 苏芮、刘清泉：《中医药防治突发急性传染病面临问题分析及策略思考》，《中国中医急症》2019 年第 10 期。

5. 王继刚、朱永平、徐承超、杨婧、邱晨、廖福龙、姜廷良、屠呦呦：《青蒿素的研究历程与价值》，《新发传染病电子杂志》2019 年第 4 期。

2019 年中西医－传染病（实践类论文）

1. 熊兴江：《基于临床重症病例及中西医结合解读〈伤寒论〉白虎加人参汤方证及其退热、升压、纠正高渗、降糖的治疗急危重症体会》，《中国中药杂志》2019 年第 18 期。

2. 郑兵：《系统评价麻杏石甘汤联合西药治疗小儿肺炎的临床研究进展》，《世界最新医学信息文摘》2019 年第 38 期。

3. 中华医学会热带病与寄生虫学分会、上海市学会感染病学分会：《新发呼吸道传染病的中西医结合诊治专家共识》，《中华传染病杂志》2019 年第 9 期。

4. 刘峘、谢雁鸣、陈耀龙、王耀献、于国泳、廖星、姜俊杰、王永炎：《〈中医药单用/联用抗生素治疗常见感染性疾病临床实践指南·单纯性下尿路感染〉的研制》，《中国中医基础医学杂志》2019 年第 10 期。

5. 赵世初、魏瑞丽、谢雁鸣、王连心、王群、易丹辉：《真实世界清开灵注射液治疗 2147 例上呼吸道感染复杂网络分析》，《中国中药杂志》2019

年第 23 期。

6. 徐英、雷权、刘立洁、李凯、田华、石艳珍、冯静、李书红：《中西医结合救治批量疟疾患者做法与体会》，《新疆中医药》2019 年第 6 期。

2018 年中西医－传染病（理论类）

1. 赵雪玮、田玉、范芷君、郭乐、李铁、刘佳霖：《中西医"疟"病辨析》，《长春中医药大学学报》2018 年第 4 期。

2. 聂广：《从"分型辨证"到"分期辨证"——中西医结合传染病诊疗模式推陈出新》，中国中西医结合学会传染病专委会、深圳市医学会肝病学分会：《全国第九次中西医结合传染病学术会议暨深圳市医学会肝病专业委员会 2018 年学术年会资料汇编》，2018。

3. 聂广：《从"分型辨证"到"分期辨证"——中西医结合传染病诊疗模式的推陈出新》，《中国中西医结合杂志》2018 年第 12 期。

2019 年中西医－传染病（理论类）

1. 丁树栋：《试论吴有性对传染病理论的贡献》，中国中西医结合学会儿科专业委员会：《第二十三次全国儿科中西医结合学术会议资料汇编》，2019。

2. 邓小燕：《中医、西医与病人——中西医论战下的疫病书写》，《文艺理论研究》2019 年第 5 期。

3. 谭勇、谢雁鸣、郑永齐、王永炎：《中药联合抗生素治疗感染性疾病的增效减毒机制研究策略》，《中国实验方剂学杂志》2019 年第 6 期。

附录 2：

2020 年中医药领域传染病论文分类摘选

一、中医药防治新冠肺炎相关（理论探讨、临床实践）

理论探讨：共 90 篇

1. 王玉光、齐文升、马家驹、阮连国、卢幼然、李旭成、赵昕、张忠德、刘清泉：《新型冠状病毒肺炎中医临床特征与辨证治疗初探》，《中医杂志》2020 年第 4 期。

2. 王金榜、梁保丽、孙树椿：《新型冠状病毒（COVID－19）感染性肺

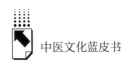
炎现代中医诊疗建议方案与探讨》,《世界中医药》2020 年第 1 期。

3. 李灿东:《发挥中医优势　助力疫情防控》,《福建中医药》2020 年第 1 期。

4. 任培华、李振球、朱汉平、王鹏、邱志楠、张志敏:《基于"温疫理论"探讨新型冠状病毒肺炎的中医证治规律》,《暨南大学学报(自然科学与医学)》2020 年第 2 期。

5. 陈婧、王文清、施春阳、方建国:《新型冠状病毒肺炎(COVID‐19)中医药防治的思考》,《中草药》2020 年第 5 期。

6. 邱模炎、黄苏萍、裴颢、王怡菲、闫二萍、刘淑娟、邹浩、熊莉莉:《从 SARS 到禽流感与 COVID‐19 谈中医药防疫的研究思路及其意义》,《中国中医基础医学杂志》2020 年第 5 期。

7. 叶放、吴勉华、程海波、李柳、冯哲、周学平、郭立中、周仲瑛:《国医大师周仲瑛教授〈新型冠状病毒肺炎中医辨治方案〉解读》,《南京中医药大学学报》2020 年第 2 期。

8. 张再良:《疫病临床与伤寒六经——兼析新型冠状病毒肺炎中医治疗中的六经辨证》,《上海中医药杂志》2020 年第 4 期。

9. 刘艳娟、涂胜豪、杨明炜、刘卓:《关于新型冠状病毒肺炎中医药预防方案的思考》,《中西医结合研究》2020 年第 1 期。

10. 张宇实、丛伟红、张晶晶、郭非非、李洪梅:《中草药及其活性成分对人冠状病毒干预作用的研究进展》,《中国中药杂志》2020 年第 6 期。

11. 牛明、王睿林、王仲霞、张萍、柏兆方、景婧、郭玉明、赵旭、湛小燕、张子腾、宋雪艾、秦恩强、王伽伯、肖小河:《基于临床经验和分子对接技术的抗新型冠状病毒中医组方快速筛选模式及应用》,《中国中药杂志》2020 年第 6 期。

12. 郑文科、张俊华、杨丰文、王玉光、刘清泉、张伯礼:《中医药防治新型冠状病毒肺炎各地诊疗方案综合分析》,《中医杂志》2020 年第 4 期。

13. 马亚会、马士才、连建伟、郑洪:《从瘟疫理论探讨新型冠状病毒肺炎的发生和防治》,《基础医学与临床》2020 年第 4 期。

14. 吴英杰、付小宇、赵宗江、张新雪：《基于"三因制宜"原则探讨新冠肺炎不同中医方案的差异性》，《中国实验方剂学杂志》2020年第5期。

15. 金世元：《自古防疫方药众，清肺排毒汤和而不同》，《中医杂志》2020年第10期。

16. 丁思元、王琪格、林明欣：《古今中医药文献对新型冠状病毒肺炎防治的启示》，《中医杂志》2020年第16期。

17. 姜慧、齐向华、滕晶：《吴又可〈瘟疫论〉理论辨析新型冠状病毒肺炎》，《四川中医》2020年第3期。

18. 卢芳国、吴涛、肖文明、王平、赵澄：《从"寒湿伏燥"谈新型冠状病毒肺炎之病因病机（英文)》，*Digital Chinese Medicine* 2020年第1期。

19. 杨洋、高培阳、黄青松、唐健元、谢春光、由凤鸣、张传涛、杨洪静、肖玮、张宏、孙增涛：《试从中医"疫毒夹湿"探讨新型冠状病毒肺炎（COVID-19）防治思路》，《中药药理与临床》2020年第2期。

20. 李春波、苏韫、刘永琦、薛轩、龚红霞、李婷婷、牛世伟：《清肺排毒汤治疗新型冠状病毒肺炎的中医理论及现代药理学机制探讨》，《中医杂志》2020年第15期。

临床实践：共92篇

1. 喻闽凤、陈立红、刘禹翔、林国彬、曾慕煌、张超虹、黄烁佳、林雁、朱锦善：《中医药辨治新型冠状病毒肺炎思路探析》，《中医药通报》2020年第1期。

2. 陈珏、周稳兰、陈惠平、朱蔚岗、林怀德、李党生、沈宇清、陆春芬：《基层定点医院新型冠状病毒肺炎真实世界中医诊疗实践与探讨》，《实用临床医药杂志》2020年第4期。

3. 周洪立、陈海彬、周红光、邱雯莉、李沐涵、王鹏、石海波：《中医"治未病"思想在防控新型冠状病毒肺炎中的应用》，《河南中医》2020年第3期。

4. 仝小林、李修洋、赵林华、李青伟、杨映映、林轶群、丁齐又、雷烨、王强、宋斌、刘文科、周毅德、沈仕伟、朱向东、黄飞剑：《从"寒湿

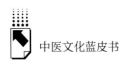
疫"角度探讨新型冠状病毒肺炎的中医药防治策略》,《中医杂志》2020 年第 6 期。

5. 薛博瑜:《新型冠状病毒肺炎的中医药辨治思路》,《南京中医药大学学报》2020 年第 2 期。

6. 石岩、郜贺、白长川、赵亮:《新型冠状病毒感染的肺炎（COVID - 19）与风寒湿疫》,《中华中医药学刊》2020 年第 3 期。

7. 周兴华、谢春光、张传涛、陈婧、尹兵翔、马喜桃:《中医辨病辨证相结合治疗新型冠状病毒性肺炎的认识》,《中药药理与临床》2020 年第 2 期。

8. 蔡秋杰、张华敏、曹洪欣:《透邪解毒法治疗新型冠状病毒肺炎》,《中医杂志》2020 年第 16 期。

9. 彭素娟、陈阳燕:《袁长津谈新型冠状病毒肺炎的中医辨治》,《中医药导报》2020 年第 5 期。

10. 史莎莎、余成浩、卢云:《经方视野下新型冠状病毒肺炎的临床症方药应用探析》,《成都中医药大学学报》2020 年第 1 期。

11. 王微、闫蓓、陈扬、李东旭、冷路兴、陈素平、李静、谢晓磊、周振琪、卢斯霞、郭敬:《新型冠状病毒肺炎中医药临床用药护理》,《北京中医药》2020 年第 4 期。

12. 章文春:《论中医气功在新型冠状病毒感染肺炎防控治疗中的作用》,《江西中医药大学学报》2020 年第 2 期。

二、中西医结合防治新冠肺炎相关（理论探讨、临床实践）

理论探讨：共 6 篇

1. 程韶、舒冰、赵东峰、张岩、王拥军、王晶、施杞:《基于炎症 - 氧化应激角度探讨中药对新型冠状病毒肺炎的干预作用》,《世界科学技术 - 中医药现代化》2020 年第 2 期。

2.《新型冠状病毒肺炎若干热点问题的中西医结合建议》,《上海中医药杂志》2020 年第 4 期。

3. 辛家东、王泽鹏、张法荣:《中西医结合治疗新型冠状病毒肺炎概述》,《安徽中医药大学学报》2020 年第 2 期。

临床实践：共 14 篇

1. 刘清泉、夏文广、安长青、李旭成、王玉光、苗青、杨丰文、张伯礼：《中西医结合治疗新型冠状病毒肺炎作用的思考》，《中医杂志》2020 年第 6 期。

2. 朱森、吕清泉、顾明华、陈永昶、王靖、黄自强、焦虹霞、朱红、林华：《江苏省扬州地区确诊新型冠状病毒肺炎患者的中西医结合临床诊治和效果评价》，《实用临床医药杂志》2020 年第 5 期。

3. 杨羽君、鄂秀辉、任红微、何毅、周水平：《中医药治疗人类高致病性冠状病毒 SARS-CoV-2 与 SARS-CoV 感染肺炎的思考》，《中草药》2020 年第 6 期。

三、中医药抗击疫情历史相关：共 16 篇

1. 刘理想、胡镜清、林明欣、黄玉燕、卢红蓉：《中医学防控疫病历史回顾与思考》，《中国中医基础医学杂志》2020 年第 3 期。

2. 马家驹、潘霏、王玉光：《湿疫源流及治则治法主方考》，《世界中西医结合杂志》2020 年第 2 期。

3. 邓凯文、刘文龙、樊启猛、潘雪、周逸群、李海英、贺鹏、贺玉婷、贺福元：《基于中医药超分子"气析"理论探讨新型冠状病毒致疫病的中医理论现代化研究策略》，《中国实验方剂学杂志》2020 年第 11 期。

4. 贾振华、李红蓉、常丽萍、魏聪：《中医学应对疫病的历史回顾与思考》，《中国实验方剂学杂志》2020 年第 11 期。

5. 张再良：《疫病的三个高峰与中医临床的步伐》，《上海中医药杂志》2020 年第 6 期。

6. 杜宏波、李悦、杨先照、刘宁、郝学增、王融冰、叶永安：《新型冠状病毒肺炎疫情中中医药疫病预防与治疗的思考与展望》，《中医杂志》2020 年第 16 期。

7. 刘剑锋：《中医药防治疫病的历史贡献和现实价值》，《旗帜》2020 年第 4 期。

四、基于中医五运六气理论分析新冠疫情发展趋势相关：共 9 篇

1. 张维骏、刘润兰、张波：《新型冠状病毒肺炎之五运六气解析》，《中

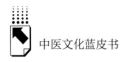
华中医药学刊》2020 年第 3 期。

2. 李阔、邱瑞瑯：《基于"天时"与"人和"谈新型冠状病毒肺炎的中医预防对策》，《中医学报》2020 年第 3 期。

3. 杨威、余丞浩：《基于五运六气理论的新型肺炎防治分析与探讨》，《中国中医基础医学杂志》2020 年第 3 期。

4. 田合禄、李正富：《五运六气解读新型冠状病毒肺炎》，《浙江中医药大学学报》2020 年第 3 期。

5. 曾卓辉、李林锋、潘建科：《五运六气理论参合辨证探析新型冠状病毒肺炎的防治》，《中国中医急症》2020 年第 4 期。

B.11
城乡居民中医药文化认同现状调查报告

郑秋莹　汪晨　杨子　汪晓凡　王鸿蕴　李瑞锋*

摘　要： 本文通过问卷调查了解城乡居民对中医药文化认同、利用差异状况，剖析中医药文化认同影响因素，并在数据结果的基础上，提出更切实的中医药发展建议。疫情期间，中医药在疫情防控中发挥重要作用，城乡居民对中医药的理念、情感和行为三个维度的认同度有明显提升，对中医药的内容和形式表现出更多的信任，会更加积极主动地获取中医药知识和寻求中医药处理办法，在行为倾向上更愿意使用中医药。

关键词： 中医药文化　中医药文化理念认同　中医药文化行为认同　中医药文化情感认同

中医药文化认同是指个体针对中医药文化的倾向性共识与认可，这种共

---

* 郑秋莹，管理学博士，北京中医药大学管理学院健康与医药产业教研室主任，副教授，研究方向：医疗"互联网＋"；汪晨，北京中医药大学管理学院管理学在读硕士，研究方向：医疗互联网＋；杨子，北京中医药大学管理学院管理学在读硕士，研究方向：中医药政策与管理；汪晓凡，管理学博士，北京中医药大学管理学院副教授，研究方向：老年健康与消费行为；王鸿蕴，北京中医药大学管理学院科研办公室助理研究员研究方向：医疗卫生政策；李瑞锋，管理学博士，北京中医药大学管理学院教授，研究方向：中医药政策与管理。

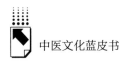

识和认可会对人们行为的思想准则与价值取向形成支配性影响①。人们对中医药的认同度越高，对其的亲和力和接纳支持程度就会越高，并能使中医药同人们建立长久的交互关系②。

目前，对中医药文化认同的研究集中在地区的中医药文化认同现状、特定群体对中医药文化认同的反映，倾向于中医药文化认同与教育和现状背景结合的分析，对大范围的中医药文化认同评价涉及较少，现有研究在各个层面上展现得较少，对中医药文化认同的影响因素以及带来的差异性表现剖析呈现得都不多，数据回收量较少，在研究中，量表的开发和使用没有成熟的表现。

本次研究，在以往研究的基础上，进一步扩大调查的范围和丰富调查的内容，使数据呈现更详细和有层次，以期在了解中医药文化认同度的基础上，更好地理解中医药发展的真实环境，为中医药发展提出建设性意见。

一 调研的设计与实施

（一）问卷的设计

自行设计《城乡居民中医药文化认同现状调查研究》问卷，该问卷以调查目的为基础，通过文献阅读提取问项，中医药文化认同的观测以潘小毅等人开发的 CITCM 量表为主③。问卷分为三个部分，共 25 个条目。

---

① 罗中华、云立新、张翔等：《甘肃省医生对中医认同度实证研究》，《医学与社会》2013 年第 9 期，第 1～4 页。

② 潘小毅、孙晶：《媒介文化表征对中医药文化认同的影响——基于文化循环模型》，《亚太传统医药》2020 年第 2 期，第 3～5 页。

③ 潘小毅、官翠玲、陈建华等：《中医药文化认同量表的设计与开发》，《时珍国医国药》2019 年第 4 期，第 1015～1019 页。

第一部分：被调查者的中医药文化认同现状包含 5 个问项，其中包含中医药文化认同测量量表（18 个条目）在内的关于中医药文化认同感问项，量表包括中医药文化的理念维度认同、情感维度认同和行为维度认同，认同感涉及中医药知识获取和认同感变化。第二部分：被调查者的基本情况，包括户口、省份、性别、年龄、学历、医学教育背景、职业、可支配收入、健康状况在内的 13 个条目。第三部分：中医药服务利用现状，包含中医药服务选择、中医药保健支出和基层中医药服务在内的 7 个条目。

（二）调研方法

本次调查采用问卷调查法，进行自填式问卷调查。通过问卷星对问卷进行录入和设计，由调查组成员向全国范围发放问卷，收集中医药的文化认同状况、中医药利用现状、基层中医药文化现状和被调查者基本情况四个方面的数据，分析城乡居民中医药文化认同现状。

（三）样本总量及方法描述

本次调查回收有效问卷 611 份。611 名被调查者中，男性 211 人，占比 34.5%；21～30 岁年龄段最多，占比 35.8%，其次为 20 岁及以下，占比 28.5%，最少的为 60 岁以上，占比 3.3%；大部分被调查者学历在本科及以上，占比 74.0%；具有医学背景的占比 46.8%；大多数为城市居民，占比 67.1%；可支配收入集中在 1001～2000 元，占比 37.6%；职业中全日制学生最多，占比 56.5%（见表 1）。

提取问卷数据，采用 EXCEL2010 软件进行数据分析，用 SPSS20.0 软件对数据进行统计分析。其中对计数资料进行频数统计描述，量表数据采用平均分计算，进行影响因素分析和差异分析，对方差齐性数据采用方差分析，方差不齐的数据采用非参数检验方法分析。

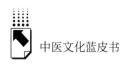

表1　被调查者基本情况汇总

基本情况	分类	频数(人)	占比(%)	基本情况	分类	频数(人)	占比(%)
性别	男	211	34.5	月可支配收入	1000元及以下	122	20.0
	女	400	65.5		1001~2000元	230	37.6
年龄	20岁及以下	174	28.5		2001~4000元	107	17.5
	21~30岁	219	35.8		4001~8000元	94	15.4
	31~40岁	37	6.1		8001~12000元	37	6.1
	41~50岁	111	18.2		12000元以上	21	3.4
	51~60岁	50	8.2	职业	党政机关、事业单位工作者	95	15.5
	60岁以上	20	3.3		公司管理者	18	2.9
学历	高中及以下	104	17.0		公司职员	40	6.5
	大专	55	9.0		个体经营者	14	2.3
	本科	371	60.7		农民	11	1.8
	研究生及以上	81	13.3		自由职业者	30	4.9
医学教育背景	有	286	46.8		离退休人员	19	3.1
	无	325	53.2		全日制学生	345	56.5
户口所在地	城市	410	67.1		无业人员	10	1.6
	农村	201	32.9		其他	29	4.7

二　城乡居民中医药服务利用评价

（一）中医药知识获取情况

大多数人平时会主动通过各种途径了解中医药知识，611名被调查者对其平时的中医文化知识获取渠道进行选择，其中网络为最主要的了解途径，占比67.1%；书籍次之，占比66.6%；其次是电视节目和讲座，占比分别为50.9%和47.1%；仅有7.9%的极少数被调查者表示不主动了解中医药知识。数据显示，在日常生活中，中医药文化的知识受到了关注和重视（见图1）。

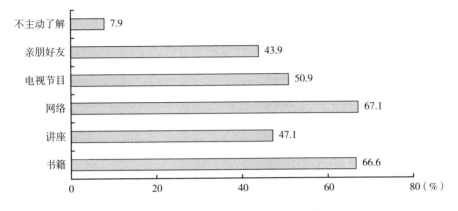

图1 城乡居民了解中医药知识渠道

新冠肺炎疫情期间，中医药全面参与 COVID‑19 的治疗过程，中医药的疗效得到有力的证明，中医药能够有效缓解症状，减少轻症向重症转化，提高治愈率。对此，通过数据分析，92.6% 的被调查者认为新冠肺炎疫情期间对中医的认可感有进一步提升。同时，87.4% 的被调查者表示，其家人也对中医药表示认同。总的来说，人们在日常生活中广泛获取中医药文化的知识和信息，并且在被调查者及其家人中得到了广泛的认可和价值认同。

（二）中医药服务利用现状

针对中西医治疗皆有疗效的疾病，居民在中西医治疗上的首选状况不同。中西医选择量表的数据显示（见表2），面对常见病（感冒咳嗽、伤寒、关节炎）时，210人首先选择中医，占 34.4%；在皮肤疾病（脚气病、痤疮、湿疹）上，中医治疗是首要选择的，占比 43.4%；在心理疾病（抑郁症、失眠）的治疗上，首先选择中医进行治疗的占比最少，仅占 31.6%，而中西医结合是大多数人的首选，占比 40.6%；对于内科疾病（肝病、肾病、消化不良），39.8% 选择中西医结合，中医首选占比 40.9%；61.2% 首选中医进行康复保健。通过数据可以看出，患者在慢性和连续性疾病的治疗上，对中医的倾向性较明显，在一般的常见病、能够较快治愈的疾病治疗，以及心理类疾病中

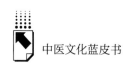
中医不具有优势，多数人还是倾向于西医或者中西医结合的治疗。总的来说，由于常见病的治愈时间短，治愈较易，患者倾向选择效疗快的方式，而中医的治疗进程较缓，在康复治疗和慢性病的治疗上更受关注。

表2　中西医治疗皆有效果的疾病中城乡居民首选中医比率

疾病	频数(人)	占比(%)
常见病(感冒咳嗽、伤寒、关节炎)	210	34.4
皮肤疾病(脚气病、痤疮、湿疹)	265	43.4
心理疾病(抑郁症、失眠)	193	31.6
内科疾病(肝病、肾病、消化不良)	250	40.9
康复保健	374	61.2

中医药在医疗保健上始终发挥着不可替代的作用。对问卷数据中的中医药保健年花费进行统计，在611位被调查者中，其中298位每年在中医药保健上的花费在500元以下，占比48.8%；花费500～1000元这一档次之，占比26.8%；花费1001～1500元的占比10.3%；花费1501～2000元的占比最少，仅3.9%；在中医上花费2000元以上的为10.2%。总的来说，大多数人每年在中医药保健上的花费较少。

（三）基层中医药服务现状

在健康中国战略的背景下，中医药的传承和发展逐渐受到政策重视，国家出台了一系列政策，鼓励和支持中医药的发展。同时，政策强调基层医疗机构平台的发展，应结合中医药特色，使基层卫生机构为群众提供更加有效、便捷、全面的基本医疗卫生服务，同时促进中医药的资源下沉和基层医疗的发展。

调查数据显示，有超过半数（占比53.7%）的居民没有在基层卫生机构享受过刮痧、拔罐、针灸、推拿等中医服务。同时，大多数居民（占比69.6%）未进行家庭医生签约；仅有24.1%的被调查者表示，签约的家庭医生为其提供包含中医保健知识、刮痧、推拿、艾灸等在内的中医药服务。对基层卫生机构推广中医服务程度的评分中，得分仅为2.7分，其中占比50.1%的被调查者认为目前基层机构中推广中医服务的程度一般。占比35.5%的被调查居民明确表达，在基层中，中医药的推广程度不高和非常不高，仅14.4%被调查表示中医药在基层的推广程度高。总体分析，基层中医药资源并没有很好地得到普及，中医技术在基本的医疗、保健、康复及预防等服务上没有得到广泛的结合，基层医疗服务资源没有很好地得到利用和支持，在未来的发展中，医疗资源和中医适宜技术在基层的使用和知识培训上还需要政府和社会各个层面付诸更多的努力和支持。

问卷数据显示，在中医药的获取便利性评价上，得分为3.3分，被调查居民中，38.1%认为中医药的获取便利性一般，19.3%表示平时不方便及非常不方便获取中医药服务，42.6%选择方便及非常方便获取中医药服务。这与基层中医药发展状况和中医药资源的分布密切相关，提高中医药服务的可及性对中医药服务利用和中医药的发展有着重要作用。

三 城乡居民中医药文化认同调查分析

中医药文化量表（TCMCIS）集传统中医药文化和心理测量为一体，中医药文化认同主要通过态度心理结构来进行评估，其中医药文化内涵涵盖的是广义上的文化内容。中医药文化认同量表分为理念、情感和行为三个维度，每个维度分别包含5~7个问题。其中，中医药文化的理念是指对其包含的内容和形式的理解认识；中医药文化的情感是指对中医文化内容和形式的价值判断和情感倾向；中医药文化的行为是指对中医药内容和诊疗形式所表达出来的行动倾向和行为表现。量表对中医药文化的认同不局限于中医药传统的思想和核心价值观，还涵盖了中医药的疗效、中医药文化传播等，同时从生活实际出发，对中医药的行为意愿进行测评，具有高度的实践性，其评分具有一定程度的实际意义。

中医药文化认同量表总体4.3分，可以看出城乡居民对中医药文化有较高的认可度。中医药文化的理念认同得分最高，平均得分为4.4

分，其次为中医药文化情感认同，平均得分为 4.3 分，最低的为中医药文化的行为维度，平均得分为 4.2 分。这说明，人们对中医药的形式和内容予以理解和赞同，并表达出了对中医药文化的诉求，但是行为倾向性相比之下得分较低，中医药服务选择倾向不强烈，没有突出的中医药使用意愿（见图 2）。

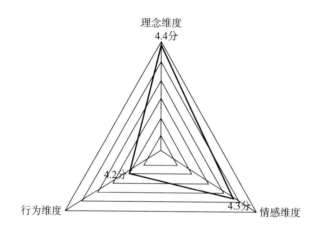

图2　城乡居民中医药文化认同度得分雷达图

（一）理念维度

理念维度包含 6 项问题。调查结果显示被调查居民中，92.0% 认同及非常认同"中医药文化代表着人与自然的和谐，符合自然规律"这一表述，其平均得分为 4.5 分；95.3% 对"中医药文化是传统优秀文化重要组成部分"表示赞同，其平均得分为 4.6 分；对"中医药文化博大精深"这项描述，有 74.5% 的居民表示非常赞同，其平均分为 4.6 分；89.4% 的居民对"中医传承是优秀传统文化复兴的重要途径"表示赞同，其平均得分为 4.5分；对"中医诊疗副作用小，不易复发"认同和非常认同的居民占比76.7%，平均得分为 4.1 分；"中医诊疗便宜有效，性价比高"得到的认同占比最低，仅占 65.8%，平均得分为 3.9 分。

1. 不同年龄的人群对中医药文化理念认同评价

数据分析显示，理念维度在各年龄分布上存在差异，41～50岁的中医药文化理念认同得分最高。年龄越大，价值观体系越完善，对事物的认知越全面，对中医药的价值观和文化有更多的认同感（见图3）。

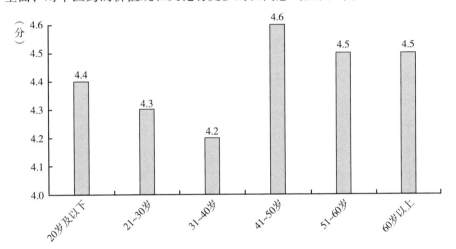

图3　各年龄人群中医药文化认同理念维度得分

2. 不同职业的人群对中医药文化理念认同评价

不同职业的居民对理念的认同呈现差异，离退休人员对中医药的内容和形式更加认可，其中医药文化认同理念维度得分最高，为4.7分；其次为公司职员、党政机关事业单位工作者和个体经营者。离退休人员对生活有较多的规划，对身体健康较为重视，对慢性病的关注增加，对医药保健的需求随之变高，对中医体系和中医的治疗方式认可度增加。企事业单位人员，所接触的知识和信息较多，对事情的看法和认知更为全面和成熟，对中医药文化的理念也予以更多的理解和认可（见图4）。

3. 月可支配收入不同人群对中医药文化理念认同评价

数据分析可得，月可支配收入对中医药文化认同的理念维度有着显著的影响。月可支配收入在4001～8000元的理念认同分数最高，为4.5分，可支配收入较低和较高的两端部分，中医药文化理念维度的认同得分相比之下较低（见图5）。

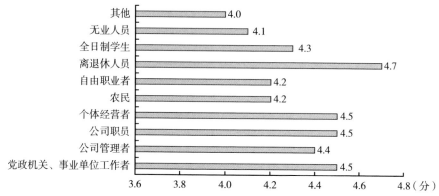

图4　不同职业人群中医药文化认同理念维度得分

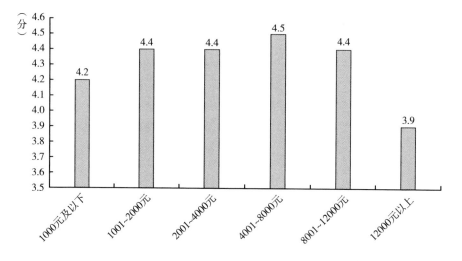

图5　不同月可支配收入人群的理念维度得分

4. 健康自评状况不同的人群对中医药文化理念认同评价

结合统计分析可知，个人对健康状况的自评状况影响其对中医药文化的理念认同，认为自身健康状况不佳的居民对中医的思想和内容认可度呈现低分状态（见表3）。

5. 家人认同状况不同的人群对中医药文化理念认同评价

当家人对中医药内容和形式的认同态度出现差异，居民对中医药文化的理念认同感也随之呈现差异。家人非常认同时，所表现出个人对中医药文化理念和疗效的信任评价最高，达4.6分（见表3）。

6. 中医药保健年花费范围不同的人群对中医药文化理念认同评价

数据显示，当居民中医药保健年花费在2000元以上时，所呈现的中医药文化理念认同分值最高，为4.6分；其次为花费范围在501～1000元居民，中医药理念认同分值为4.4分。整体上看，各个中医药保健花费范围上，居民对中医药的内容和形式的认可度都较高，皆高于或等于4.3分（见表3）。

7. 获取基层机构中医药服务状况不同的人群对中医药文化理念认同评价

通过数据分析可以得出，在基层机构是否有过中医药服务体验显著影响居民对中医药文化理念维度的认同。结合分值分析，在基层机构使用过中医药服务的人对中医药的核心价值观有更多的认可度，达到4.6分（见表3）。

8. 疫情中中医药文化认同提升状况不同的人群对中医药文化理念认同评价

疫情中对中医药文化的认同有普遍提升的居民，在认同感提升的基础上对中医药的形式和内容也表现出更多的认同倾向，对中医表现了更多的信任感，评分为4.6分。疫情期间对中医药文化认同没有提升的居民，对中医药文化的理念认同打分仅为3.9分（见表3）。

表3　中医药文化认同理念维度各分类得分

健康状况	平均分	家人认同状况	平均分
非常不健康	3.6	非常不认同	2.9
不健康	4.2	不认同	3.5
一般	4.4	一般	3.9
健康	4.4	认同	4.3
非常健康	4.3	非常认同	4.6
中医药保健年花费	平均分	基层卫生机构提供中医药服务	平均分
500元及以下	4.3	是	4.6
501～1000元	4.4	否	4.5
1001～1500元	4.3	疫情中对中医药文化认同提升	平均分
1501～2000元	4.3	是	4.6
2000元以上	4.6	否	3.9

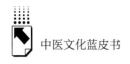

（二）情感维度

情感维度包含 5 项问题。调查结果显示，"我觉得我们应该更加重视对中医药文化的继承和发展"所得平均分最高，为 4.6 分，认同及非常认同占比 95.3%。其他依次为 87.7% 居民认为"在高校中设置中医药专业是有必要的"，平均分为 4.4 分；对"我认为应该多创作一些反映中医药文化的影视作品"描述表示赞同的占比 86.6%，平均得分为 4.3 分；84.6% 居民认同及非常认同"媒体中关于中医知识普及的节目越来越多"，平均分为 4.2 分；对"政府应鼓励（基层）医疗机构优先选用中医给病人治病"的描述认可平均分最低，为 3.9 分，赞同占比仅 66.1%。

1. 不同职业的人群对中医药文化情感认同评价

经检验，不同的职业对中医药文化的情感认同有差异。公司职员、党政机关事业单位工作者和离退休人员对中医药的情感认同得分最高，为 4.5 分，他们对中医药文化和知识的普及有较大的期望，了解中医药知识的主动性较强（见图 6）。

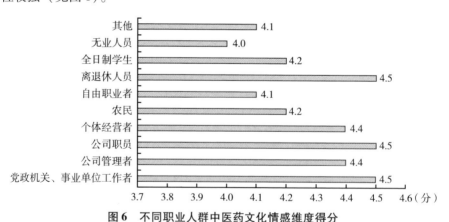

图 6 不同职业人群中医药文化情感维度得分

2. 不同年龄的人群对中医药文化情感认同评价

数据分析结果显示，不同年龄之间的中医药文化情感认同有显著差异。最高分在 41~50 岁，评分为 4.5 分，从分值的总体上看年龄较大的群体对中医药文化的情感认同度较高（见表 4）。

3. 不同学历的人群对中医药文化情感认同评价

分析结果显示，不同学历人群在中医药文化情感认同上有显著差异。从分值来看，大专学历人群的中医药文化情感认同度最高，达到 4.5 分；其次为本科学历人群，情感认同度评分为 4.3 分；高中及以下和研究生及以上的学历人群，对中医药文化在情感上的认同感较低，都为 4.2 分（见表 4）。

4. 月可支配收入不同的人群对中医药文化情感认同评价

分析结果显示，月可支配收入不同人群对中医药文化情感认同评价有差异。从数据分布来看，4001～8000 元的可支配收入者对中医药有更明显的情感倾向，认同得分为 4.5 分；其次为 2001～4000 元和 8001～12000 元，得分为 4.4 分；对中医药文化情感认同度最低的为 12000 元以上，得分仅为 3.8 分（见表 4）。

5. 健康自评状况不同的人群对中医药文化情感认同评价

由数据分析可知，不同健康自评状况的居民在中医药文化情感认同上有显著差异。总体上看，对自身健康状况评判较高的人群，对中医药情感认同度更高。认为自己非常健康的人群，对中医药文化的情感认同得分最高，为 4.4 分；认为自己非常不健康的人群对中医药文化知识和价值的情感倾向性较差，仅为 3.7 分（见表 4）。

6. 家人认同状况不同的人群对中医药文化情感认同评价

分析结果显示，家人认同状况不同，居民的中医药文化情感认同有显著差异。家人对中医药的情感认同度越高，受家庭环境影响，居民对中医药文化有更多情感倾向。家人对中医药文化非常不认同时，居民对中医药文化的情感认同度得分仅为 1.5 分。家人对中医药文化非常认同时，居民对中医药文化的情感认同度有很明显的分值变化，高达 4.6 分，有明显情感认同（见表 4）。

7. 中医药保健年花费不同的人群对中医药文化情感认同评价

分析结果显示，中医药保健年花费不同，居民的中医药文化情感认同有显著差异。在获取到更多的中医药服务之后，对中医药的认识和许可会随之增加。数据显示，中医药保健年费用的支出较多者，对中医药价值和疗效的

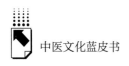
认同度也会高，有 500 元以上的中医药保健年支出居民，对中医药文化认同情感维度评分皆高于或等于 4.3 分（见表 4）。

表 4　不同分类中医药文化认同情感维度得分

分类	细类	平均分	分类	分类	平均分
年龄	20 岁及以下	4.2	健康状况	非常不健康	3.7
	21 ~ 30 岁	4.2		不健康	4.0
	31 ~ 40 岁	4.4		一般	4.3
	41 ~ 50 岁	4.5		健康	4.3
	51 ~ 60 岁	4.3		非常健康	4.4
	60 岁以上	4.3	家人认同状况	非常不认同	1.5
学历	高中及以下	4.2		不认同	3.2
	大专	4.5		一般	3.9
	本科	4.3		认同	4.2
	研究生及以上	4.2		非常认同	4.6
月可支配收入	1000 元及以下	4.1	中医药保健年花费	500 元及以下	4.2
	1001 ~ 2000 元	4.3		501 ~ 1000 元	4.4
	2001 ~ 4000 元	4.4		1001 ~ 1500 元	4.3
	4001 ~ 8000 元	4.5		1501 ~ 2000 元	4.3
	8001 ~ 12000 元	4.4		2000 元以上	4.5
	12000 元以上	3.8	家庭医生提供中医药服务	是	4.4
疫情中对中医药认同度	有提升	4.4		否	4.1
	无提升	3.4		无家庭医生	4.3

8. 获取家庭医生中医药服务状况不同的人群对中医药文化情感认同评价

分析结果显示，家庭医生是否提供中医药服务，影响居民对中医药文化情感认同。随着医疗资源下沉到基层，家庭医生提供中医药服务，会让服务对象更加信任中医药，有家庭医生提供中医药服务经历者情感维度打分较高，达到 4.4 分（见表 4）。

9. 疫情中中医药文化认同提升状况不同的人群对中医药文化情感认同评价

结合数据可知，疫情中中医药文化认同提升状况不同的居民在中医药文化情感认同上有显著差异。疫情期间对中医药认同提升，其中医药文化情感认同得分最高，达到 4.4 分，无提升的居民对中医药文化情感认同评价仅 3.4 分（见表 4）。可以看出，随着疫情期间中医药全面参与新冠肺炎的救治，并显现出高治愈率和转轻率，居民对中医药有进一步的情感维度认可。

（三）行为维度

行为维度包含 7 项问题，总体得分较低。其中平均分最高为 4.5 分，是认同及非常认同占比 93.6% 的"如果生病了，我不排斥看中医"；其次为"如果患有慢性疾病，我会选择看中医"，平均分为 4.3 分，赞同占比84.9%。其他结果如下："如果可能的话，我会积极向别人介绍中医诊疗成功的案例"平均分为 4.3 分，认同及非常认同占比 84.3%；对"在我了解了一些中医知识的情况下，我会主动向家人或朋友谈论并宣扬中医相关知识"表示认同及非常认同占比 74.8%，平均分为 4.1 分；70.1% 的居民认同及非常认同"我愿意购买中药类保健品"的描述，平均分为 4.0 分；72.1% 的居民认同及非常认同"我平时有通过各种途径来关注和了解中医食疗、中医养生知识"的描述，平均分为 4.0 分；对"如身体有轻微不适，我会首先尝试中医各种方式解决"的描述认同平均分最低，为 3.9分，认同及非常认同占比仅为 66.5%。7.7% 认为不会首先尝试中医方式解决身体微恙。

1. 不同年龄的人群对中医药文化行为认同评价

从数据分析看出，41～50 岁年龄段的人群会更多地选择中医缓解和中医治疗，其对中医药文化行为认同的评分为 4.4 分（见表 5）。不同年龄段人群对中医药文化行为认同评价是有显著差异的，可以看出在 41～60 岁年龄层人群，更愿意接受中医的诊疗和身体素质管理，去购买更多的中医保健产品（见表 5）。

2. 不同学历人群对中医药文化行为认同评价

数据统计结果显示，大专学历人群更愿意去分享和使用中医药知识，其中医药文化行为认同维度得分为 4.4 分；中医药文化行为认同得分最低的为研究生及以上的学历层面，行为认同评分仅为 4.0 分。相比学历高者，学历

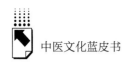

较低者在行为上对中医有更明显的倾斜。统计分析结果显示，不同学历居民对中医药文化行为认同差异显著（见表5）。

3. 医学教育背景状况不同的人群对中医药文化行为认同评价

分析结果显示，医学背景不同人群对中医药文化的行为认同评价有差异。有医学背景的更愿意选择中医就诊和用中医药知识，其中医药文化行为认同评分为4.3分，高于无医学背景评分（见表5）。这说明，有医学背景的居民对中医药的信任感更强，在行为选择上有明显的倾向。

4. 疫情中中医药文化认同提升状况不同的人群对中医药文化行为认同评价

结合数据可知，疫情中中医药文化认同提升状况不同的人群对中医药文化行为认同表现出显著差异。疫情中对中医药认同提升，其中医药文化行为认同得分最高，达到4.2分，无提升对中医药文化行为认同仅3.3分（见表5）。这说明疫情中对中医药认同度有提升的人群，在未来会更多或者更愿意去接受中医治疗，了解中医的知识和实践中医文化理论。

5. 基层中医药服务获取状况不同的人群对中医药文化行为认同评价

分析结果显示，包括基层医疗机构和家庭医生在内的基层，中医药服务状况不同，居民在中医药文化行为认同上有显著差异。在家庭医生提供中医药知识和中医药服务基础上，居民会更倾向中医的治疗和健康管理模式。在基层医疗机构利用过中医药服务的人群，其行为认同评分较高，为4.3分。可以看出，基层的中医药服务会提高居民的中医药服务选择意愿（见表5）。

6. 获取中医药服务便利程度不同的人群对中医药文化行为认同评价

分析结果显示，获取中医药服务的便利程度不同，居民对中医药文化行为认同评价有显著差异。获取中医药服务方便及非常方便时，行为认同评分最高，为4.3分，说明中医药服务获取较便利时，居民会更多地选择中医药治疗和尝试用中医药知识解决问题（见表5）。

7. 家人认同状况不同的人群对中医药文化行为认同评价

分析结果显示，家人对中医药认同状况影响其本人对中医药文化行为认同评价。受家庭环境影响，其对中医药文化的行为倾向差异表现明显。家人对中医药文化非常不认同，其自身对中医药文化的行为认同度极低，仅为1.6分，而家人对中医药文化非常认同时，其对中医药文化行为认同度有很明显的分值变化，高达4.5分，有明显的行为倾向（见表5）。

表5　不同分类中医药文化认同行为维度得分

分类	细类	平均分	分类	分类	平均分
年龄	20岁及以下	4.1	获取中医服务	非常不方便	4.0
	21~30岁	4.0		不方便	4.1
	31~40岁	4.2		一般	4.1
	41~50岁	4.4		方便	4.3
	51~60岁	4.3		非常方便	4.3
	60岁以上	4.2	家人认同状况	非常不认同	1.6
学历	高中及以下	4.1		不认同	3.3
	大专	4.4		一般	3.6
	本科	4.2		认同	4.0
	研究生及以上	4.0		非常认同	4.5
医学教育背景	有	4.3	中医药保健年花费	500元及以下	4.0
	无	4.1		501~1000元	4.2
基层卫生机构	有	4.3		1001~1500元	4.2
	无	4.0		1501~2000元	4.2
				2000元以上	4.5
疫情中对中医药认同	有提升	4.2	家庭医生提供中医药服务	是	4.3
	无提升	3.3		否	3.9
				无家庭医生	4.1

8. 中医药保健年花费范围不同的人群对中医药文化行为认同评价

分析结果显示，中医药保健年花费不同的人群在中医药文化行为认同上有差异。中医药保健费用年支出2000元以上者，对中医价值和疗效的认同度也会高，其为中医药文化价值的行为认同度评分为4.5分。总体上看，在中医药保健上进行花费，其中医药文化行为认同评分都较高，皆为4.0分及以上。可以看出，中医药保健上的花费较高者，后续出现身体健康状况，会更大概率地选择中医服务（见表5）。

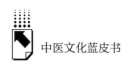

四 城乡居民中医药文化认同现状比较分析

（一）受访城乡居民基本情况

本调查中城市居民累计 410 人，占 67.1%；农村居民累计 201 人，占 32.9%。

受访城市居民中，男性 144 人，约占 35.1%，女性 266 人，约占 64.9%；以年龄在 20 岁及以下和 21～30 岁居多，分别占 29.3% 和 27.3%；多半数（59.5%）具有本科学历；具备医学教育背景的被调查者与不具备医学教育背景的被调查者分别占 43.4% 及 56.6%；半数受访者为全日制学生，占 50.0%，其次为党政机关、事业单位工作者，约占 20.7%；受访城市居民每月可支配收入集中在 1001～2000 元，占 34.1%，其次为 4001～8000 元和 2001～4000 元，分别约占 20.2% 和 20.0%。

受访农村居民中，男性 67 人，约占 33.3%，女性 134 人，约占 66.7%；绝大部分年龄在 20 岁及以下和 21～30 岁，分别占 26.9% 和 53.2%；多半数（63.2%）具有本科学历；具备医学教育背景的被调查者与不具备医学教育背景的被调查者分别占 53.7% 及 46.3%；多数受访者为全日制学生，占 69.7%，其次为公司职员，约占 6.5%；受访农村居民每月可支配收入集中在 1001～2000 元，占 44.8%，其次为 1000 元及以下，约占 33.3%（见表 6）。

表 6 受访城乡居民基本情况

分类	细项	城市		农村	
		频数（人）	百分比（%）	频数（人）	百分比（%）
合计	—	410	67.1	201	32.9
性别	男	144	35.1	67	33.3
	女	266	64.9	134	66.7

续表

分类	细项	城市		农村	
		频数(人)	百分比(%)	频数(人)	百分比(%)
年龄(岁)	20及以下	120	29.3	54	26.9
	21~30	112	27.3	107	53.2
	31~40	29	7.1	8	4.0
	41~50	88	21.5	23	11.4
	51~60	43	10.5	7	3.5
	60以上	18	4.4	2	1.0
学历	高中及以下	73	17.8	31	15.4
	大专	41	10.0	14	7.0
	本科	244	59.5	127	63.2
	研究生及以上	52	12.7	29	14.4
医学教育背景	有	178	43.4	108	53.7
	无	232	56.6	93	46.3
职业	党政机关、事业单位工作者	85	20.7	10	5.0
	公司管理者	17	4.2	1	0.5
	公司职员	27	6.6	13	6.5
	个体经营者	7	1.7	7	3.5
	农民	—	—	11	5.5
	自由职业者	24	5.9	6	3.0
	离退休人员	19	4.6	—	—
	全日制学生	205	50.0	140	69.7
	无业人员	5	1.2	5	2.5
	其他	21	5.1	8	4.0
月均可支配收入(元)	1000及以下	55	13.4	67	33.3
	1001~2000	140	34.2	90	44.8
	2001~4000	82	20.0	25	12.4
	4001~8000	83	20.2	11	5.5
	8001~12000	32	7.8	5	2.5
	12000以上	18	4.4	3	1.5
健康状况	非常不健康	5	1.2	1	0.5
	不健康	18	4.4	6	3.0
	一般	129	31.5	51	25.4
	健康	199	48.5	115	57.2
	非常健康	59	14.4	28	13.9

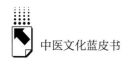

经分析，城市居民评价自身健康状况平均分为 3.7 分，农村居民平均分为 3.8 分，均介于一般及健康之间，农村居民健康自评稍好，二者无明显差异。城市居民的生命质量自评平均分为 3.9 分，农村居民为 3.8 分，城市居民稍好，二者无明显差异。

（二）城乡居民中医药文化认同情况对比

利用《城乡居民中医药文化认同现状调查研究》问卷中的量表部分对城乡居民中医药文化认同程度进行自评打分，其中理念、情感、行为三个维度分别从对内容与形式的理解认识、价值判断和情感倾向、行为倾向和行为表现三个方面（的平均分）来整体衡量被测居民对中医药文化的认同程度（即总分）。

经计算，城市居民在三个维度的平均分分别为理念 4.4 分、情感 4.3 分、行为 4.2 分，总平均分为 4.3 分；农村居民的理念为 4.3 分、情感为 4.2 分、行为为 4.0 分，总平均分为 4.2 分。在三个维度中城市居民得分均高于农村居民，说明城市居民对中医药文化的认同度整体高于农村居民，二者之间具有差异性，如图 7 所示。

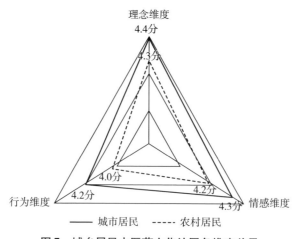

图 7　城乡居民中医药文化认同各维度差异

对受访城乡居民家人的中医药文化认同的调查显示，城市和农村居民的家人绝大部分对中医药文化均持认同或非常认同态度，分别占 87.5% 和

87.0%（见图8）。经分析，城乡居民的家人对中医药文化认同程度对受访者中医药文化认同各维度及总平均分的影响均有显著差异，可知，家人认同是影响居民中医药文化认同程度的影响因素之一。

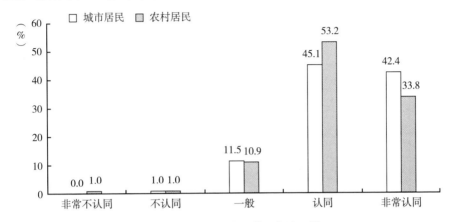

图8　城乡居民家人中医药文化认同情况

　　居民对中医药文化的认同程度或可影响其生病时治疗方式的选择。经分析，在常见病（感冒咳嗽、伤寒、关节炎）、皮肤疾病（脚气病、痤疮、湿疹）、心理疾病（抑郁症、失眠）、内科疾病（肝病、肾病、消化不良）、康复保健五类疾病的治疗方式选择中，城市居民首选中医药治疗的有常见病、皮肤疾病、康复保健三类，农村居民首选中医药治疗的有皮肤疾病、内科疾病与康复保健三类，但城乡居民的选择之间无显著差异。可以看出，城乡居民对中医药养生康复保健的作用均是非常认同的（如表7）。

表7　城乡居民对不同疾病治疗方式的选择情况

单位：%

疾病类型	城市居民			农村居民		
	中西医结合	西医	中医	中西医结合	西医	中医
常见病	35.6	24.9	39.5	33.3	42.8	23.9
皮肤疾病	29.3	23.9	46.8	29.4	34.3	36.3
心理疾病	40.7	24.9	34.4	40.3	33.8	25.9
内科疾病	42.4	18.3	39.3	34.3	21.4	44.3
康复保健	34.6	4.7	60.7	32.3	5.5	62.2

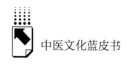

在居民中医药保健年花费方面，城乡之间有较显著的差异。农村居民中医服务年花费更少，花费在 1000 元以下的居民共占 84.5%，而城市居民中这一比例则是 71.2%。这与城乡居民对中医药文化认同程度的结果一致，说明对中医药文化认同程度越高，居民越有可能选择中医药服务，从而花费更高（如图 9）。

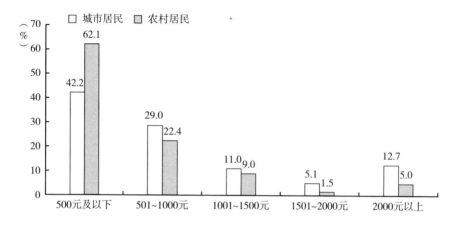

图9　城乡居民中医药保健年花费情况对比

此次新冠肺炎疫情期间，中医药参与疫情防治起到了重要作用，发挥了独特的优势。城乡居民中均有超过 90.0% 的受访居民表示在疫情期间对中医药文化的认同有所提升。

（三）基层医疗卫生机构中城乡居民中医药服务利用情况

为探究基层医疗卫生机构中中医药服务对城乡居民中医药文化认同程度的影响，以期进一步提升居民对中医药文化的认同程度，报告对城乡居民在基层医疗卫生机构获得中医药服务的情况进行了调查。城乡居民在"是否在基层医疗卫生机构中享受过中医服务（刮痧、拔罐、针灸、推拿等）"问题上，50.7% 的受访城市居民表示享受过，49.3% 表示未享受过；农村居民中仅有 37.8% 表示享受过，有多达 62.2% 的农村居民表示未享受过，城乡之间具有显著差异（如图 10 所示）。

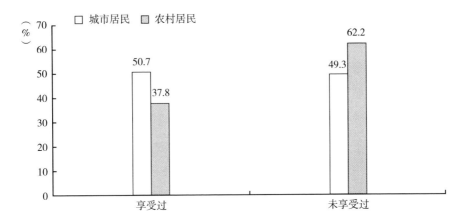

图10　城乡居民享受基层医疗卫生机构中医药服务情况对比

在"家庭医生是否会向您提供中医药服务（包括中医保健知识、刮痧、推拿、艾灸等）"问题中，有多数城市和农村居民均表示无家庭医生，分别占70.2%和68.1%，其次回答为"家庭医生会提供服务"者分别为23.7%和24.9%，经分析，城乡之间无显著差异（见图11）。

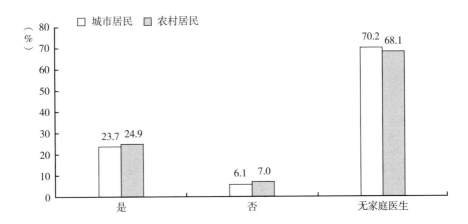

图11　城乡居民的家庭医生提供中医药服务情况对比

在"基层医疗卫生机构中推广中医药服务的现状程度"方面，经分析，城乡居民无显著差异，但均有约半数的居民选择程度一般，分别为49.3%及51.8%（见图12）。

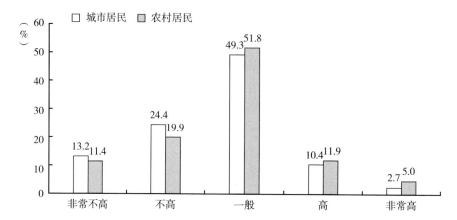

图12 城乡居民基层医疗卫生机构推广中医药服务程度对比

在"平时获取中医服务是否便利"方面，城乡居民仍均无显著差异，但城市居民选择"非常方便"或"方便"的人数比例较农村居民高，分别为45.1%和37.3%（见图13）。

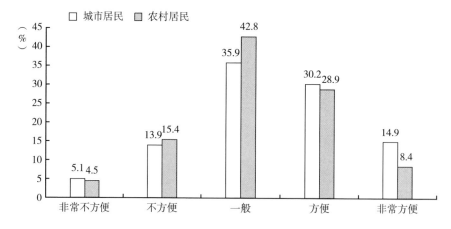

图13 城乡居民获得中医药服务便利性情况对比

总体来说，基层医疗卫生机构中医药服务利用情况对城乡居民中医药文化认同程度具有较大的影响。在基层医疗卫生机构中享受过中医药服务的城市居民有机会了解中医药、亲身体会到中医药服务的效果，这是促进城乡居民对中医药文化认同程度提升的显著性因素。在其他方面虽在统计学上无明显差异，但仍有可能因城市医疗卫生资源分布较集中、医疗水平较高、居民就医便利性较高等导致城市居民对中医药文化的认同程度高于农村居民。从程度集中度上来看，城乡居民对基层医疗卫生机构中医药服务的了解或认可度及可及性尚不满意，基层中医药服务发展仍有较大的提升空间。

五　结论与建议

（一）结论

总体上来看，大多数人对中医药文化保持认同，且积极主动地通过各种途径获取中医药知识和信息，信任中医药的形式和疗效，但是行为层面上的能动性较差，在中西医皆有疗效的疾病上，多数人还是会首选西医和中西医结合治疗，对中医的选择倾向于慢性病的控制和管理、健康保健的落实和实施，大家理解的中医药适用有一定程度的受限。

基层的中医药文化普及没有达到理想状态，基层医疗机构很少提供中医药服务，缺少足够的使用积极性，获取中医药服务受到可及性的限制，总体来说，基层的中医药资源呈现不足，对中医药文化的普及率还有待提升。同时，基层的中医药文化普及和中医药文化认同度密切相关，提高基层中医药资源覆盖度和技术水平是关键。

结合维度数据和各条目得分可以看出，行为维度的得分最低，大多数人对中医在情感和理念上保持认同的态度，但中医并不是其首选方式，在中医药文化诉求上的能动性较差。如何赋予中医药文化更多的文化意义和价值观念，促进受众对中医药文化的互动和交流，增强中医药文化的认同，从而带动对中医的行为倾向是目前所面临的主要问题。结合维度来看，疫情期间，中医药的认同度有了明显提升，保持和更好地发展中医药应该落实到中医药的行为选择上来。

城乡居民对中医药文化的认同程度存在较大差异，导致差异的可能原因

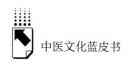

具体可分为以下几个方面：一是年龄、学历、医学教育背景、职业、健康状况等影响居民学识和认识及医疗卫生知识储备的基础性因素；二是家庭对中医药的评价氛围、居民收入等潜移默化的环境性因素；三是所在地区基层医疗卫生机构中医疗资源配置、获得资源的可及性等政策性因素。对中医药文化认同的不同程度可使居民在选择疾病治疗方式上有所偏好，从而使中医药服务医疗费用支出有差别。

总体来说，城乡居民对中医药文化认同程度较好，农村居民中医药文化认同程度仍有提升空间，基层医疗卫生机构中医药服务发展提升空间较大。此外，中医药在抗击新冠肺炎疫情中的突出表现是提升居民对中医药认同的良好契机。

（二）建议

1. 加强中医药文化全民教育

中医药是中华民族的瑰宝，是打开中华文明宝库的钥匙[1]。2020年5月21日召开的全国两会中，"凝聚中医力量，决胜全面小康"是中医药各界代表的共识。两会中，共有80余份关于中医药的提案，涉及人才培养、应急管理、立法、专利商标、新药审批、经方传承、药材种植、建设示范区等各个方面，充分说明了现今是中医药事业发展的大好时机。中医药的发展，离不开环境的培育，提升全民中医药素养、加强民众对中医药发展的道路自信、中医药基础理论自信、中医药纳入医保制度自信及中医药传统文化自信是发展中医药事业的环境基础。通过开展普适性的中医药文化全民健康宣传教育、抓好青少年儿童传统文化教育、把握好中医药人才的培养方向、扶持好公共卫生领域中医药方向的发展道路，或可将居民中医药文化认同提升到一个新的台阶。可利用大众媒体加强舆论引导、出版通俗易懂的科普读物、将中医药教育纳入义务教育阶段必修课、开展以家庭为单位

---

[1] 《习近平致中国中医科学院成立60周年贺信》，中国共产党新闻网：http：//jhsjk. people. cn/article/27963702，最后检索时间：2020年6月20日。

的家庭医生宣教等[①]。

2. 加强对基层医疗卫生机构中医药医疗资源的政策扶持

基层医疗卫生机构中医药服务在城乡之间仍有较大的差距，主要体现在人力资源配置、中医药适宜技术推广、医疗资源分配等方面，无法充分发挥中医药"简、便、廉、验"的特点。基层医疗卫生机构中开展中医药服务对中医药的普及能起到良好的推动作用。地区可通过医院带动基层发展，提供针对性的帮扶指导，定期定时委派专人进基层、扶基层、稳基层，开展成体系的专业培训，缩小城乡之间中医药人力资源配置的差距；通过鼓励创新创业，研发更具便携性的中药制剂，减轻患者处理负担；进一步合理调整中医药纳入医保的比例和种类、充分发挥"兜底"功能；在"三支一扶"工作中结合当地特色开展医疗扶贫服务，通过经济发展带动地区内的中医药发展和文化传播；还可以推动将中医药纳入公共卫生应急管理体系，为基层卫生防控工作多增一道防线。

---

① 罗中华、云立新、张翔等：《甘肃省居民中医药认同状况调查》，《医学与社会》2017 年第 1 期，第 35～37、43 页。

社会医疗篇

Social Medicine

B.12
中医药在公共卫生事件中的作用
及参与应急管理的建议

王鸿蕴　贺　楠　张欣雨　杨　子　李瑞锋*

摘　要： 本文从新型冠状病毒肺炎疫情暴发以来的政策、诊疗方案、
诊疗效果等角度总结中医药抗击新冠肺炎疫情的阶段性成果
与经验。作为典型的突发性公共卫生事件，中医医疗服务在
疫情防控中的作用达到历史新高，本文分析中医药抗击疫情
的历史经验，结合本次新型冠状病毒肺炎疫情期间中医药参
与防控的优势及贡献，提出中医药参与重大疫情防控应急管

---

* 王鸿蕴，北京中医药大学管理学院科研办助理研究员；贺楠，北京中医药大学管理学院硕士
研究生，研究方向：中医药政策与管理；张欣雨，北京中医药大学管理学院硕士研究生，研
究方向：中医药政策与管理；杨子，北京中医药大学管理学院硕士研究生，研究方向：中医
药政策与管理；李瑞锋，管理学博士，北京中医药大学管理学院院长，教授，研究方向：中
医药政策与管理。

理的政策建议，致力于将中医药更好地、全面地纳入我国应急管理体系。

关键词： 中医药　新冠肺炎疫情　应急管理

自 2019 年 12 月我国出现新型冠状病毒肺炎疫情以来，感染病例数迅速增加，可以说此次疫情是新中国成立以来我国发生范围最广、传播速度最快、最难控制的流行性传染病。根据国家卫生健康委员会（简称"国家卫健委"）公开发布的数据，截至 2020 年 6 月 1 日，我国 31 个（不包括港、澳、台）省（自治区、直辖市）和新疆生产建设兵团累计报告确诊病例 83022 例，累计治愈出院 78315 例，累计死亡 4634 例，现有确诊病例 73 例（3 例重症）。境外输入累计确诊病例达 1761 例，累计治愈出院 1698 例，无死亡病例，现有确诊 63 例。

疫情发生以来，我国始终以提高治愈率、降低感染率和死亡率作为疫情防控的重中之重，坚持中西医结合救治。习近平总书记在各地调研时多次表示在疫情防控过程中应该"不断优化诊疗方案、坚持中西医结合""加强医疗救治、坚持中西医并重"，并多次在公开场合肯定中医药在此次疫情中发挥的重要作用。

中医药能够有效地缓解病情，对轻型、普通型病人的诊疗方面有明显的优势，能够提高治愈率、降低死亡率、提升患者满意度，这一出色的成绩也使得海内外纷纷将目光转向中医药抗疫活动。世卫组织总干事谭德塞也曾在德国慕尼黑安全会议上公开称"中国为世界防控疫情赢得了时间"。当疫情在全球范围内暴发时，我国医疗专家携带大量的医疗物资前往意大利、伊拉克等国家进行援助。我国也在第一时间为在外求学的学子送去了祖国的温暖，其中就包括连花清瘟胶囊/颗粒和金花清感颗粒。

中医药是中华民族文化的结晶，是 5000 多年的国之瑰宝，副作用小、便宜、疗效较好使其赢得了国内外中医爱好者的广泛认可。此次，中医及我

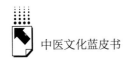

国富有特色的藏医、蒙医、苗医等传统医学一同参与了我国新冠肺炎疫情的防治工作，凭借其优势和特色在控制疫情和诊疗疾病方面发挥了巨大的作用。

一　中医药参与抗击新冠肺炎疫情的现状

此次新冠肺炎疫情期间，中医药在抗击疫情中发挥了显著作用，不仅凸显了中医药在抗击传染病中治愈率高、愈后疗效好、后遗症少等特点，还在抗击新冠肺炎疫情的"中国经验"中形成了独特的一面，引起国内外广泛关注，同时为中医药参与我国突发公共卫生事件的防治起到良好的推动作用。

（一）中医药参与防治的政策推动

为有效应对疫情，自 2019 年 12 月湖北省武汉市疾病控制中心监测到不明原因肺炎病例起，国家卫健委先后共发布了七版诊疗方案，并将新冠肺炎按甲类传染病进行管理。2020 年 1 月 19～23 日，全国共 26 个省（区、市）公布了本地区第一例新冠肺炎确诊患者。1 月 22 日，国家卫健委及国家中医药管理局《关于印发新型冠状病毒感染的肺炎诊疗方案（试行第三版）的通知》中，首次系统介绍了该传染病的中医病因、病机及诊疗意见①。在该方案基础上，各省、自治区、直辖市根据当地的病情、气候特点及人群体质类型，分别制订了针对性较强的诊疗方案。此后，在国家卫健委印发第四版至第七版诊疗方案的通知中，均特别提及"各有关医疗机构要在医疗救治工作中积极发挥中医药作用，加强中西医结合……促进医疗救治取得良好效果"，充分说明了中央对中医药参与疫情防控工作的高度重视。

1 月 27 日，由国家中医药管理局启动的应急项目在河北、陕西、黑龙江和山西四个省份的定点医院展开，对利用"清肺排毒汤"进行临床救治

---

① 国家卫生健康委员会、国家中医药管理局：《关于印发新型冠状病毒感染的肺炎诊疗方案（试行第三版）的通知》，http：//www. nhc. gov. cn/yzygj/s7653p/202001/f492c9153ea9437bb587ce2ffcbee1fa. shtml，最后检索时间：2020 年 6 月 20 日。

的疗效进行观察，结果显示：四省共214例确诊患者临床救治的总有效率达90%以上。在此临床疗效基础上，国家中医药管理局与国家卫健委于2月6日联合发文推荐在全国中西医结合救治新冠肺炎患者过程中使用"清肺排毒汤"①，该方不仅适用于轻症患者，在普通型和重症患者甚至危重症患者中仍能根据情况合理使用，在之后的治疗中，此方也是使用最为频繁的方剂，全国共有28个省（区、市）使用了该方。该方也被纳入第六版、第七版诊疗方案，并作为通用方剂。由此可见，中医药在疫情防控中的作用得到高度重视。此外，在2月19日国家卫健委发布的《新型冠状病毒肺炎诊疗方案（试行第六版）》中，临床用药除了推荐"清肺排毒汤"外，还增加了适用于重型、危重型的中成药（包括中药注射剂），如血必净注射液、生脉注射液、醒脑静注射液等。

疫情暴发后，在国家中医药管理局的总体调动和指挥下，我国分别组建了5支国家医疗队前往武汉进行支援。根据国务院新闻办公室2020年3月23日新闻发布会文字实录，全国共有4900余名中医药人员先后驰援湖北，约占援鄂医护人员总数的13%。

随着我国疫情发展逐渐趋于平稳，考虑到很多患者治愈出院后更好地康复，国家卫健委联合国家中医药管理局于2月23日发布《新型冠状病毒肺炎恢复期中医康复指导建议（试行）》，从愈后推荐中药、中医适宜技术、膳食指导三个方面提出参考建议。在中药治疗方面，提出了肺脾气虚证和气阴两虚证的推荐方剂以及用法用量；在中医适宜技术方面，提出了艾灸疗法、经穴推拿、耳穴压豆、刮痧、拔罐、针刺疗法等常用的选穴和配穴以及相应的治疗功效等。在膳食指导方面，充分发挥中医药药食同源的优势，根据食物属性和患者情况，针对咽干、食欲不振、便秘、失眠等常见症状提出了饮食方案。

充分发挥中医药的特色优势。5月13日，国家卫健委、国家中医药管

---

① 倪国辉、王勇刚：《陕西：发挥中医药在疫情防控中的作用》，《中国中医药报》2020年2月6日。

理局、国家医疗保障局和民政部等部门联合发布《新冠肺炎出院患者主要功能障碍康复治疗方案》，明确康复治疗原则。以重症、危重症患者为重点康复人群，对不同病情、不同功能障碍的患者采取个体化康复治疗措施，突出了治未病思想和辨证论治原则，明确了中医康复治疗方案并给出基础方剂和中医适宜技术规范。

总的来说，中西医结合治疗新冠肺炎的诊疗方案是抗疫中国方案的重要特色和优势，也是"中国经验"的主要特点之一。

（二）各省份中医药参与防治政策推动

根据各省（区、市）卫健委官方公布的信息，在2020年1月23日武汉市采取封城措施之前，共有28个省（区、市）报告了第一例确诊病例，其中，只有天津市、陕西省等少数省份发布了专门的中医药防控相关政策文件（见图1）；在2月17日全国中医药诊疗省级相关政策文件增加至17个，当时确诊病例达到最大值，为58097人；3月15日全国省（区、市）发布了中医药诊疗相关政策文件共有29个，当时确诊病例首次降至1万人以下。

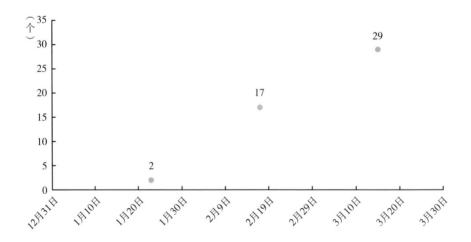

图1　发布中医药诊疗相关政策文件省份数量

资料来源：各省卫生健康委员会官方网站。

截至 5 月 1 日，31 个省（区、市）的省级专家组中均有中医专家参与。其中，26 个省（区、市）和新疆生产建设兵团单独设立了省级中医药专家组，29 个省（区、市）参照国家诊疗方案并结合本地疫情实际情况制订了省级中医治疗方案。

（三）各省份诊疗方案推荐中药情况

在此次抗疫中，中医药经筛选出的"三药三方"发挥了重要作用。"三药"是指三种在前期均已审批上市的药物，包括金花清感颗粒、连花清瘟颗粒/胶囊、血必净注射液。这三种药物在治疗轻型、普通型新冠肺炎患者、缓解发热、咳嗽、发力症状等方面均有显著疗效。"三方"是指清肺排毒汤、化湿败毒方、宣肺败毒方 3 个方剂，这 3 种方剂在阻断病情发展、改善症状特别是缩短病程方面有良好的效果。"三药三方"在各省诊疗方案中也被多次提及并应用。

对各地发布的中医诊疗方案中涉及的中药、中成药、中药方剂以及适应证型进行统计，总结规律。根据黄浪浪等[①]对 2 月 25 日前国家和 29 个省（区、市）卫健委以及中医药管理局发布的最新版中医药诊疗方案进行信息提取，在收集到的 285 个治疗新冠肺炎的处方中，使用频次排列前 22 位的药物包括甘草、苦杏仁、茯苓等（见表 1）。

根据洪炳杰等[②]对 2020 年 2 月 20 日前国家和各省（区、市）卫健委及中医药管理局发布的中医药诊疗方案进行信息提取，从纳入诊疗方案的情况来看，共有 307 种中成药被纳入方案，频次排在前 21 位的中成药中注射液类剂型最多，共有 7 种（见表 2）；共有 235 种方剂纳入诊疗方案，频次排在前 24 位的方剂中，有 5 种出自《伤寒论》，4 种出自《温病条辨》（见表 3）。

---

① 黄浪浪、王建安、魏琦、徐驲、刘中勇：《基于"三因制宜"的全国各省区中医药防治新型冠状病毒肺炎用药规律探析》，《中药材》2020 年第 5 期，第 1~11 页。

② 洪炳杰、陈晓彤：《新型冠状病毒肺炎各地中医药诊疗方案的中医证素分布与遣方用药规律分析》，《辽宁中医杂志》2020 年第 3 期，第 109~112 页。

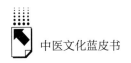

表1　处方中使用频次前22位的中药

序号	中药名称	频次	序号	中药名称	频次
1	甘草	114	12	麻黄	85
2	苦杏仁	93	13	黄芪	82
3	茯苓	80	14	厚朴	80
4	藿香	79	15	薏苡仁	72
5	连翘	71	16	芦根	68
6	陈皮	71	17	法半夏	67
7	黄芩	70	18	草果	64
8	苍术	65	19	麦冬	60
9	桔梗	64	20	生姜	60
10	石膏	62	21	柴胡	57
11	金银花	60	22	防风	52

表2　纳入方案的新冠肺炎治疗中成药分布（前21位）

单位：%

中成药	频次（百分比）	中成药	频次（百分比）
血必净注射液	35(7.7)	防风通圣丸（颗粒）	10(2.2)
安宫牛黄丸	30(6.5)	热毒宁注射液	9(2.0)
藿香正气类	26(5.7)	紫雪类	9(2.0)
连花清瘟颗粒/胶囊	26(5.7)	金莲清热泡腾片	8(1.8)
生脉注射液	22(4.8)	清开灵类	8(1.8)
苏合香丸	22(4.8)	抗病毒口服液（颗粒）	7(1.5)
参附注射液	20(4.4)	蓝芩口服液	6(1.3)
喜炎平注射液	16(3.5)	补肺活血胶囊	5(1.1)
金花清感颗粒	14(3.1)	醒脑静注射液	5(1.1)
疏风解毒胶囊（颗粒）	13(2.8)	至宝丹	5(1.1)
痰热清注射液（胶囊）	11(2.4)	合计	307(67.3)

表3　纳入方案的新冠肺炎治疗方剂分布（前24位）

单位：%

方剂名称	出处	频次（百分比）	方剂名称	出处	频次（百分比）
自拟方		65（20.3）	小柴胡汤	《伤寒论》	6（1.9）
麻杏石甘汤	《伤寒论》	20（6.3）	甘露消毒丹	《医效秘传》	5（1.6）
升降散	《伤寒温疫条辨》	17（5.3）	千金苇茎汤	《外台秘要》	4（1.3）
达原饮	《温疫论》	13（4.1）	桑菊饮	《温病条辨》	4（1.3）
藿朴夏苓汤	《医原》	12（3.8）	四逆加人参汤	《伤寒论》	4（1.3）
宣白承气汤	《温病条辨》	12（3.8）	竹叶石膏汤	《伤寒论》	4（1.3）
银翘散	《温病条辨》	12（3.8）	白虎汤	《伤寒论》	3（1.3）
麻杏薏甘汤	《金匮要略》	10（3.1）	荆防败毒散	《摄生众妙方》	3（0.9）
解毒活血汤	《医林改错》	7（2.2）	六君子汤	《医学正传》	3（0.9）
清瘟败毒饮	《疫疹一得》	7（2.2）	生脉散	《医学启源》	3（0.9）
参附汤	《正体类要》	6（1.9）	香砂六君子汤	《古今名医方论》	3（0.9）
黄连解毒汤	《肘后备急方》	6（1.9）			
三仁汤	《温病条辨》	6（1.9）	合计		235（74.2）

（四）各省份中医药参与防治的效果

截至2020年3月23日，全国累计确诊病例中共有74187人使用中医药进行治疗，中医药使用率高达91.5%。其中，湖北省61449人接受中医药治疗，占湖北确诊人数的90.6%，总有效率达90%以上。同时，中医药对早期轻症患者和恢复期患者的病情起到很好的稳定效果，有效降低了转重率和复阳率；对重症、危重症患者使用中西医结合的治疗手段，有效缩短了治愈时间，缓解患者新冠肺炎症状，提高治愈率并降低死亡率。从中医药治疗的效果来看，主要体现在三个方面：在武昌社区进行的寒湿疫方（武汉抗疫方）干预中，轻症患者无一转重；重症定点医院开展的研究显示，中医汤剂组的死亡率下降了82.2%；使用中医综合干预相较于未接受干预的人员，出院后的复阳率显著降低①。

各省份卫健委及中医药管理局公布的数据显示，截至5月1日，共有

---

① 仝小林：《中医抗疫三项新成果》，《世界中医药》2020年第8期，第1191页。

29个省（区、市）公布了中医药救治新冠肺炎患者的参与率及治愈率等数据，其中28个省（区、市）中医药参与率均超过90%，更有3个省份做到了中医药全程参与、全员受益（见表4）。

表4　全国29个省（区、市）中医药参与治疗新冠肺炎情况

单位：%

省（区、市）	公布时间	中医药参与率	中医药治愈率
北　京	2020年4月24日	87.9	94.7
天　津	2020年3月3日	99.0	91.2
河　北	2020年2月25日	97.1	
辽　宁	2020年2月21日	93.0	82.6
上　海	2020年3月22日	92.0	
江　苏	2020年2月19日	91.1	
浙　江	2020年2月16日	96.9	
福　建	2020年3月7日	100.0	
山　东	2020年3月1日	98.0	
广　东	2020年2月20日	93.5	89.0
海　南	2020年2月16日	93.0	
山　西	2020年2月27日	99.2	98.5
吉　林	2020年2月25日	100.0	
黑龙江	2020年2月18日	98.3	
安　徽	2020年2月14日	96.8	89.4
江　西	2020年2月28日	97.9	96.9
河　南	2020年2月27日	98.7	99.2
湖　北	2020年3月24日	90.6	90.0
湖　南	2020年2月27日	100.0	
四　川	2020年2月24日	93.2	
重　庆	2020年3月17日	92.5	
贵　州	2020年2月25日	94.5	
云　南	2020年3月5日	96.6	
陕　西	2020年3月4日	93.5	
甘　肃	2020年3月2日	97.8	95.5
青　海	2020年2月18日	94.4	
宁　夏	2020年3月11日	98.6	
广　西	2020年3月4日	97.6	97.6
内蒙古	2020年3月12日	98.7（蒙中医药）	

注：西藏和新疆没有得到相关数据。

资料来源：国家卫健委官方网站。

二 新冠肺炎疫情防控中中医药发挥的作用

疫情暴发之初，国家领导人曾多次强调要积极发挥中医药作用，坚持中西医相结合。中医药的较早介入和充分发挥防治传染病的优势特色对疫情防控起到了举足轻重的作用。

（一）中医药抗疫历史悠久，治疗理念自成体系

中医药参与传染病疫情防治的历史可追溯至 2000 多年前的西汉，根据史料记载，到 1949 年之前共发生过 500 余次疫情，这期间中医药都有效地控制了疫情的蔓延和发展。《素问遗篇·刺法论》、《内经》和《伤寒杂病论》等多部中医著作中都记录着对传染性疾病的认识和治疗措施，认为防控需要加强自身的抗病能力并将传染源隔离。中医的核心思想包括"整体观念"和"辨证施治"，认为"正气存内，邪不可干"。中医治疗中，有"辨病"和"辨证"，多依据"证候"；而西医则注重对新型冠状病毒在蛋白质、基因等分子水平的研究。但就新出现的不明原因引发的传染病来说，人类对病毒的认知几乎为零，且很难在短时间内对其有深入地认识，因此，治疗依据来源于"证候"，且能够对病程所有阶段进行快速有效的治疗，是中医治疗新发传染病的一大优势。

古人防治疫病常有四方面：辟瘟、净秽、普济、辨治，是一个从预防到重点施治的全过程。另外，中医将致病因素分为六淫和五邪，六淫即是由风、寒、暑、湿、燥、火这六气在异常状态下转化而来的，是外感病邪的统称。当人的机体不能与六气相适应时，六气将转化为能致病的六淫，也就是说人体发病与时节和地域有关，所以中医在了解病证时会就气候、地理位置等自然环境进行综合分析并以"扶正祛邪"为原则制订方案。此次新冠肺炎疫情，中医通过对大量病例的分析得出其属"寒疫""湿疫"，决定使用清肺排毒汤等方剂进行治疗，效果颇为显著。同时，中医认为即使是同一种病，不同的体质，其发病类型也不尽相同。

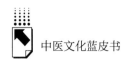

体质是中医治疗过程中不可忽略的因素，因此"一人一辨证，一人一汤药"的诊疗方式多次被提及和应用。

（二）中医药的全面参与可将防控关口进一步前移，并全程发挥作用

相较于非典时期中医药的介入，此次疫情防控，中医药介入时间较早、介入程度较深，但仍非第一时间介入。一些专家在采访中提到，中医药应该在疫情发生的最早时期就参与进来，这也体现了中医的"治未病"思想。"治未病"思想主要包括：未病先防、既病防变和病愈防复，强调"防"这一概念，即在事情或危机发生前就应做好相应的预防手段。在患者症状较轻时，中医若能够及时介入，提高患者自身的正气、抵挡外邪入侵，可降低病情加重的风险。事实证明，中医在调节人体平衡、缩短病程方面有重要的作用。在轻症时期，以宣肺透邪的方法平稳退热、化痰平喘，防止邪气的深入，稳定多变的病情，降低病情转重的风险；危重症时期，通腑卸浊，稳定血氧饱和度，减少抗生素和激素的使用；恢复期时，服用活血化瘀、益气养阴的中药，能够有效恢复和提高脏器组织的功能和自身免疫能力。

中医药抗疫的防控关口前移，不仅应在患者的疾病治疗过程中体现，而且应在就医过程中得到体现，将"辨证施治"下放至基层医疗卫生机构。此次疫情防控中较为突出的"武昌模式"就将防控关口前移至社区，以中医定性，用通治方治病，从基层阻断疫情的发展，体现了基层医疗机构在突发公共卫生事件防治中的重要作用。

（三）中医药治疗方式和手段多样，从身心等多方面进行调节

中国传统医学在漫长的发展历史中形成了极具特色的诊疗方法，传统的中医疗法除了按照中药组方配伍制成汤剂、散剂等内服用药达到诊疗和保健作用之外，还通过针刺、推拿、艾灸等特色的外用疗法调节人体阴阳的平衡，从而达到祛邪治病、保健强身的目的。同时，传统的中医药还将情志与人体健康状况相联系，中医认为情志能够影响人体健康的思想最早可追溯到

春秋战国前，《素问·阴阳应象大论》曰："人有五脏化五气，以生喜、怒、悲、忧、恐"。另有怒、喜、思、悲、恐为五志，肝"在志为怒"、心"在志为喜"、脾"在志为思"、肺"在志为悲"、肾"在志为恐"的说法。七情，即喜、怒、忧、思、悲、恐、惊七种情志变化。五志七情合称为情志，其生克、乘侮、胜复、制化的规律，构成了中医学的情志学说。[①] 此次疫情过程中，针对民众表现出紧张、焦急的情绪问题，多地相应开展了心理危机干预和疏导工作。江夏方舱医院、定点中医医院以及其他部分中医介入的病区还由医护人员带领患者进行八段锦、五禽戏的锻炼，通过体育锻炼、心理治疗等多种手段，可以缩短病程、提高患者的治愈效果。疫情期间，无论是外治法、内治法还是情志干预的手段，都体现了中医多种形式的诊疗方法在疫情防控及临床实践中有着重要的指导意义。

（四）中西医结合治疗效果最佳

在 2003 年非典期间，中西医结合治疗 SARS 的方式得到了世界卫生组织专家的肯定。西医多以靶向治疗为主，目标精确且单一，着重攻克疾病的源头，但易产生组织器官损伤，在未明确病原体时使用激素抑制症状极易产生副作用，例如非典患者后遗症多为股骨头坏死，严重影响生活质量。中医遵循"整体观念"的诊疗思想，目标为人体整体的和谐，通过脏腑之间的关系着重调节人体整体的平衡状态。因此，基于中西医对疾病认识的角度不同，虽然两者会在治病手段、治疗效果方面存在差异，但最终能够取得互补的效果。

2003 年非典救治中得出的经验之一即为中西医并重治疗效果最佳。非典期间，我国大部分地区采用中西医结合方式治疗，死亡率较低，为5.96%，在应用中医药更普遍的广州，死亡率则更低，仅为 3.77%[②]。中西

---

① 张辉、张先庚、王红艳等：《五行音乐疗法在中医情志护理的应用》，《中国疗养医学》2014 年第 12 期，第 1077～1079 页。

② 肖小河、金城、王伽伯等：《中西医结合抗击 SARS 的机遇与挑战》，《解放军药学学报》2003 年第 4 期，第 311～313 页。

医结合治疗在缩短平均发热时间和促进肺部炎症吸收方面，凸显其独特的作用，同时，在改善免疫系统功能、降低副作用、减少抗生素使用、激发机体自身防御能力等方面的优势是西医治疗所不能替代的。与SARS疫情防控相同的是，此次新冠肺炎疫情中，呆春阳等①对中西医结合治疗新冠肺炎疗效的评价也得出了中西医结合治疗较单纯西医治疗有效、症状改善较快等结论。此次，武汉两家中医定点医院均采用中西医结合的治疗方法，在这两家中西医结合医院治愈的23例患者，都接受了中西医结合的治疗方案，其治愈和减少转重的效果明显优于其他医疗机构，可见，中西医结合治疗在本次疫情中发挥着极大的积极作用。专家指出，中医在改善症状、提高机体免疫功能等方面可以发挥重要作用，中西医治疗手段并行，能够为新冠肺炎的治疗提供双重保障，不仅提高了治疗效果，还降低了治疗费用。

三　中医药参与重大疫情防控应急管理的政策建议

《中华人民共和国突发事件应对法》对突发事件的定义是："突然发生，造成或者可能造成严重社会危害，需要采取应急处置措施予以应对的自然灾害、事故灾害、公共卫生事件和社会安全事件"。按照社会危害程度、影响范围等因素，自然灾害、事故灾难、公共卫生事件分为特别重大、重大、较大和一般四级。法律、行政法规或者国务院另有规定的，从其规定②。其中，突发公共卫生事件是指"突然发生，造成或者可能造成社会公众健康严重损害的重大传染病疫情、群体性不明原因疾病、重大食物和职业中毒以及其他严重影响公众健康的事件"③。突发事件具有三个基本特点，即"突发性和紧迫性""不确定性""危害性"④。突发事件的预防、处理和事后恢

---

① 呆春阳、宋昌梅、付燕来、张晋：《中西医结合治疗新型冠状病毒肺炎疗效的系统评价》，《陕西中医药大学学报》，第1~9页。
② 摘自《中华人民共和国突发事件应对法》第一章第三条。
③ 摘自《突发公共卫生事件应急条例》第一章第二条。
④ 薛鹏、王艳、陈永红：《"创新升级"背景下应急管理的政府责任探究：一个协作整合思路》，《青海社会科学》2017年第5期，第120~127页。

复由中央和地方各级政府共同应对，各层级政府承担不同的责任，最大限度地降低突发事件带来的损失，有效保障人民权益。此次新型冠状病毒肺炎疫情是新中国成立以来发生的波及范围最广、传播速度最快、防控难度也最大的、典型的突发公共卫生事件，以下从应急管理的角度提出中医医疗服务抗击疫情的政策建议。

（一）加大中医药应对突发公共卫生事件科研投入，提升防疫能力

中医药在我国疫情防控中发挥了重要作用。新冠肺炎疫情发生以来，我国第一时间启动疫苗研发计划，与此同时全国范围内的高校、科研机构等也都迅速行动起来，分别在诊疗药物、疫苗研制、诊疗方案、应急体系完善等方面进行攻关。值得注意的是，中医药诊疗相关的内容直至国家卫健委发布《新型冠状病毒感染的肺炎诊疗方案（试行第三版）》，才正式由官方编入国家诊疗方案，在接下来的第四到第七版诊疗方案中不断地进行整合与完善。中国临床试验注册中心数据显示，截至 2020 年 5 月 21 日 0 时 40 分，在《新型冠状病毒肺炎诊疗方案（试行第七版）》中成药开展的临床试验中，与新型冠状病毒肺炎有关的临床研究项目已高达 666 项。然而与治疗新冠肺炎有关的中医相关临床试验研究只有 71 项，仅占所有临床研究项目的 10.67%[①]。

在面对突发公共卫生事件时，应注重中医药第一时间参与应对突发公共卫生事件的科研攻关，总结和归纳确诊患者的中医临床特征及其病情的演变规律，分析中医药治疗的优势及特色，及时总结经验，不断优化完善疫情防控的中西医结合诊疗方案。同时，疾病防控、应急管理、中医药管理等政府机构和部门也需要调整科研经费投入重点，增加对中医药应急管理、中医药诊疗方案相关内容的科研投入，通过不断地试验和研究，结合老一辈中医大家的经验和成果，尽早地将中医药"治未病""望闻问切""辨证施治""天人合一"等理念应用于疫情初期的预防、患病期间的诊疗及康复期间的保健等重要环节。

---

① 数据来自中国临床试验注册中心。

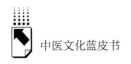
（二）加强中医医疗机构与其他机构的协作，发挥疫情防控协同作用

在地方政府的统筹下，各级中医药主管部门应该协调好中医医疗机构与当地综合医院、疾病预防控制中心的资源整合与联动，不仅需要在疾病的预防、控制和治疗阶段加强协作，还应注重日常的合作。在各级政府成立的疫情防控工作小组中，全面提高中医药管理人员及医务人员的参与率，从而让各卫生机构对中医药的优势和特长有更深入和充分地了解，使中医药更好地融入疫情防控工作中。另外，中医医疗机构应被充分纳入应急管理体系中，在制定突发公共卫生事件应急预案时应将中医药作为和西医同等重要的治疗手段纳入其中，让中医医疗机构第一时间加入各层级医疗机构的疫情防控工作中，而非在疫情发生后将中医药作为补充手段纳入防控系统。同时，中医医疗机构应在突发公共卫生事件发展的全过程发挥作用，与其他综合医院和疾病预防控制机构建立有效的联动机制，进行多次演练，提升协同效果。必要时，各级各类医疗机构间可开展突发事件相关内容的全员培训与学习，相互学习、取长补短、协同合作。另外，中医专家与西医专家应当针对疫情共同制订中西医结合的诊疗方案，充分发挥中医药的优势，最大程度提高救治效果。

（三）努力提高中医医疗服务应对突发公共卫生事件的能力，并及时进行总结

此次疫情期间，中医药服务的参与度达到历史新高。回顾抗疫过程，我们发现疫情暴发之初，各地卫生管理部门对中医药参与应急管理的时间、速度及中医药参与度均有所差异。据3月底国务院联防联控机制发布会上的统计数据，全国范围内只有97家中医医疗机构作为定点救治医院参与了救治工作，这个数字显然不能匹配当时的确诊患者数。在今后的突发公共卫生事件中，应吸取此次"江夏方舱医院"的经验，鼓励中医药在疫情防控中独当一面且参与到各病区的治疗中。同时，中医类医疗机构自身也应该提高突

发公共卫生事件的应对能力，一方面，要对医务人员进行有中医理论和特色的抗疫常规培训并进行有效演练，提高其防范意识和中医应急水平，对公众进行中医防疫知识科普，提高居民健康素养，提升居民自我参与度，树立起自我健康管理的理念。另一方面，危机之时也是考验责任与担当之时，各地政府应保证治疗方剂所需中药材以及其他相关中医药物资的及时补充以满足治疗需要，能够使常见的中药材、中药饮片满足疫情期间的灵活调动与使用，增强中医医疗服务在应急反应中的能力。

（四）加强国际沟通与协作，推广中西医结合应急管理经验

中医药凭借其"辨证论治"的治疗理念和千百年来抗击疫情过程中积累的经验，在此次疫情防控的全过程中发挥着不可或缺的作用，成为抗疫"中国经验"中的亮点之一，受到国际上的广泛关注，对国际疫情控制具有参考意义。虽然中医治疗效果仍未受到广泛认可，但此次疫情过程中的多项研究结果明确显示，中西医结合的治疗方式能够有效降低死亡率，是提高治疗效果的有力手段。在国内疫情趋于平稳之时，我国先后向意大利等国派遣包含中医专家的医疗队进行援助，更有多国许可上市连花清瘟胶囊，中医药在国际疫情战场上不断取得新的突破。

作为最大的发展中国家，在突发公共卫生事件，尤其是不明原因引起的疫情面前，中国愿意并且有能力向国际社会提供中国经验，贡献中国力量，将中西医结合的诊疗手段带向国际舞台，展现中医药在卫生应急工作中独一无二的作用。同时，各国也应意识到人类命运共同体的重要性，加强各国间的交流与合作，取长补短，优化和调整防控措施，提高全球防疫水平。

B.13
基于消费者人口统计特征视角的中医药健康旅游目的地发展现状及对策研究

杨思秋　郑方琳　张若楠　李享　侯胜田*

摘　要：　作为新兴的融合产业，中医药健康旅游发展如火如荼。本报告旨在从消费者人口统计特征的视角对中医药健康旅游目的地的总体发展状况进行评估。通过文献研究和专家咨询等方法自拟调查问卷，面向消费者，调查了中医药健康旅游示范区的总体发展状况，系统分析了不同性别、年龄、收入、职位以及学历的人群对中医药健康旅游目的地的选择偏好，并提出了针对性的对策和建议，以期为中医药健康旅游目的地的建设和管理提供参考。

关键词：　中医药健康旅游　中医药健康旅游示范区　人口统计学

引　言

中医药健康旅游产业方兴未艾。近年来，中央和地方各级政府出台了多项政策和措施，积极推动中医药健康旅游产业发展。2017年9月，国家旅

---

* 杨思秋，北京中医药大学硕士研究生，研究方向：健康旅游、中医药健康旅游；郑方琳，北京中医药大学在读硕士研究生，研究方向：健康旅游、健康产业与组织战略；张若楠，北京中医药大学在读硕士研究生，研究方向：健康旅游、中医药健康旅游；李享，北京中医药大学在读硕士研究生，研究方向：健康旅游、中医药健康旅游；侯胜田，通讯作者，管理学博士，北京中医药大学教授，硕士研究生导师，研究方向：健康旅游、健康产业与组织战略。

游局和国家中医药管理局公布了 15 家国家中医药健康旅游示范区创建单位，以探索中医药健康旅游发展的新理念和新模式，创新中医药健康旅游体制机制。各示范区纷纷依托当地的中医药资源禀赋，积极建设成为具有吸引力的中医药健康旅游目的地。

目前示范区建设工作已经开展近三年，各示范区发展状况如何？作为中医药健康旅游活动构成主体的消费者体验如何？为了解国家中医药健康旅游示范区的总体发展状况，本研究针对消费者开展问卷调查，以期从人口统计特征视角，分析不同人群对中医药健康旅游的体验情况，了解其对于中医药健康旅游目的地的选择偏好，为经营者开发和建设中医药健康旅游目的地提供一定的参考意见，从而引导产业的有序发展，推动中医药文化的普及与传播。

一 资料与方法

（一）调查对象

本次调查针对全国范围内的中医药健康旅游消费者，包括现实消费者和潜在消费者。

（二）内容与方法

1. 调查内容

本研究依据前期文献研究结果设计调查问卷，问卷内容主要包括调查对象的基本信息、被调查者是否体验过中医药健康旅游以及认为综合发展情况较好的中医药健康旅游目的地 TOP10，其中基本信息包括性别、年龄、文化程度、职业和家庭年均收入五个方面。

2. 调查方法

本研究采用方便抽样，通过发布电子问卷进行在线调研，依托问卷网样本收集系统在线收集问卷 1000 份，借助社交媒体推广转发收集问卷 451 份，

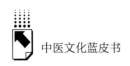
共收集问卷 1451 份，调查周期为 2020 年 4 月 17~29 日。为了保证数据质量，本研究通过问卷设计和手工剔除保证最终数据的有效性，问卷设计中，各中医药健康旅游示范区设置为随机排序，并设置了漏答约束；手工剔除主要用于筛查逻辑错乱、后台 IP 地址相同、各目的地评价选项均相同的问卷。经过处理，共删除无效问卷 323 份，得到有效问卷 1128 份，有效回收率为 77.74%。

3. 统计学处理

通过 MS Excel 对调查数据进行录入和处理，并采用 SPSS 20.0 对数据进行描述统计和 Logistic 回归分析。

二 数据分析

本次调查共收集到有效问卷 1128 份。数据的分析主要包括调查对象的基本情况分析、体验过中医药健康旅游的消费者人口统计学特征分析和被调查者首选的中医药健康旅游目的地 TOP10 的人群特征分析三个方面的内容。

（一）调查对象的基本情况分析

调查结果显示，被调查者中男性 440 人（39.01%），女性 688 人（60.99%），男女比例为 1∶1.56。被调查者的年龄状况显示，24 岁及以下的被调查者为 172 人（15.25%），25~35 岁 443 人（39.27%），36~45 岁 334 人（29.61%），46~60 岁 171 人（15.16%），60 岁以上的仅有 8 人（0.71%），被调查人群的年龄主要集中在 25~45 岁。从文化程度来看，被调查者中大专及本科以上共有 1021 人（90.51%），高学历人群占比九成，这与整个社会的学历程度普遍提高相符合。从职业来看，企业单位职员参与度最高，有 627 人（55.59%），参与度较低的是政府职员/军人和离退休人员，分别有 30 人（2.66%）和 21 人（1.86%）。被调查人群的家庭年均收入主要集中在 5 万~20 万元，其中 5 万~10 万元的有 345 人（30.59%），10 万~20 万元的有 442 人（39.18%），家庭年均收入在 30 万元以上的人数最少，只有 38 人（3.37%）（见表 1）。

表1 调查对象的基本情况 (n=1128)

项目	人数(人)	构成比(%)
性别		
男	440	39.01
女	688	60.99
年龄		
24岁及以下	172	15.25
25~35岁	443	39.27
36~45岁	334	29.61
46~60岁	171	15.16
60岁以上	8	0.71
文化程度		
初中及以下	11	0.98
高中/中专	96	8.51
本科/大专	940	83.33
研究生(硕士/博士)	81	7.18
职业		
政府职员/军人	30	2.66
事业单位职员	188	16.67
企业单位职员	627	55.59
个体经营者/自由职业	105	9.31
离退休人员	21	1.86
学生	151	13.39
其他	6	0.53
家庭年均收入		
5万元及以下	163	14.45
50001~100000元	345	30.59
100001~200000元	442	39.18
200001~300000元	140	12.41
30万元以上	38	3.37

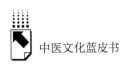
（二）体验过中医药健康旅游的消费者人口统计学特征分析

研究显示，2020 年被调查人群中体验过中医药健康旅游的有 457 人（40.51%），尚未体验过中医药健康旅游的有 671 人（59.49%），未体验过的消费者比例比体验过的高出 18.98 个百分点。可以看出，作为新兴的融合产业，中医药健康旅游目前普及程度仍较低，发展空间较大。

1. 消费者是否体验过中医药健康旅游的单因素分析

从 1128 名被调查者体验过中医药健康旅游的人群特征单因素分析结果可见，体验过中医药健康旅游的男性调查者占比明显多于女性，经过统计学检验 P = 0.001 < 0.05，具有统计学意义。从年龄段上来看，体验过中医药健康旅游的被调查者比例，从高到低，依次为 36 ~ 45 岁、26 ~ 35 岁、46 ~ 60 岁、60 岁以上、24 岁及以下，且差异具有统计学意义（P = 0.000 < 0.05）。从文化程度上看，体验过中医药健康旅游的调查者比例，从高到低依次为本科/大专、高中/中专、研究生（硕士/博士）、初中及以下，且差异具有统计学意义（P = 0.021 < 0.05）。不同职业的被调查者，按照体验过中医药健康旅游的比例，从高到低依次为政府职员/军人、离退休人员、事业单位职员、企业单位职员、个体经营者/自由职业和学生，差异具有统计学意义（P = 0.000 < 0.05）。在家庭年均收入方面，体验过中医药健康旅游的人数占比随着家庭年均收入的增多而增加，具有统计学意义（P = 0.000 < 0.05）。详见表 2。

表 2　消费者是否体验过中医药健康旅游的单因素分析（n = 1128）

项目	人数	是否体验过中医药健康旅游		χ^2 值	P 值
		体验过	没体验过		
性别				11.053	0.001
男	440	205(46.59%)	235(53.41%)		
女	688	252(36.63%)	436(63.37%)		
年龄				44.084	0.000
24 岁及以下	172	34(19.77%)	138(80.23%)		
25 ~ 35 岁	443	191(43.12%)	252(56.88%)		
36 ~ 45 岁	334	162(48.50%)	172(51.50%)		

项目	人数	是否体验过中医药健康旅游		χ^2 值	P 值
		体验过	没体验过		
46～60 岁	171	68(39.77%)	103(60.23%)		
60 岁及以上	8	2(25.00%)	6(75.00%)		
文化程度				9.696	0.021
初中及以下	11	0	11(100%)		
高中/中专	96	36(37.50%)	60(62.50%)		
本科/大专	940	393(41.81%)	547(58.19%)		
研究生(硕士/博士)	81	28(34.57%)	53(65.43%)		
职业				54.243	0.000
政府职员/军人	30	20(66.67%)	10(33.33%)		
事业单位职员	188	88(46.81%)	100(53.19%)		
企业单位职员	627	272(43.38%)	355(56.62%)		
个体经营者/自由职业	105	42(40.00%)	63(60.00%)		
离退休人员	21	10(47.62%)	11(52.38%)		
学生	151	25(16.56%)	126(83.44%)		
其他	6	0	6(100%)		
家庭年均收入				68.503	0.000
5 万元以下	163	29(17.79%)	134(82.21%)		
50001～100000 元	345	116(33.62%)	229(66.38%)		
100001～200000 元	442	215(48.64%)	227(51.36%)		
200001～300000 元	140	75(53.57%)	65(46.43%)		
30 万元以上	38	22(57.89%)	16(42.11%)		

2. 消费者是否体验过中医药健康旅游的多因素分析

为考察中医药健康旅游的消费者的人口统计学特征，将性别、年龄、学历、职业和家庭年均收入这 5 个因素作为回归自变量，是否体验过中医药健康旅游作为回归因变量，进行二元 Logistic 回归分析，采用逐步筛选策略（Forward：LR）选取自变量，变量进入标准为 P < 0.05，变量剔除标准为 P > 0.1，结果筛选出 3 个因素，分别为性别、职业和家庭年均收入（详见表3）。结果显示，以女性为参照，男性体验过中医药健康旅游的发生比是女性的1.366 倍；以学生为参照，有着固定收入的社会工作人员（具体包括政府职

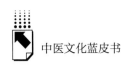

员/军人、事业单位职员、企业单位职员、个体/自由职业和离退休人员）体验过中医药健康旅游的发生比均是学生的 2 倍之多，最高可达学生的 9.087 倍；而家庭年均收入对是否体验过中医药健康旅游具有正向影响，即家庭年均收入越高，参加中医药健康旅游的发生比越高。

表 3　消费者是否体验过中医药健康旅游的多因素 Logistic 回归分析

变量	B 值	S. E.	Wald 值	P 值	OR 值(95% CI)
性别(女性为参照)	0.312	0.133	5.528	0.019	1.366(1.053 ~ 1.772)
职业(学生为参照)			19.038	0.004	1.000
政府职员/军人	2.207	0.583	14.336	0.000	9.087(2.899 ~ 28.481)
事业单位职员	1.044	0.430	5.907	0.015	2.841(1.224 ~ 6.595)
企业单位职员	0.857	0.418	4.207	0.040	2.355(1.039 ~ 5.341)
个体/自由职业	0.935	0.451	4.306	0.038	2.547(1.053 ~ 6.162)
离退休人员	2.064	0.705	8.561	0.003	7.879(1.977 ~ 31.403)
家庭年均收入 (5 万元及以下为参照)			37.693	0.000	1.000
50001 ~ 100000 元	0.561	0.254	4.885	0.027	1.753(1.066 ~ 2.883)
100001 ~ 200000 元	1.115	0.250	19.944	0.000	3.050(1.870 ~ 4.977)
200001 ~ 300000 元	1.340	0.288	21.679	0.000	3.820(2.173 ~ 6.717)
30 万元以上	1.614	0.406	15.774	0.000	5.024(2.265 ~ 11.141)

注：P < 0.05，表示差异具有统计学意义。

（三）被调查者首选的中医药健康旅游目的地 TOP10 的人群特征分析

通过分析多选题"您认为综合情况比较好的前 10 名中医药健康旅游示范区"中各示范区的被选次数，表明上海浦东国家中医药健康旅游示范区最受被调查对象认可，33.33% 的被调查者认为其综合情况较好，其次是北京东城国家中医药健康旅游示范区（29.88%）、四川都江堰国家中医药健康旅游示范区（28.99%），详见表 4。

表4　消费者认为的中医药健康旅游目的地综合情况排名

中医药健康旅游示范区	人数(人)	比例(%)
上海浦东国家中医药健康旅游示范区	376	33.33
北京东城国家中医药健康旅游示范区	337	29.88
四川都江堰国家中医药健康旅游示范区	327	28.99
贵州黔东南国家中医药健康旅游示范区	264	23.40
重庆南川国家中医药健康旅游示范区	244	21.63
山东日照国家中医药健康旅游示范区	244	21.63
江苏泰州国家中医药健康旅游示范区	242	21.45
江西上饶国家中医药健康旅游示范区	219	19.41
安徽亳州国家中医药健康旅游示范区	218	19.33
吉林通化国家中医药健康旅游示范区	214	18.97
广西南宁国家中医药健康旅游示范区	212	18.79
陕西铜川国家中医药健康旅游示范区	170	15.07
湖北蕲春国家中医药健康旅游示范区	151	13.39
河北安国国家中医药健康旅游示范区	147	13.03
山西平顺国家中医药健康旅游示范区	135	11.97

1. 不同性别的被调查者认为综合情况较好的中医药健康旅游目的地 TOP10

依据不同性别的被调查者选择各中医药健康旅游目的地的人数，男性和女性认为综合情况较好的中医药健康旅游目的地如表5所示。可以看出，和女性相比，男性被调查者更倾向的中医药健康旅游目的地包括北京东城国家中医药健康旅游示范区、贵州黔东南国家中医药健康旅游示范区、山东日照国家中医药健康旅游示范区、安徽亳州国家中医药健康旅游示范区、江西上饶国家中医药健康旅游示范区和广西南宁国家中医药健康旅游示范区；而女性更倾向上海浦东国家中医药健康旅游示范区、江苏泰州国家中医药健康旅游示范区、重庆南川国家中医药健康旅游示范区和吉林通化国家中医药健康旅游示范区。男性和女性认可程度较为一致的中医药健康旅游目的地为四川都江堰国家中医药健康旅游示范区。

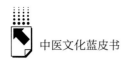

表5　不同性别的被调查者认为综合情况较好的中医药健康旅游目的地

中医药健康旅游目的地	男性人数	女性人数
北京东城国家中医药健康旅游示范区	139(1)	198(2)
上海浦东国家中医药健康旅游示范区	138(2)	238(1)
四川都江堰国家中医药健康旅游示范区	131(3)	196(3)
贵州黔东南国家中医药健康旅游示范区	119(4)	145(6)
山东日照国家中医药健康旅游示范区	107(5)	137(7)
安徽亳州国家中医药健康旅示范区	100(6)	118(10)
江西上饶国家中医药健康旅游示范区	98(7)	121(9)
江苏泰州国家中医药健康旅游示范区	95(8)	147(5)
广西南宁国家中医药健康旅游示范区	95(8)	117
重庆南川国家中医药健康旅游示范区	91(10)	153(4)
吉林通化国家中医药健康旅游示范区	82	132(8)
陕西铜川国家中医药健康旅游示范区	70	100
河北安国家中医药健康旅游示范区	69	78
湖北蕲春国家中医药健康旅游示范区	68	83
山西平顺国家中医药健康旅游示范区	54	81

注：表中括号内的数字表示排名，余同。

2. 不同年龄段的被调查者认为综合情况较好的中医药健康旅游目的地 TOP10

依据不同年龄的被调查者选择各中医药健康旅游目的地的人数，24 岁及以下、25～35 岁、36～45 岁、46～60 岁的被调查者认为综合情况较好的中医药健康旅游目的地如表6 所示。调查发现，上海浦东国家中医药健康旅游示范区位列各年龄段评价的首位，其次，北京东城国家中医药健康旅游示范区和四川都江堰国家中医药健康旅游示范区在各年龄段被调查者中的评价也都排名较高。与其他年龄段的被调查者相比，24 岁及以下的被调查者认为山东日照国家中医药健康旅游示范区的综合情况更好；25～35 岁者更倾向于重庆南川国家中医药健康旅游示范区和江西上饶国家中医药健康旅游示范区；46～60 岁的被调查者则更认可贵州黔东南国家中医药健康旅游示范区和安徽亳州国家中医药健康旅示范区。

表6　不同年龄段的被调查者认为综合情况较好的中医药健康旅游目的地

中医药健康旅游目的地	24 岁及以下	25～35 岁	36～45 岁	46～60 岁
上海浦东国家中医药健康旅游示范区	46(1)	167(1)	110(1)	51(1)
四川都江堰国家中医药健康旅游示范区	41(2)	145(3)	104(2)	35(4)
北京东城国家中医药健康旅游示范区	38(3)	151(2)	99(3)	47(2)
山东日照国家中医药健康旅游示范区	33(4)	88(10)	88(5)	34(5)
贵州黔东南国家中医药健康旅游示范区	30(5)	104(7)	91(4)	37(3)
江苏泰州国家中医药健康旅游示范区	29(6)	113(5)	65(10)	34(5)
重庆南川国家中医药健康旅游示范区	26(7)	115(4)	72(7)	31(8)
广西南宁国家中医药健康旅游示范区	24(8)	95(9)	68(9)	24(10)
吉林通化国家中医药健康旅游示范区	23(9)	97(8)	70(8)	24(10)
陕西铜川国家中医药健康旅游示范区	20(10)	73	53	24(10)
安徽亳州国家中医药健康旅示范区	19	87	76(6)	34(5)
江西上饶国家中医药健康旅游示范区	18	112(6)	60	28(9)
山西平顺国家中医药健康旅游示范区	16	56	46	16
河北安国国家中医药健康旅游示范区	14	69	47	17
湖北蕲春国家中医药健康旅游示范区	14	64	51	22

注：由于 60 岁以上的人数极少，因此不做分析。

3. 不同学历的被调查者认为综合情况较好的中医药健康旅游目的地 TOP10

依据不同学历的被调查者选择各中医药健康旅游目的地的人数，高中/中专、本科/大专、硕士及以上的被调查者认为综合情况较好的中医药健康旅游目的地如表7所示。调查发现，首先不同文化层次的人群都普遍认可上海浦东国家中医药健康旅游示范区、北京东城国家中医药健康旅游示范区、四川都江堰国家中医药健康旅游示范区和贵州黔东南国家中医药健康旅游示范区。其次，与学历层次为高中/中专的被调查者相比，学历为本科/大专和硕士及以上的被调查者都更倾向江苏泰州国家中医药健康旅游示范区和江西上饶国家中医药健康旅游示范区，而学历为高中/中专的被调查者更倾向山东日照国家中医药健康旅游示范区、安徽亳州国家中医药健康旅示范区、广西南宁国家中医药健康旅游示范区和山西平顺国家中医药健康旅游示范区。

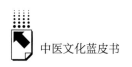

此外，学历为本科/大专的认为重庆南川国家中医药健康旅游示范区和吉林通化国家中医药健康旅游示范区的综合情况更好，学历为硕士及以上的被调查者更认可江苏泰州国家中医药健康旅游示范区和江西上饶国家中医药健康旅游示范区。

表7 不同学历的被调查者认为综合情况较好的中医药健康旅游目的地

中医药健康旅游目的地	高中/中专	本科/大专	硕士及以上
北京东城国家中医药健康旅游示范区	26(1)	290(2)	21(1)
上海浦东国家中医药健康旅游示范区	24(2)	331(1)	21(1)
贵州黔东南国家中医药健康旅游示范区	22(3)	221(4)	21(1)
四川都江堰国家中医药健康旅游示范区	19(4)	289(3)	19(4)
山东日照国家中医药健康旅游示范区	19(4)	210(7)	15(5)
安徽亳州国家中医药健康旅示范区	18(6)	185(10)	14(8)
广西南宁国家中医药健康旅游示范区	16(7)	183	13(9)
重庆南川国家中医药健康旅游示范区	15(8)	218(5)	11(10)
江苏泰州国家中医药健康旅游示范区	15(8)	211(6)	15(5)
山西平顺国家中医药健康旅游示范区	14(10)	112	8
江西上饶国家中医药健康旅游示范区	13	191(9)	15(5)
吉林通化国家中医药健康旅游示范区	12	193(8)	9
陕西铜川国家中医药健康旅游示范区	12	149	9
湖北蕲春国家中医药健康旅游示范区	11	133	7
河北安国国家中医药健康旅游示范区	11	129	7

注：由于初中及以下文化程度人数极少，因此不做分析。

4. 不同职业的被调查者认为综合情况较好的中医药健康旅游目的地 TOP10

依据不同职业的被调查者选择各中医药健康旅游目的地的人数，职业为政府职员/军人、事业单位职员、企业单位职员、个体经营者/自由职业、离退休人员和学生的被调查者认为综合情况较好的中医药健康旅游目的地的情况如表8所示。调查发现，上海浦东国家中医药健康旅游示范区基本上位于不同职业的被调查者选择综合情况较好的中医药健康旅游目的地的首位。与其他职业的被调查者相比，政府职员/军人更倾向的中医药健康旅游目的地为重庆南川国家中医药健康旅游示范区、山东日照国家中医药健康旅游示范区和江西上饶国家中医药健康旅游示范区；事业单位职员更倾向的中医药健康旅游目的地为四川都江堰国家中医药健康旅游示范区；个体经营者/自由职业的被调查者认为陕西铜川国家中医药健康旅游示范区、湖北蕲春国家中医药健康旅游示范区和吉林通化国家中医药健康旅游示范区的综合情况更好；离退休人员更倾向江苏泰州国家中医药健康旅游示范区、山西平顺国家中医药健康旅游示范区、广西南宁国家中医药健康旅游示范区和安徽亳州国家中医药健康旅示范区。

表8　不同职业的被调查者认为综合情况较好的中医药健康旅游目的地

中医药健康旅游目的地	政府职员/军人	事业单位职员	企业单位职员	个体经营者/自由职业	离退休人员	学生
上海浦东国家中医药健康旅游示范区	15(1)	50(3)	225(1)	40(1)	8(1)	38(1)
重庆南川国家中医药健康旅游示范区	13(2)	41(9)	146(5)	14	6(3)	24(7)
山东日照国家中医药健康旅游示范区	11(3)	48(4)	133(7)	24(4)	2(9)	25(6)
江西上饶国家中医药健康旅游示范区	11(3)	39	133(7)	17(8)	2(9)	16
贵州黔东南国家中医药健康旅游示范区	10(5)	46(6)	155(4)	21(5)	5(5)	27(4)
江苏泰州国家中医药健康旅游示范区	10(5)	48(4)	134(6)	18(6)	6(3)	26(5)
四川都江堰国家中医药健康旅游示范区	9(7)	59(1)	196(3)	25(3)	2(9)	35(2)
北京东城国家中医药健康旅游示范区	8(8)	58(2)	197(2)	34(2)	7(2)	33(3)
山西平顺国家中医药健康旅游示范区	8(8)	29	69	13	4(7)	11
广西南宁国家中医药健康旅游示范区	7(10)	41(9)	126(10)	14	3(8)	21(9)
安徽亳州国家中医药健康旅示范区	6	45(7)	128(9)	15	5(5)	19(10)
陕西铜川国家中医药健康旅游示范区	6	26	100	17(8)	1	19(10)
湖北蕲春国家中医药健康旅游示范区	6	32	82	17(8)	2(9)	12
吉林通化国家中医药健康旅游示范区	5	42(8)	125	18(6)	2(9)	22(8)
河北安国国家中医药健康旅游示范区	3	29	89	14	0	12

5. 不同家庭年均收入的被调查者认为综合情况较好的中医药健康旅游目的地 TOP10

依据不同家庭年均收入的被调查者选择各中医药健康旅游目的地的人数，家庭年均收入为 5 万及以下、50001 ~ 100000 元、100001 ~ 200000 元、200001 ~ 300000 元和 30 万元以上的被调查者认为综合情况较好的中医药健康旅游目的地如表9所示。调查发现，上海浦东国家中医药健康旅游示范区和四川都江堰国家中医药健康旅游示范区在每个组别的综合排名都较高，得到了大部分被调查者的认可。与其他家庭年均收入的被调查者相比，收入为5万元及以下的被调查者更倾向于广西南宁国家中医药健康旅游示范区、重庆南川国家中医药健康旅游示范区和陕西铜川国家中医药健康旅游示范区；收入为50001~100000元的被调查者认为山东日照国家中医药健康旅游示范区的综合情况更好；家庭年均收入在200001~300000元的被调查者则更倾向北京东城国家中医药健康旅游示范区和江西上饶国家中医药健康旅游示范区；而家庭年均收入在30万元以上的认为四川都江堰国家中医药健康旅游示范区、贵州黔东南国家中医药健康旅游示范区、江苏泰州国家中医药健康旅游示范区和湖北蕲春国家中医药健康旅游示范区的综合情况更好。

表9　不同家庭年均收入的被调查者认为综合情况较好的中医药健康旅游目的地

中医药健康旅游目的地	5万元及以下	50001~100000元	100001~200000元	200001~300000元	30万元以上
上海浦东国家中医药健康旅游示范区	37(1)	126(1)	146(1)	54(2)	13(3)
北京东城国家中医药健康旅游示范区	33(2)	103(2)	132(3)	57(1)	12(5)
四川都江堰国家中医药健康旅游示范区	30(3)	91(3)	142(2)	50(3)	14(1)
广西南宁国家中医药健康旅游示范区	24(4)	49	105(5)	28	6
重庆南川国家中医药健康旅游示范区	23(5)	81(6)	101(7)	29(9)	10(6)
山东日照国家中医药健康旅游示范区	22(6)	84(4)	100(8)	32(7)	6
陕西铜川国家中医药健康旅游示范区	21(7)	48	67	27	7(8)
吉林通化国家中医药健康旅游示范区	20(8)	60(10)	91(10)	33(6)	10(6)
江西上饶国家中医药健康旅游示范区	20(8)	62(9)	90	41(4)	6
贵州黔东南国家中医药健康旅游示范区	17(10)	82(5)	113(4)	38(5)	14(1)
江苏泰州国家中医药健康旅游示范区	17(10)	76(7)	105(5)	31(8)	13(3)
湖北蕲春国家中医药健康旅游示范区	16	41	63	24	7(8)
安徽亳州国家中医药健康旅游示范区	15	71(8)	96(9)	29(9)	7(8)
山西平顺国家中医药健康旅游示范区	12	42	59	18	4
河北安国国家中医药健康旅游示范区	11	51	61	20	4

三 讨论与建议

（一）融入文化价值，不断提高中医药文化认知度和认同度

研究发现，在"是否体验过中医药健康旅游"的调查中，2020 年体验过的消费者比例（40.51%）与 2019 年（12.55%）相比，有了较大幅度的提高。随着人们健康观念的转变和老龄化程度的日益加深，中医药文化的"治未病"等养生保健理念备受瞩目①，人们对中医药文化越来越推崇，中医药文化的认知度和认同度也有了较大程度地提高。中医药健康旅游是吸引公众深入了解和体验中医药文化的重要途径，能够助力中医药文化的传播；同时将充满地域特色的中医药文化融入中医药健康旅游，有利于实现产品和服务的体验内容和形式的创新，提高产品和服务的吸引力。可见，传播中医药文化和发展中医药健康旅游产业，两者之间存在相互依托、相辅相成的密切关系。因此，在中医药健康旅游示范区开发建设的整个进程中，管理者和经营者应该加强对中医药文化氛围的建设，通过在目的地设立宣传栏、宣传廊，出版中医药健康旅游普及读物、制作中医药健康旅游宣传片等方式，积极利用大众传媒促进中医药文化的传播，提高社会公众对中医药文化的理解和认识，从而完善消费者的中医药健康旅游体验；对中医药健康旅游产品和服务进行合理设计，更加系统化地呈现地区中医药文化特色，不断强化中医药健康旅游产品和服务的核心吸引力，从而促进中医药健康旅游产业的发展。

（二）挖掘文化资源内涵，加强目的地品牌化建设

研究显示，目前不同人口统计学特征的消费者普遍认可的、排名靠前的

---

① 李中正、贾元斌、朱重政等：《中医药文化建设中关于文化认同的思考》，《时珍国医国药》2016 年第 10 期，第 250 页。

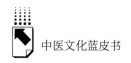

示范区包括北京东城国家中医药健康旅游示范区、上海浦东国家中医药健康旅游示范区和四川都江堰国家中医药健康旅游示范区，这些示范区本身就是中医药或旅游品牌比较知名的目的地，目的地品牌在消费者心中的知名度对于推动中医药健康旅游示范区发展的重要性不言而喻。目前国家十分重视中医药健康旅游产业的布局和发展，并且出台了总体的发展规划和指导意见，各个省市的地方政府也在积极推进完善基础设施和配套设施建设的相关工作，促进以中医药特色为核心的旅游产业的建设。在人类历史的进程中，不同目的地独一无二的地理环境和生产实践活动，形成了极具地域特色的中医药文化，这是各地发展中医药健康旅游的核心优势。各中医药健康旅游示范区可以通过深入挖掘中医药文化资源的内涵，并依托当地的生态环境、道地药材等资源和条件，打造具有地方特色的中医药健康旅游度假区；同时各个中医药健康旅游示范区应当注意塑造独特的品牌个性，传播目的地的品牌文化，树立独一无二的中医药健康旅游目的地品牌形象，在赢得消费者认可的同时，切实促进中医药健康旅游产业的发展。

（三）以消费者为中心，针对目标细分市场进行开发

消费者是中医药健康旅游活动的主体，其行为和需求极大地影响着中医药健康旅游资源的开发和目的地的发展，因此在中医药健康旅游目的地的开发和建设中，不仅需要充分发挥自身的资源禀赋和优势，而且要坚持以顾客为导向[1]，密切结合市场需求，了解消费者的旅游动机和对产品的需求偏好。坚持以消费者为中心，才能开发出适销对路的产品、提高中医药健康旅游目的地的吸引力和市场稳定性，同时也有助于开展针对性的营销推广。不同消费者之间人口统计学特征的区别，导致其对产品和服务的认知、需求等都可能存在差异，从而影响消费者行为。中医药健康旅游目的地在开发和建设时，需要深入开展市场调研，依据消费者的人群特征、需求偏好、态度与行为等进行市场细分，有利于中医药健康旅游目的地进行准确的市场定位，

---

① 赵远：《以市场为导向提升旅游业的竞争力》，《现代营销》2013 年第 2 期，第 60 页。

从而有针对性地开发和构建中医药健康旅游产品和服务体系，进而制定精确的、有针对性的营销策略组合。此外，通过对市场进行细分，中医药健康旅游目的地还能了解到不同的消费群体尚未得到满足的需求以及仍待开发的潜在需求，有利于发现市场机会，进一步提升目的地的服务质量，扩大市场空间①。

四　总结与展望

中医药健康旅游是中国发展健康旅游产业的特色产业和优势产业。目前，中医药健康旅游虽处于起步阶段，但有着广阔的发展前景和空间。在全球"中医热"和政府出台一系列扶持政策、着力推进产业发展的利好背景下，中国中医药健康旅游正迎来产业发展的黄金期，而目的地创建工作的有序开展则有利于推动中医药健康旅游产业的落地。本报告通过从消费者的人口统计学特征视角，对中医药健康旅游示范区的发展现状进行分析，从而提出了针对性的建议，助力中医药健康旅游产业的发展。本研究在实施中，本着严谨科学的态度进行，但也存在着一定的局限性：如样本量仍较小、代表性不足，老年人群参与较少等。在未来的研究中，将进一步扩大调查范围，提升抽样的科学性和样本的代表性，从而为中医药健康旅游目的地的建设提供更具可行性和参考价值的针对性建议。

（致谢：感谢问卷网提供调查与数据支持，感谢十多年来北京中医药大学健康旅游研究团队所有成员的持续研究积累。）

---

① 于永和：《基于消费者偏好的中医药康养旅游产品开发策略研究》，北京中医药大学硕士学位论文，2017，第 70 页。

B.14
我国农村中医药服务发展现状调查研究[*]
——基于村卫生室的调研

马　爽　王鸿蕴　姚　园　王玉伟　李瑞锋[**]

摘　要：　中医药的优势在基层，加强村医的中医药服务能力，是解决农村居民"看病难、看病贵"问题的重要途径。本研究通过随机抽样，对全国104名村医和132名村卫生室负责人进行问卷调查和访谈，了解我国农村中医药服务发展现状。研究发现，村卫生室普遍存在中医设备配备不足、村医严重短缺的问题；村医总体的工作满意度较低；农村医疗卫生中医服务能力明显不足；村卫生室一体化改革面临阻力。建议以乡村医生的系统培训为抓手，提高村卫生室的中医药服务能力。

关键词：　村卫生室　村医　中医药服务

---

* 本调查报告受中央高校基本科研业务费专项资金"我国基层医疗机构中医服务能力现状及提升路径"（项目号：2020 - JYB - ZDGG - 069）资助。
　特别感谢北京中医药大学管理学院120余名师生在疫情期间克服困难，志愿参与本次问卷调查和访谈工作；同时，非常感谢来自全国各地的104名村医和132名村卫生室负责人配合调查。

** 马爽，博士，北京中医药大学管理学院讲师，研究方向：医疗卫生政策；王鸿蕴，北京中医药大学管理学院助理研究员，研究方向：医疗卫生政策；姚园，北京中医药大学管理学院副教授，研究方向：医院管理；王玉伟，博士，北京中医药大学管理学院副教授，研究方向：中医药健康服务；李瑞锋，博士，北京中医药大学管理学院院长，教授，研究方向：中医药政策与管理。

村卫生室作为我国农村医疗卫生体系的基础，占据极其重要的地位，乡村医生是最贴近亿万农村居民的健康"守护人"，加强村医的中医药服务能力，是解决农村居民"看病难、看病贵"问题的重要途径。中医药的优势在基层，中医药"简、便、验、廉"的特点对基层医疗卫生整体发展具有重要意义。2019 年中共中央、国务院《关于促进中医药传承创新发展的意见》明确提出要切实提高基层中医药服务能力，促进中医发展。

促进中医药在基层的发展，首要的前提是全面、客观了解我国农村中医药服务目前的发展状况。因此，本研究在 2020 年 5 月对全国 28 个省的 121 个乡镇的 154 家村卫生室进行调查，对其中 104 名村医和 132 名村卫生室负责人进行了问卷调查和访谈，相关调查的主要结果如下。

一　样本村卫生室调查数据分析

（一）村卫生室的基本情况

1. 村卫生室人员情况

（1）人员结构

2009 年深化医药卫生体制改革实施以来，政府更加重视农村基层卫生服务体系建设，出台多项政策加强农村卫生人力队伍建设。在村级卫生人力队伍建设方面更是给予高度关注，先后发布了两项专门针对加强乡村医生队伍建设的意见。然而，近年来，由于农村环境、职业发展、村医收入、待遇和保障等一系列问题的存在，基层医疗机构中年轻人力资源后备不足，而高龄村医退出较少，使得村医年龄结构呈现不合理的状况。

数据表明，本次调研的村卫生室医生以男性为主，占比 66.1%。在调查的样本村中，村医的年龄分布情况为：20~30 岁的村医有 8 人，占总样本的 3.4%；31~40 岁的村医有 43 人，占总样本的 18.2%；41~50 岁的村医有 102 人，占总样本的 43.2%；51~60 岁的村医有 46 人，占总样本的 19.5%；60 岁以上的村医有 37 人，占总样本的 15.7%。可见，村医在年龄

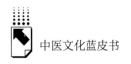

结构上以41~50岁为主，同时，呈现老龄化趋势，年轻力量不足。这一现象也说明了我国村医严重缺乏后备力量，在不久的将来还可能出现断层现象（见图1）。在卫生室人员编制结构方面，调查显示有51%的村医在编，另外49%的村医不在编。

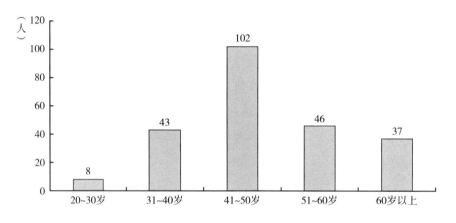

图1　村医年龄结构

（2）从医年限

在从医年限上，从医年限小于5年的有10人，占总样本的4.24%；从业5~10年的有15人，占总样本的6.36%；10~20年的有46人，占总样本的19.49%；超过20年的有165人，占总样本的69.92%。数据表明，村医从医时间较长、工作稳定，这与前期文献研究普遍体现的基层中医药人员发展受限，人员流失隐患大，村医政策、条件、待遇和发展空间限制导致很多优秀人才不愿意长期在基层从事医疗服务的调查结果略有差异。分析原因是样本村卫生室医生呈现老龄化趋势，40岁以上村医占78.4%，这部分人群职业发展方向基本固定，很难再进入其他领域从事其他工作，即使继续务农也多半是"半农半医"或者"医主农辅"的形式，因此人员流动可能性低。这与提高乡村医生工作待遇、政策，给予良好的发展空间并不冲突，也只有这样，才能吸引更多的年轻人并留住人才，一方面改变村医老龄化现状，另一方面也通过新鲜血液的加入提升基层医疗服务能力。

（3）从医方式

我国农村事业的发展大致经历了一个从新中国成立初期的衰败，五六十年代迅速建立起农村三级卫生网络，80年代之后受到集体经济瓦解的冲击而濒临解体，再到21世纪之后逐渐恢复并快速发展乡村一体化的长久历程。因此，在从医方式上，新中国成立初期乃至之后很长一段时间里，绝大多数"赤脚医生"的身份是农民，以"半医半农"的身份肩负着村卫生室医生的职责和工作。1985年，卫生部将"赤脚医生"更名为"乡村医生"。本次调查表明，村医服务以全职为主，占总样本的70.34%。

21世纪之后，为扭转农村基层卫生事业发展的不利局面，中央政府开始大力推动农村卫生事业的改革，在乡镇一体化相关政策的推进下，全国各地已有不少村医解决了身份问题，享受了养老保障。例如：2019年起，河北省巨鹿县卫健委在公开平台发布文章《让医改开出健康服务好"药方"》，对近年来医改成果作了总结。其中包括将"半农半医"的乡村医生转化为全职医生，这一举措有效地改善了村医现有身份与所从事职业身份不符的现象，增强了村医对农村卫生事业的职业认同感和归属感，同时也极大地提高了村医的工作积极性。虽然村医的保障水平仍然较低，但是长期来看，职业化的发展趋势仍然能够在一定程度上防止村医的流失，从而稳固村医队伍（见图2）。

（4）职业证书持有情况

根据卫计委《关于进一步完善乡村医生养老政策，提高乡村医生待遇的通知》，对新进入村卫生室的村医，文件坚持"严格依法"，要求乡村医生必须具备乡村医生执业证书或执业（助理）医师证书，并在卫生计生行政部门注册获得相关执业许可。文件明确要求"新进入村卫生室从事预防、保健和医疗服务的人员原则上应当具备执业助理医师及以上资格"。然而由于基层医疗机构的卫生人力资源有限等原因，本次调研中，村医的证书持有情况如下：持有乡村医生证书的村医占总样本的57.63%；持有执业（助理）医师资格证书的村医，占总样本的35.59%，仍有1人尚未获得任何执业资格证书（见图3）。

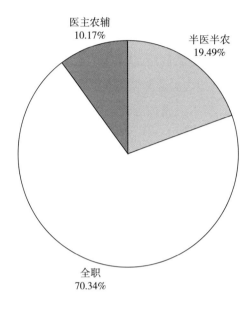

图2 从医方式

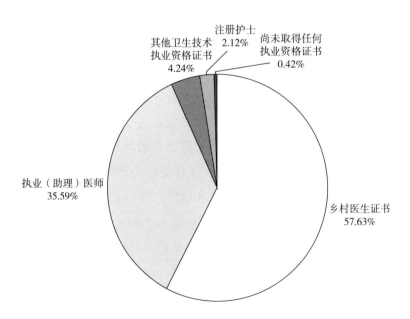

图3 证书持有情况

（5）工作时长

绝大部分的村医和村卫生室负责人的平均每日门诊时间超过 8 小时，每日门诊时间在 7 小时及以下的村医占比仅为 8.7%，每日门诊时间在 7 小时及以下的村卫生室负责人占比仅为 3.8%。

访谈结果表明，有关门诊时间的问题，由于村卫生室地理位置、服务人群等的不同，各地村医的实际门诊时长也略有不同。虽然很多卫生室的坐班时间要求是 8 小时，但由于基层医疗卫生资源和机构数有限，一个卫生室承担着整个村子乃至其他村子的诊疗任务，因此实际工作时长远大于门诊时长。另外，绝大多数村卫生室都修建在村医自己的院落中，或是距离院落 500 米的距离以内，因此只要村民有需要，村医几乎都是 24 小时待命，例如河北省在标准化村卫生室的管理制度中明确要求村卫生室 24 小时应诊，出诊随叫随到。而极少数选址在县城中的村卫生室，上下班时间则比较固定。究其原因，一方面，县城中卫生资源充足，居民们有更多的选择空间，即使遇到紧急情况，也有县级医院进行兜底。另一方面，县城中还充满着各种各样设备齐全的诊所和医馆、医堂，患者就医时也会有一定的偏好性，因此按照正常的上下班时间坐诊也是比较合理的现象（见图 4）。

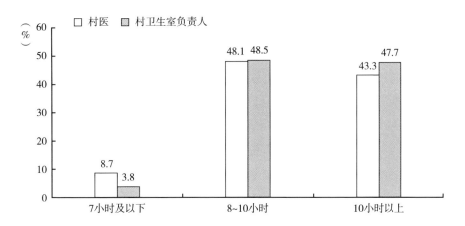

图 4　平均每日门诊时间

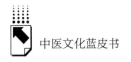

2.村卫生室建设情况

（1）开办主体

1979年的农村经济体制改革使得农村三级卫生保健网络和合作医疗失去了赖以生存的集体经济基础。同时，大量的村卫生室开始由村医进行承包，转变为个体行医者，开办主体形式呈现多样化。

本研究对132位村卫生室负责人进行了问卷调查，获得了村卫生室开办主体相关的数据。数据显示，样本中共有63所卫生室由乡镇卫生院设点，占到总样本的47.7%；其中有47所为村委会办，占总样本的35.6%，其他开办主体还包括私人及其他办。

（2）村卫生室标准化建设

2006年，国家卫生部等四部委下发了《农村卫生服务体系建设与发展规划》，对村卫生室的建设、规划和功能都提出了具体要求。2009年新医改方案提出健全基层医疗卫生服务体系，提高基本卫生服务的可及性，每村有一所规范化村卫生室。新医改之后，国家统一将村级的医疗卫生机构称为村卫生室，并且进一步将卫生室、卫生所、医疗点进行了合并，实现每个村有一所标准化的村卫生室。紧接着各级卫生行政部门先后制定出台一系列政策及法规文件。2015年《村卫生室管理办法（试行）》发布，文件指出，每个行政村都要建成一个卫生室，具有相应功能用房和设施设备，能够开展基本的医疗卫生服务，村卫生室至少设有诊室、治疗室、公共卫生室和药房。2019年，国家卫健委《关于印发解决贫困人口基本医疗有保障突出问题工作方案的通知》要求，在推动地方政府落实主体责任、加大投入的脱贫攻坚期内，全面完成乡镇卫生院和村卫生室基础设施建设，合理配置乡镇卫生院、村卫生室医疗设备等。同时要求加强乡镇卫生院中医药科室建设和村卫生室中医药设备配置。在以上文件的基础上，各地又陆续出台了一系列关于标准化村卫生室建设要求，例如：河北省在此基础上又增加了24小时应诊、出诊随叫随到等规定。

根据此次调查得到的数据，在132个被调查的村卫生室负责人当中，有129位负责人听说过"标准化村卫生室"的概念和政策，占到总样本的 97.7%。在标准化村卫生室的建设和要求方面，有 111 个村卫生室达到了官方认定的标准，占总样本的 84.1%，还有 15.9% 的村卫生室未达到官方标准。可见，在逐步的发展过程中，我国村医对于标准化村卫生室的认知情况有所提高。在政府的资助下，我国村卫生室的标准化程度也陆续增高。

（3）村卫生室服务人数

在服务能力方面，被调查的样本村平均常住居民人口数为 2454 人，样本村卫生室的平均服务人口数则为 2801 人。可以看出，此次调研的 154 家村卫生室所服务的平均人口数大于常住居民数。进一步对 132 位村卫生室负责人进行深入调查得知，以上负责人所在的样本卫生室中，常住人口数大于服务人口数的村卫生室有 36 所，占总样本的 27.27%；常住人口数小于服务人口数的有 43 所，占总样本的 32.58%；另外有 53 所村卫生室的服务人口数与当地常住人口数持平，占到 40.15%。

针对这一现象，调查员深入访谈了相关负责人后发现，村卫生室服务人口数大于常住人口数的主要原因有以下几个：首先是地理位置，个别村卫生室位于乡镇的中央，因此整个乡镇中其他村的居民出于方便考虑，也会在该卫生室就医，这样就大大增加了其服务量；其次是周边分布有工厂，类似于家具厂、钢铁厂、中铁五局等一些相对集中的用人单位，这也在一定程度上增加了村卫生室的服务量；再次是和村与村之间的人口密集程度有关，很多农村成集聚型分布，村与村之间的距离较近，因此同一间卫生室不但承担了本村常住人口的医疗任务，同时也承担了其他村的医疗任务；最后，也有很少一部分村卫生室的设备和服务与周边卫生室相比有很大优越性，因此一些户籍地不属于本村的居民也会来到当地进行治疗。

根据本次调查所得数据，每千人口村医数量是 1.174 人，达到了《村卫生室管理办法（试行）》中关于原则上按照每千服务人口不低于 1 名的比例配备村卫生室人员的基本要求。

3. 村卫生室乡村一体化发展情况

随着实践的发展，各地都在积极探索有自身特色的乡村卫生服务一体化

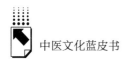

管理模式，围绕着人、财、物三方面，相继推出了"三制（人员聘用制、工资制、带资入所制）、五统一（行政、人员、业务、财务、药品统一）"等形式和村办、村村联办、院村联办、院办等模式，取得了一定成绩。实现乡村卫生服务一体化管理，最根本、最基础的是建立健全组织建制与服务体系，即健全组织制度，确立政府的主导作用，明确不同等级医疗机构或卫生服务提供方（乡镇卫生院和村卫生室）的权利和责任，完善工作机制，规范管理基层医疗服务方式。

通过对村卫生室负责人的访谈表明，超过95%的村卫生室实行了一体化的管理，村卫生室一体化管理后，主要变化体现在服务方面和管理方面。①服务方面，首先，对公共卫生服务更加重视。大部分村卫生室负责人在访谈时表示，实行乡村一体化管理之后，卫生室的工作重点明显由基础医疗转向了公共卫生，村医们的日常也大多是一些管理居民健康档案、实行免费体检、药品发放、65岁以上老年人健康管理、结核病管理等基础工作。同时，上级医疗机构几乎每个月都会举办行业的规范化会议和培训，培训内容涉及常见病、妇幼、公共卫生等多个方面。负责人也谈到，一体化改革后村卫生室在公共卫生的资金上更加富余，有利于基层医疗机构开展公共卫生知识宣传等工作，扩大了村卫生室对居民们的服务范畴。其次，药品采购统一化管理。一体化管理之后，属于乡村一体化管理的卫生室的药物采购工作主要由上级医疗机构牵头，再由乡镇卫生院统一配送。这样规范化、统一化的药品采购和配送服务不但增加了药品的安全性，同时也很好地控制了基层医疗卫生机构以药品创收的行为。然而，负责人也谈到，一体化情况下，上级医疗机构统一配送的药品费用贵，比医药公司都贵出来很多，由此导致药价高，增加了居民的负担。再次，诊疗设备更加齐全。一体化管理后，国家不但出资帮助建设符合标准的村卫生室，同时也会对基本的医疗设备做出相应的标准规定，因而一体化的村卫生室设备配置齐全、基础设施配置更好，电脑、专门的药房，连污水处理系统都有明确标准，极大地提高了患者的就医体验，同时也改善了卫生室的环境。最后，医保报销更加便捷。非一体化管理的卫生室不能直接报销，而乡村一体化管理体制下的卫生室，对于医保患者可以直接报销，这极大地减轻了病人的就医负担，特别是在常见病的诊疗方面。②管理方面，首先，管理和监督更加制度化、科学化。乡村一体化管理后，上级卫生机构统一调配管理卫生室的工作，使得卫生室的运作更加具有条理性。除此之外，全国各地的村卫生室基本上都制定了工作日志，日志将周一到周五的工作内容制定好，这样的模式使得村医的工作更加科学化、制度化，有效地增加了村医的工作积极性。上级医疗机构对于村医及村卫生室的监管则更加严格，每个季度都会进行考核，乡镇卫生院院长偶尔也会下到村卫生室访查。同时，每年都需要现任村医提交就职申请，乡镇卫生院也会根据考核情况对申请进行聘用的批复，极大地提高了村医的工作积极性和认真程度。其次，人员聘用更加系统化。一体化管理后，村卫生室的人员实行系统聘用的模式，统一属于当地行政部门监管，在省卫生厅建立档案。系统化的人员聘用机制更加有利于科学、合理地管理卫生技术人才。最后，财务管理一体化。乡村一体化管理后，村卫生室的财务都是有乡镇卫生院统一管理的，卫生院的收入更加透明化。

（二）中医药服务提供情况

1. 提供中医服务情况

国务院 2013 年印发的《关于促进健康服务业发展的若干意见》、2015 年印发的《全国医疗卫生服务体系规划纲要（2015～2020 年）》明确提出全面发展中医药医疗保健服务，提升基层中医药服务能力，力争到 2020 年使所有社区卫生服务机构、乡镇卫生院和 70% 村卫生室具备中医药服务能力。在调查的 132 个村卫生室中，能够提供中医药服务的村卫生室占91.67%，仅少部分村卫生室还未开展中医药服务（见图 5）。

调查显示，被调查的所有村卫生室中，中医处方比例低于 20% 的村卫生室占比为 25.64%，有 32.05% 的村卫生室中医处方比例在 20%～40%，中医处方比例超过 40% 的村卫生室占比为 42.3%。总体来讲，中医药在农村卫生室的发展还不够充分（见图 6）。

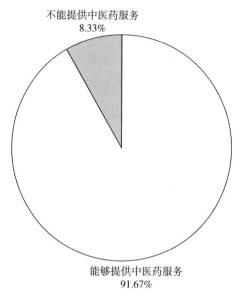

图5　能够提供中医服务的村卫生室占比

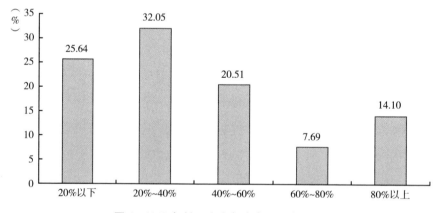

图6　2019年村卫生室年度中医处方占比

在针对村医执业方式的调查中，以西医为主的村医有47.1%，占近一半的比例，以中西医结合为主的村医人数占45.2%，而以中医为主的村医仅占7.7%，数据显示，村医执业以中医或中西医结合为主合计占比为52.9%，由此可见，村医的中医药服务能力还需加强，应提供中医药知识实践及培训，以保证村卫生室提供的中医药服务能满足居民的需求（见图7）。

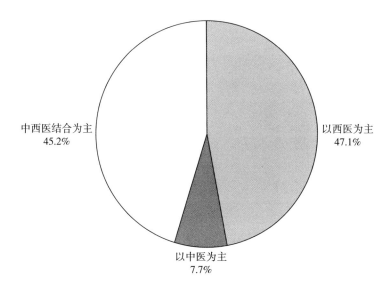

图7 村医不同执业方式占比

2. 中医技术方法使用频率

按照国家中医药局印发的《基层中医药服务能力提升工程"十三五"行动计划考核评价指标》，要求70%的村卫生室能够提供中药饮片、针刺、艾灸、刮痧、拔罐、中医微创、推拿、敷熨熏浴、骨伤、肛肠、其他类等项目中的4类以上中医药技术方法。

从村医角度来看，调查显示，仅有44.23%的村医能够提供4类以上中医药技术方法。在各类中医技术方法中，村医使用的频率呈现一定差异，但总体来看，每一种类别的中医药技术方法（除拔罐类），均有超过30%的村医并未使用。调查数据显示，村医能开展的中医技术方法中使用频率最多的为中药饮片、针刺类和拔罐类。但即使是相对开展较多的各类中医类技术，使用频率总体上仍处于非常低的状态，中药饮片、针刺类和拔罐类三类中医技术方法开展较多的村医使用频率占比分别为24.0%、20.2%和14.4%。另外从调查中可以发现，近半数村医不提供骨科类、肛肠类、敷熨熏浴类、中医微创类的中医技术方法，而刮痧、推拿类的提供频率也相对较少（见图8、图9）。

从村卫生室角度来看，仅有40.15%的村卫生室能够提供4类以上中医

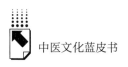

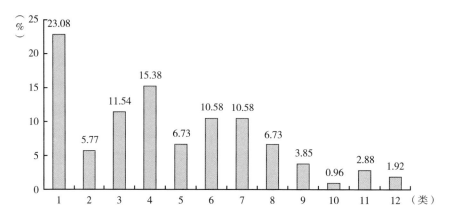

图8　村医能够提供的中医技术方法种类及占比

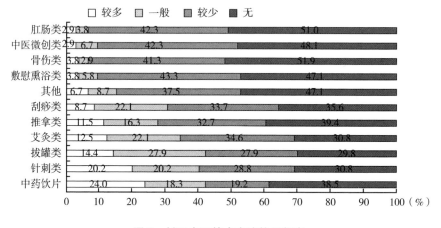

图9　村医中医技术方法使用频率

药技术方法。在各类中医技术方法中，村卫生室使用的频率同样呈现一定差异，调查结果显示，村卫生室开展中医技术方法的频率最多的是中药饮片，其次为拔罐类和针刺类，再次为艾灸类、推拿类、刮痧类服务。但即使是相对开展较多的各类中医类技术，使用频率总体上仍处于非常低的状态，中药饮片、拔罐类、针刺类三类中医技术方法开展较多的村卫生室使用频率占比分别为26.0%、19.8%、19.1%。而有近半数的村卫生室没有提供中医微创、敷慰熏浴、骨伤、肛肠类等中医药服务（见图10、图11）。

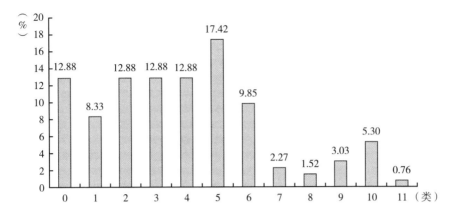

图10 村卫生室能够提供的中医技术方法种类

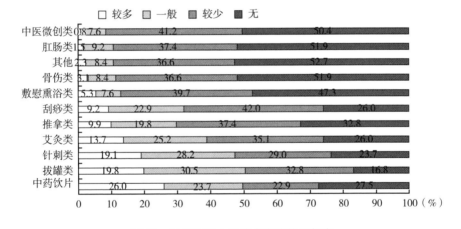

图11 村卫生室中医技术方法使用频率

3. 影响中医技术开展的原因

关于影响村卫生室开展相关中医药技术方法的原因，主要从技术、设备、人员和价格四个方面进行分析。调查显示，影响所有中医药技术方法广泛使用的最主要制约因素是技术，可见村卫生室医务人员的中医技术能力有待提升。其次大部分中医药技术的第二影响因素是人员，而中医饮片的第二影响因素是价格。中医设备对于开展中医药服务的影响不大，这可能是因为村卫生室的中医服务没有复杂多样的设备需求（见图12）。

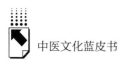

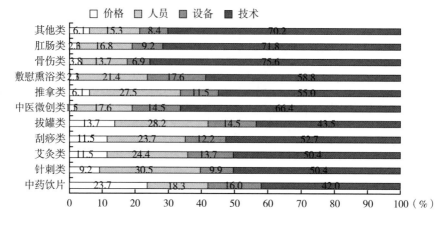

图12 影响中医技术开展的原因

4. 村卫生室中医设备配备

在调查的所有村卫生室中,未配备任何中医设备的村卫生室占少数,为30.30%。大部分的村卫生室都或多或少配备了中医设备,但是具体配备的设备种类和数量存在很大的差异(见图13)。

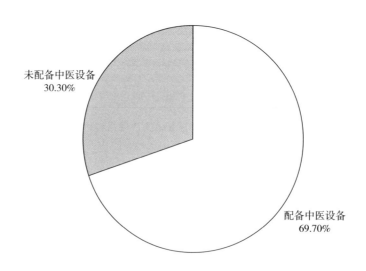

图13 村卫生室中医设备配备情况

数据显示，在接受调查的所有村卫生室中，配备有针灸设备和火罐设备的村卫生室占比最多，均占总数的63.64%。其次部分村卫生室配备的中医设备为刮痧板，占比为47.73%。另外有一部分的村卫生室配备了TPD灯和推拿床设备，分别占村卫生室总体的40.15%和34.85%。另外，仅有少数的村卫生室配备有其他的中医设备。因此，能够看出在配备有中医设备的村卫生室中，针灸设备和火罐设备的配备比例最高，其次是刮痧板、TDP灯和推拿床设备以及其他设备。总体来看，没有太复杂和高端的设备，都是一些日常的简易设备器具，更没有体现"互联网＋"和智能化的中医诊疗设备（见图14）。

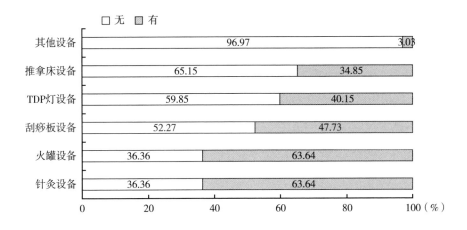

图14　村卫生室不同中医设备配备情况

5.公共卫生提供服务频率

调查显示，关于村卫生室能提供的公共卫生服务中，90.15%的村卫生室会开展健康教育，91.67%的村卫生室会提供健康档案建档服务，对于村卫生室健康管理方面，94.70%的卫生室能进行慢病管理，84.85%的卫生室能进行孕产妇健康管理，76.52%的卫生室能进行中医药健康管理，数据表明，绝大多数的村卫生室在公共卫生提供服务中表现良好，能提供较多的基本公共卫生服务（见图15）。

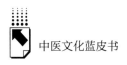
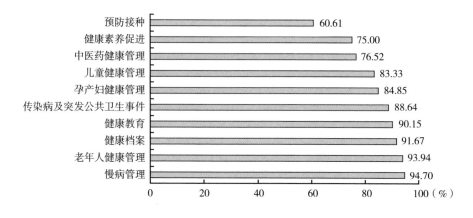

图15 村卫生室公共卫生提供服务频率

（三）村民对中医药的认知、需求与满意度评价

1. 村民对中医药的认可程度

据被调查村医的观察和了解，超过半数的当地居民对中医药服务保持认可的态度，非常认可中医药服务的居民占 15.7%，也有 38.6% 的居民持一般认可态度，仅 3.8% 的居民不认可中医药服务，说明居民日益重视和认可中医药的作用，同时也应继续加大中医药服务的宣传和普及，让中医药服务获得居民更多的认可，更好地惠及老百姓（见图16）。

2. 村民对中医药服务的需求程度

据调查的当地村医观察和了解，当地居民对中医药服务的需求程度，半数以上的居民认为对中医药的需求一般，有 7.2% 的居民对中医药有非常强烈的需求，28.4% 的居民对中医药有强烈需求，很少部分居民对中医药服务的需求不强烈。由此看来，居民对中医药的需求态度总体上并不是很积极，应重视中医药服务在村卫生室的宣传力度，一定程度上提升村医的中医药服务能力，让更多的居民切实体会到中医药带来的保健、养生及治疗作用（见图17）。

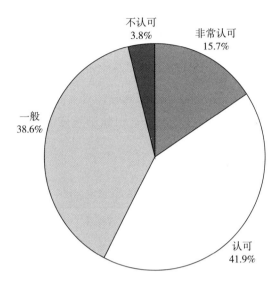

图16　村民对中医药的认可程度

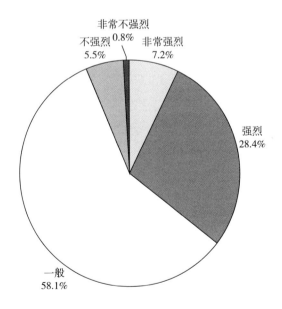

图17　村民对中医药服务的需求程度

3. 村医工作满意度评价

调查从工作负担满意度、工作环境满意度、患者认可度满意度、工资待

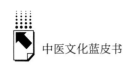

遇满意度、医疗及养老保险满意度、绩效考核制度满意度六个方面来分析村医的工作满意度。赋值规则：1 表示很满意，2 表示满意，3 表示一般，4 表示不满意，5 表示很不满意。整体来看，村医对患者认可度满意度的均值最小，表示村医对患者认可度这方面比较满意；对工资待遇满意度均值最接近 3，表示满意度一般；村医对医疗及养老保险满意度的均值最高，表明村医对这方面最不满意（见表 1）。

表 1　村医对工作的满意度评价

项目	工作负担满意度	工作环境满意度	患者认可度满意度	工资待遇满意度	医疗及养老保险满意度	绩效考核制度满意度
均值	2.83	2.48	2.05	3.05	3.31	2.88
N	236	236	236	236	236	236
标准差	1.103	1.000	0.770	1.142	1.311	1.180

　　关于工作负担的满意度，8.1%的村医表示很满意，35.2%的村医表示满意，34.3%的村医表示一般，表示不满意和很不满意的分别是 11.0%和 11.4%；在工作环境满意度方面，13.6%的村医表示很满意，43.2%的村医表示满意，30.5%的村医表示一般，表示不满意和很不满意的分别是 7.2%和 5.5%；在患者认可度满意度方面，25.0%的村医表示很满意，46.6%的村医表示满意，27.1%的村医表示一般，表示不满意和很不满意的分别是 0.8%和 0.4%；在工资待遇满意度方面，7.2%的村医表示很满意，27.1%的村医表示满意，33.5%的村医表示一般，表示不满意和很不满意的分别是 18.2%和 14.0%；在医疗及养老保险满意度方面，8.5%的村医表示很满意，22.5%的村医表示满意，26.3%的村医表示一般，表示不满意和很不满意的分别是 15.7%和 27.1%；在绩效考核制度满意度方面，9.3%的村医表示很满意，33.5%的村医表示满意，32.2%的村医表示一般，表示不满意和很不满意的分别是 10.2%和 14.8%。可见，大部分村医对患者认可度比较满意，一半多的村医对工作环境满意，大约有七成的村医对医疗及养老保险表示一般或不满意，说明这是一个非常突出的问题，直接影响村医的工作积极性（见表 2）。

表 2　村医工作满意度情况

项目	很满意	满意	一般	不满意	很不满意
工作负担满意度	19(8.1%)	83(35.2%)	81(34.3%)	26(11.0%)	27(11.4%)
工作环境满意度	32(13.6%)	102(43.2%)	72(30.5%)	17(7.2%)	13(5.5%)
患者认可度满意度	59(25.0%)	110(46.6%)	64(27.1%)	2(0.8%)	1(0.4%)
工资待遇满意度	17(7.2%)	64(27.1%)	79(33.5%)	43(18.2%)	33(14.0%)
医疗及养老保险满意度	20(8.5%)	53(22.5%)	62(26.3%)	37(15.7%)	64(27.1%)
绩效考核制度满意度	22(9.3%)	79(33.5%)	76(32.2%)	24(10.2%)	35(14.8%)

4. 在编与非在编村医工作满意度对比

以是否在编为分组变量，进行等级资料多个独立样本的非参数 Kruskal Wallis 检验，结果表明，在 α = 0.05 水平下，工作负担满意度、工资待遇满意、医疗及养老保险满意度和绩效考核制度满意度在非在编村医和在编村医间的差异存在统计学意义，即可以认为在编与非在编影响了村医间以上四种类型的工作满意度，如表所示。样本中，在编村医对以上四种类型的工作满意度均高于非在编村医（见表 3、表 4）。

表 3　检验统计量[a,b]

项目	工作负担满意度	工作环境满意度	患者认可度满意度	工资待遇满意度	医疗及养老保险满意度	绩效考核制度满意度
卡方	6.618	1.451	3.271	6.133	4.944	6.534
渐近显著性	0.010	0.228	0.071	0.013	0.026	0.011

注：a. Kruskal Wallis 检验；b. 分组变量：是否在编。

表 4　满意程度为"满意和很满意"累计百分比情况

单位：%

项目	工作负担满意度	工资待遇满意度	医疗及养老保险满意度	绩效考核制度满意度
在编	81.2	50.9	45.3	54.7
非在编	70.6	27.5	23.5	35.3

注释：累计百分比 = 在编或非在编村医某项满意度人数/在编或非在编村医总人数。

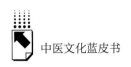
5. 不同年龄段的村医工作满意度对比

以年龄（20～30岁、31～40岁、41～50岁、51～60岁及60岁以上）为分组变量，进行等级资料多个独立样本的非参数 Kruskal Wallis 检验，结果表明，在 $\alpha = 0.05$ 水平下，不同年龄段的村医在患者认可满意度、工资待遇满意度、医疗及养老保险满意度方面的差异存在统计学意义，即可以认为不同年龄段的村医对患者认可、工资待遇、医疗及养老保险的满意度不同。样本中，31～40岁村医对患者认可满意度最高，20～30岁村医对工资待遇和医疗及养老保险满意度最高（见表5、表6）。

表5　检验统计量[a,b]

项目	工作负担满意度	工作环境满意度	患者认可度满意度	工资待遇满意度	医疗及养老保险满意度	绩效考核制度满意度
卡方	2.684	9.282	9.566	14.579	13.013	4.259
渐近显著性	0.612	0.054	0.048	0.006	0.011	0.372

注：a. Kruskal Wallis 检验；b. 分组变量：年龄。

表6　满意程度为"满意和很满意"累计百分比情况

单位：%

项目	年龄				
	20～30岁	31～40岁	41～50岁	51～60岁	60岁以上
患者认可度满意度	62.5	74.5	66.7	71.7	59.2
工资待遇满意度	62.5	48.9	29.4	28.2	32.4
医疗及养老保险满意度	62.5	30.3	24.5	26.1	48.6

注释：累计百分比 = 某个年龄段内某项满意度人数/某个年龄段总人数。

二　全国农村中医药发展存在的问题

（一）村医年龄结构不合理，断档严重

本次调查表明，样本村卫生室的村医年龄以41～50岁为主，40岁以下的人员所占比例偏低，仅为21.6%，年龄结构不合理，村医队伍呈现老龄

化趋势。这表明我国村医严重缺乏后备力量，在不久的将来很可能出现断层现象。朱敏等人在"新医改后我国村卫生室人力资源配置的现状研究"[1] 中也得出村卫生室从业人员老龄化问题严重的结论。戴伟娟等人的研究也发现，我国农村卫生室人员结构中，40 岁以下的人员所占比例偏低[2]，这仍与我们的研究结果一致。

没有新鲜力量注入，甚至有不少退休后返聘的村医，直接制约了村卫生室的中医药诊疗技术和水平的有效提升。因此从总体上来说，基层中医药人才总量不足，骨干人员严重缺乏，且流失严重。乡村医生短缺、整体呈老龄化趋势发展的原因一方面是老村医很难转变职业方向，即使继续务农也多半是"半农半医"或者"医主农辅"的形式；另一方面是基层条件有限、晋升机制缺乏完善、村医薪酬待遇较低，缺乏对年轻医生的吸引力，很难留住人才。

另外，越来越多的老村医退休，年轻村医经验不足且数量有限，造成基层医疗服务能力下降，老百姓看病难问题越发凸显。即使有年轻医生愿意深入基层，但在吸引和留住人才能力方面，基层医疗机构的能力也十分有限。目前乡村医生在工资、养老金和医疗保障等方面的待遇都有待完善，因此，即使有新鲜血液注入，也很难保证真正能够在基层扎根。

在年龄结构方面，更突出的问题是基层医疗机构缺乏对知识接受能力强的年轻后备人才，而 40 岁以上的村医由于学历和年龄的限制，参加培训后的效果并不显著，提供中医药服务的能力有限，仍旧只能提供简单的中医适宜技术服务，长此以往并不利于中医药适宜技术及知识的更新。

（二）乡村医生工作满意度低，相关待遇亟须提升

通过访谈发现，有的村卫生室服务范围需要覆盖周边方圆十几里，还有

---

[1]　朱敏、曹晓红、蔡源益等：《新医改后我国村卫生室人力资源配置的现状研究》，《重庆医学》2016 年第 16 期，第 2285 页。

[2]　戴伟娟、颜世霞、雷嘉等：《乡村医生培训模式改革的探讨》，《中国农村卫生事业管理》2014 年第 2 期，第 127 页。

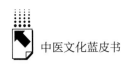

的村卫生室在承担附近几个村子诊疗服务的同时，还要承担一些来自周边工厂、企业等流动人口的诊疗任务，导致乡村医生的工作量增大，村卫生室的医务人员几乎全年都没有轮换休息的时间。在满意度方面，调查结果显示，在编村医与非在编村医在工作负担、工资待遇、医疗及养老保险和绩效考核制度等方面的满意度均存在统计学差异，特别是在工资待遇、医疗及养老保险和绩效考核制度方面，非在编村医满意度比在编村医满意度低 20% 左右。不同年龄段的村医在患者认可、工资待遇、医疗及养老保险的满意度方面存在统计学差异，从样本数据来看，31～60 岁的村医对医疗及养老保险的满意度最低。可见，乡村医生在实际工作中负荷较重，提高村医的工资待遇、医疗及养老保险保障等问题也迫在眉睫。

（三）能提供中医药服务的村卫生室比例较高，但服务的种类和水平明显不足

根据本次调查结果，仅有 44.23% 的村医、40.15% 的村卫生室能够提供中药饮片、针刺、艾灸、刮痧、拔罐、中医微创、推拿、敷熨熏浴、骨伤、肛肠、其他类等项目中的 4 类以上中医药技术方法。按照《基层中医药服务能力提升工程"十三五"行动计划考核评价指标》，相比"70% 的村卫生室能够提供 4 类以上中医药技术方法"的目标，仍有一定的差距。同时，对于每一种类别的中医药技术方法，除拔罐类均有超过 30% 的村医并未使用，即使是开展相对较多的中药饮片、拔罐类、针刺类等各类中医类技术，使用频率总体上仍处于较低的状态。由此可见，中医药适宜技术在村卫生室的发展，与政策目标尚存在较大差距，中医药适宜技术在村卫生室的应用存在严重不足。通过访谈进一步发现，村医具有较强的使用中医适宜技术的意愿，但是亟须中医适宜技术的培训学习以促进服务能力和水平的提升。

（四）村卫生室中医诊疗设备配置不足

配备必要的中医诊疗设备是开展中医药服务的重要基础条件，然而，在调查的所有村卫生室中，30.30% 的村卫生室并未配备任何中医设备。在配

备中医药诊疗设备的村卫生室中，主要设备是针灸和火罐。通过访谈可知，村卫生室普遍反映中医诊疗设备不足，制约了中医服务的提供。例如，很多村卫生室反映，农村煎药的器具不规范，没有代煎服务，现在居民家里基本上没有专门煎煮中药的器具，煎中药不规范会影响中药饮片的疗效，因此居民更愿意选择中成药。同时，没有配备中医推拿床等，也难以满足群众就近寻找中医药服务的需求，使得中药服务在农村推广受阻。

（五）乡村一体化政策推进困难，村医积极性不高

调查发现，一方面，部分村医明确指出不愿意被纳入乡村一体化管理，其中最重要的原因是一旦纳入一体化管理后，村医的收入会降低，原本每月收入上万元，变成与当地公务员工资水准（3000 元左右），与其期望的薪资水平差异大。仅原门诊量少、收入低的村医愿意纳入乡村一体化管理，村医对于乡村一体化的态度呈现两极分化。

另一方面，被访谈的村卫生室负责人明确表示，实行乡村一体化管理之后，村卫生室人员大多只有 1～2 人，但村医们的工作量更大了，工作的投入和收入不成正比。经改革后，村卫生室的公共卫生服务任务加重了，但是并没有与任务量相匹配的足够数量的村医分担工作，基本医疗服务等事务繁杂，各项任务占据了村医大量的时间、精力。再加上很多地方村卫生室的密度较小，大多数村卫生室的覆盖面远不止本村范围内，甚至承担了附近村落和工厂的诊疗任务，不仅就诊患者不方便，同时村医的工作压力较大，使得村卫生室的医务人员几乎全年都没有轮换休息的时间，受访村医也提出希望政府能够协助村医人才的发展。

另外，我们在访谈中发现，乡镇卫生院与村卫生室的联系并不紧密，基础工作没有实现良好的对接，使最基层乡村卫生室与上级卫生行政部门和医疗机构实现中医药资源联动，推动医疗资源下沉，同时部分乡镇卫生院对基层的指导不足，导致健康档案的建立、家庭医生的签约等日常工作占据了村医大量的工作时间，村医日常工作任务繁重，在相应待遇和保障没有提升的情况下，基层村医工作积极性和满意度不高，以"应付"的心态对待许多

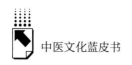

工作，导致乡镇卫生院对基层的工作效果不满意，双方工作认可度不高，长久下去，二者之间联系变得更加松散。

三　全国农村中医药发展的政策建议

（一）开展村医帮扶工程，发挥中医药对口支持作用

针对农村医生普遍中医药服务能力不足和人才短缺的情况，可以通过两种途径进行解决：一是通过系统化培训逐步提高现有村医的中医药服务能力和水平；二是定向培养面向农村的中医药人才。

目前农村的中医药服务能力明显不足，应该进行系统化的培训、成体系的培训，提升中医药知识和技能，整体提高中医药服务能力。积极开展村医帮扶工程，中医药大学、中医类医院要建立对口帮扶村卫生室的体系，建立对接关系，成体系开展帮扶工作，开展中医药知识和能力的系统化培训，进行长期的帮扶，持续提升村医中医药服务能力，支持村卫生室发展。

基层农村最需要的是具有全科医生素质的医学人才，为培养定向农村卫生人才的高校提供政策导向和保障，是实现农村卫生人才培养目标与工作岗位一致性的有效途径。加大国家人才培养支持项目中中医人才的比例，把定向免费培养中医药专业学生作为解决基层中医药人才匮乏的重要举措。因此，在全科医生的基础之上，根据农村基层的实际需要有针对性地对学生开展教育，培养有实际能力的中医药人才，强化实践操作能力，为我国广大地区解决农村基层卫生人员短缺问题提供切实的帮助。开展农村卫生技术人员定向培养工作，从政策角度推动中医学院校为乡村医疗机构定向培养卫生技术人才，同时加强中等中医专业学历教育。在国家定向医学生培养计划中，大大增加中医类计划，以增加基层医疗卫生单位中医药人才数量，在目前条件下，可通过制订计划的方式，每年招收 3 ~ 5 名中医药专业毕业生充实到基层，充分利用现有的中医资源，培养接班人。同时，建立国家财政专项经费，每年定向培养中医药专业大专生，为全国乡镇卫生院（中心、室）提

供中医药专业从业人员，还可以考虑通过全科中医医生培训、学历教育提升、在职岗位中医药技术和技能培训等方式，提高农村基层卫生技术人员的中医药服务水平。江苏等省部分中医药院校已经设计出了农村订单定向医学生的培养模式，这一模式值得在全国范围推广。

（二）优化乡村医生考核管理办法，提升乡村医生工作满意度

首先，针对部分地区村医工作负荷过重、村卫生室覆盖率低、公卫任务繁重的问题，建议政府能够协助村医人才的发展，增加村卫生室的修建密度，配备足够的村医及护士，进一步优化乡村医生考核管理办法。将农村具有中医药一技之长的人员纳入乡村医生管理。对非在编的村医，充分考虑在村卫生室的工作年限、业务水平、群众满意度及执业资质等因素，优先纳入编制内，并且制定相应的考核和激励措施，吸引优秀中医类的大学生深入基层工作，特别是在实行县、乡、村统筹管理，保障基层医生待遇的前提下，推动优秀中医药人才向村级医疗机构流动，在进一步提高村医岗位吸引力的同时，提升乡村医生的工作满意度，使村医能够更好地为广大人民群众日益增长的医疗卫生服务需求服务。

其次，为了更好地考核卫生室提供中医药服务的能力，可以考虑在基本医疗中设立一定的要求，如中药饮片占药品收入要达到一定的百分比；对每个住院病人开展中医技术 1~2 项；中医药人员考评应以服务人次为主而不是医疗费用为主；在公共卫生服务中，可开展中医体质辨识，印制"中医健康处方"，指导群众养生、保健等。通过这样的考核，一方面可以增加村医们对于中医药的认可和利用程度，另一方面还可以在提升满意度的同时增加患者的就医体验。制定中医药专业技术人员水平能力评价标准，改进完善卫生专业技术人员资格考试中中医药专业考试的方法和标准，开展中医药行业特有工种技能鉴定，建立政府表彰和社会褒奖相结合的中医药人才激励机制也同等重要。

（三）加强中医适宜技术的推广，形成持续性长效机制

从调查问卷和访谈情况来看，村医具有使用中医适宜技术的意愿，但仍

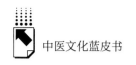

需要进行中医适宜技术的培训学习。过去，各地都曾大规模开展过农村中医适宜技术培训，但是这些年出现了弱化，没有体现持续性。因此，对中医适宜技术的推广，可以把重点放在对村医的中医适宜技术培训上。可以充分利用村卫生室配备的网络设备环境条件，开展形式多样的中医适宜技术推广培训，采取集中授课、网络授课相结合的长期培训模式，加强村卫生室中医适宜技术培训和指导，建立对中医适宜技术的培训考核制度，确保村医真正掌握中医适宜技术。

（四）加强现代化中医设备配置，辅助提升村医中医药服务能力

访谈中发现，配备有针灸设备和火罐设备的村卫生室占比最多，均占总数的63.64%。其次部分村卫生室配备的中医设备为刮痧板，占比为47.73%。仅有少数的村卫生室配备有其他的中医设备。因此绝大多数村卫生室可以开展中药饮片、针刺类、艾灸类、刮痧、拔罐等对设备要求不是很高的中医药技术方法。

政府虽然出资帮助建设房屋，但是村卫生室的硬件设施和诊疗设备均需卫生室负责人自己负担，在考虑投入与回报的基础上，类似敷熨熏浴这样的设备则不具备，一些现代化的智能化设备更是不足。因此村卫生室如果需要提高中医服务质量和数量，还需要加强提供中医服务所需的设备配置。目前仍然有许多卫生室没有设备辅助其提供中医服务。所以政府和上级单位应予以村卫生室资金或是必需的一些中医设备支持，不断更新落后的设施。

（五）推进乡村一体化政策，需兼顾多方利益

乡村一体化政策的重要目标，是建设农村整合型医疗服务体系，发挥医疗资源整合优势。对于村卫生室层面，应突出村医健康守门人的角色，在医疗服务供给的基础上增加健康管理的能力。将医疗能力强和确有专长的人员，纳入乡村一体化管理后，在薪资水平上，应考虑其劳务价值。在推进乡村一体化中，需要兼顾多方利益，要充分调动村卫生室的积极性，激发活力，解决长期困扰基层的体制和机制问题。

B.15
2020年中西医优势互补就医选择调查报告

卞金辉　林薇　陈娜　吴恒　邓彬　陈琼*

摘　要： 为充分了解当前中西医优势互补就医选择的现状，分析其存在的问题并提出相关的建议，以便更好地为国人提供优质的健康保障，课题组采用方便抽样的形式进行问卷调查。问卷主要围绕中医药的总体认知、中医就医选择、新冠肺炎疫情后中医认知选择等3类内容18个问题进行设计，共回收有效调查问卷1122份。课题组在此基础上对问卷进行了相关分析，形成了中西医优势互补在政策上贯彻较好、在认知上认可度较高、在诊疗上选择方式较多的结论。

关键词： 中医药　中西医结合　就医选择

中医药是中华文明的瑰宝，党和政府历来高度重视中医药的发展，先后在不同时期出台相应的政策予以扶持和发展。特别是党的十八大以来，确立了中西医并重的指导方针，并在2017年颁布实施的《中华人民共和国中医药法》中明确把"中西医并重"方针固化为法律，上升为国家意志，强调

---

* 卞金辉，成都中医药大学资产与实验室管理处副处长，硕士生导师，研究方向：中药药效物质基础研究及中医药健康产业研究；林薇，成都中医药大学管理学院教师，研究方向：卫生统计及其应用；陈娜，成都九针堂健康管理有限公司执行董事，研究方向：中医就医行为方式研究及中医诊疗技术研究；吴恒，成都中医药大学药学院硕士研究生，研究方向：药物分析；邓彬，成都地奥集团；陈琼，成都中医药大学对外合作处副处长。策划：毛嘉陵，北京中医药大学；朱桂祯，吉林省中医药学会副会长；秦国政，云南省中医药学会副会长；张虹，成都女知识分子联合会会长；贺玲，医药导报社社长；许松勤，北京易道佑康中医科技有限公司董事长。参与调查组织工作的有北京金匮中医药文化发展基金会、成都中医药大学校友总会、吉林省中医药学会、云南省中医药学会、成都女知识分子联合会、中医药导报社、北京易道佑康中医科技有限公司。

要充分发挥中医药防病治病的独特优势，传承精华，守正创新，坚持中西医并重，推动中西医优势互补、协调发展。中西医并重方针的提出，给中医和西医赋予了同等重要的地位，激活了中医药发展潜力，从政策层面极大地促进了中西医的优势互补，特别是在2020年的新冠肺炎疫情防控和病人诊治中得到了充分体现，发挥了极其重要的作用，让中医药发展成果为防控新冠肺炎疫情、解决世界性难题贡献了中国智慧。

为充分了解当前中西医优势互补就医选择的现状，分析其存在的问题并提出相关的建议，以便更好地为国人提供优质的健康保障，我们在全国范围内随机做了一次中西医优势互补就医选择的调研。现将有关情况分析报告如下。

一 调研总体情况说明

本次研究采用方便抽样的方式进行调研。问卷主要围绕中医药的总体认知、中医就医选择、新冠肺炎疫情后中医认知选择等3类内容共18个问题进行设计，共回收有效调查问卷1122份。课题组对参与调研的人群从性别、年龄、学历、身体情况满意度等进行了人口学变量统计。从统计情况来看，性别上女性参与人数稍多，占到54.2%；年龄上31~60岁的人群参与比例较高，占到71.2%；学历上本科生居多，占到43.0%；大部分被调查者对自己的身体健康满意程度较高，比较满意及非常满意的占到58.5%。具体调查情况见表1。

表1　被调查者的一般人口学特征

人口学变量	具体情况	人数	百分比（%）
性别	男	514	45.8
	女	608	54.2
年龄	18 岁以下	4	0.4
	18~24 岁	89	7.9
	25~30 岁	100	8.9
	31~40 岁	253	22.5
	41~50 岁	286	25.5
	51~60 岁	260	23.2
	61~70 岁	104	9.3
	70 岁以上	26	2.3

续表

人口学变量	具体情况	人数	百分比(%)
目前最高学历（包含在读）	小学及以下	3	0.3
	初中	24	2.1
	高中/中专/技校	100	8.9
	大专	243	21.7
	大学本科	482	43.0
	硕士研究生	213	19.0
	博士研究生	57	5.1
身体情况满意度	非常满意	142	12.7
	比较满意	514	45.8
	一般	319	28.4
	不太好	136	12.1
	不好	11	1.0

二 调研具体数据分析

（一）被调查者的中医认知

这部分调研内容主要通过被调查者对中医的总体印象（看法）、对中医药科学性的认识等问题进行调查。

1. 被调查者对中医的总体印象（看法）

从对中医的总体印象（看法）来看，超过95%的被调查者认为中医药仍然在临床上发挥着重要的作用，只有不到5%的人对中医有负面的印象，认为"中医太古老了，不一定能解决现在的临床问题""中医只能养生，不能治病"。调查数据显示，被调查者对中医的总体印象是非常好的，具体调查统计情况见表2。

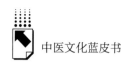

表2　被调查者对中医的总体印象（看法）

总体印象(看法)	频数(人)	百分比(%)
中医太古老了,不一定能解决现在的临床问题	29	2.6
中医只能养生,不能治病	23	2.0
中医药至今仍然在临床上发挥重要的治病作用	1070	95.4

2. 被调查者对中医药科学性的认识

从对中医药科学性的认识来看，有81.5%的被调查者认为中医药是具有科学性的，认可原因主要包括：中医治病有疗效，有疗效就是硬道理，也必有其科学道理。中医药在几千年发展历史中诊治了无数病例和积累了丰富的临床经验，虽然这些数据不可能按现代规范化的要求记录和保存下来，但我们祖辈世代接受中医药治疗。1.7%的被调查者认为中医药不具有科学性，不认可原因主要包括：中医药不了解人体微观构成，也不了解中药的有效成分，不少中药未经严格的科学实验和双盲实验的检验，治病缺乏具有统计学处理的证据，还有很多是不能重复的个案；中医药很玄，也很模糊，即使中医能治好病，它也不是科学。16.8%的被调查者对中医药的科学性表示中立，主要认为：不管中医药是不是科学，都认同中医药能够解决我们的健康和疾病诊疗问题；中医药不是科学也没关系，没必要去要一个科学的名分。从上面分析来看，参与调查的人群对中医药具有科学性的认可度是比较高的。具体调查统计情况见表3。

表3　被调查者对中医药科学性的认识

对中医药科学性的认识	频数(人)	百分比(%)
中医药具有科学性	914	81.5
中医药不具有科学性	19	1.7
对中医药科学性持中立态度	189	16.8

（二）被调查者的中医就医选择

这部分调研内容主要通过被调查者总体上对中医治疗的选择情况、选择中医诊疗的原因、选择西医诊疗的主要原因、寻求中医治疗的途径、曾选择过的中医医师、需要中医药防治疾病的知识和诊疗信息的情况及确诊或未确诊情况下的中医就诊选择等问题进行调查。

1. 被调查者总体上对中医治疗的选择情况

从总体上对中医治疗的选择情况来看，有超过70%的被调查者在面临疾病时愿意首选中医进行治疗，说明中医药的天然、绿色的健康治疗理念已经深入人心。具体调查统计情况见表4。

表4　被调查者总体上对中医治疗的选择情况

首选中医		首选西医	
频数（人）	百分比（%）	频数（人）	百分比（%）
787	70.1	335	29.9

2. 被调查者选择中医诊疗的原因

从选择中医诊疗的原因来看，有70%的被调查者认为"我相信中医，是因为中医有着悠久的历史和丰富的临床经验。在西医传入中国之前，我们祖辈都找中医治疗，虽然历史上缺乏数据的规范采集和积累，但有无数的事实存在，故仍然值得信赖"；有67.2%的被调查者认为"我崇尚中医，是因为中医药文化博大精深，历史悠久，是中华民族智慧的集中体现。虽然还未能与现代科技紧密结合，但未必就落后不科学，且历久弥新"；有54.2%的被调查者认为"我愿意找中医看病，是因为中医治病很全面，善于调理，中药毒副作用相对较小，且中医诊疗费用低廉"。其他原因中，还有因为被调查者本身就是中医医生、医生家属或者本身就很相信中医及认为西药毒副作用明显等。具体调查统计情况见表5。

表5　被调查者选择中医诊疗的原因（多选）

选择中医诊疗的主要原因	频数（人）	百分比（%）
我喜欢找中医,是因为从小患病后,家人就是找中医给自己诊治	259	27.8
我习惯找中医,家人亲戚朋友患病后,常找中医诊治	219	23.5
我经常找中医,是因为住家附近有中医院或中医门诊而没有西医院,已习惯就近找中医诊治	84	9.0

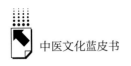

续表

选择中医诊疗的主要原因	频数(人)	百分比(%)
我崇尚中医,是因为中医药文化博大精深,历史悠久,是中华民族智慧的集中体现。虽然还未能与现代科技紧密结合,但未必就落后不科学,且历久弥新	626	67.2
我愿意找中医看病,是因为中医治病很全面,善于调理,中药毒副作用相对较小,且中医诊疗费用低廉	505	54.2
我相信中医,是因为中医有着悠久的历史和丰富的临床经验。在西医传入中国之前,我们祖辈都找中医治疗,虽然历史上缺乏数据的规范采集和积累,但有无数的事实存在,故仍然值得信赖	652	70.0
我不愿意找西医,是因为西药的毒副作用很明显,总是给人不安的感觉。西医看似先进的治疗方式,也许今天还说是最先进的最科学的方式,过几年就有可能发现因有太多问题而被淘汰了	167	17.9
我不是绝对排斥西医,在中医治疗不具优势和空白的方面,愿意选择西医治疗	411	44.1
我愿意喝汤药,不是因为不怕苦,而是相信中医药是一种非常自然的疗法,即使中药很苦,也愿意接受良药苦口的体验	312	33.5
其他原因	39	4.2

3. 被调查者选择西医诊疗的主要原因

从选择西医诊疗的主要原因来看，大部分被调查者选择西医的原因是西医能将病情解释得很清楚，擅长检查、急救、手术，见效快，其次是因为习惯了寻找西医的帮助。在其他原因中，被调查者提出愿意选择中医，只是缺少好的中医医师，并且存在中医西化的情况。具体调查统计情况见表6。

表6 被调查者选择西医的主要原因（多选）

选择西医的主要原因	频数(人)	百分比(%)
我喜欢找西医,是因为从小患病后,家人就是找西医给自己诊治	60	5.3
我习惯找西医,是因为家人亲戚朋友患病后,常找西医诊治	115	10.2
我经常找西医,是因为住家附近有西医院而没有中医院	56	5.0
我崇尚西医,是因为西医发展迅猛,已成为世界上的主流医学,代表着最先进的医疗科学技术	55	4.9
我愿意找西医看病,是因为西医能将病情解释得很清楚,擅长检查、急救、手术,见效快	212	18.9

选择西医的主要原因	频数(人)	百分比(%)
我相信西医,是因为西医是公认的科学,西药推出有严格的实验依据	68	6.1
我不相信中医,是因为曾在中学教材中读过一位大文豪说的:"中医不过是一种有意的或无意的骗子。"总感觉中医就是骗子,因此,不敢找中医看病	7	0.6
我不是绝对排斥中医,而是因为中药汤太苦了	81	7.2
其他原因	41	12.2

4. 被调查者寻求中医治疗的途径

从寻求中医治疗的途径来看,超过一半的被调查者寻求中医的途径是通过公立的中医医院和公立的三甲中医医院,占比分别为 56.1% 和 56.0%;其次是通过民间老中医、中医门诊(医馆)、中医专科医院,占比为 40.2%、38.5%、25.5%。通过以上数据可以看出,被调查者的中医就医途径首选还是高等级的公立中医医院。具体调查统计情况见表7。

表7 被调查者寻求中医治疗的途径 (多选)

途径	频数(人)	百分比(%)
公立中医医院	522	56.1
公立三甲中医医院	521	56.0
民营中医医院	68	7.3
中医专科医院	237	25.5
中医门诊(医馆)	358	38.5
综合医院的中医科	164	17.6
社区卫生服务中心	68	7.3
民间老中医	374	40.2
其他途径	27	2.9

5. 被调查者曾选择过的中医医师

从曾选择过的中医医师来看,被调查者中 70.7% 选择的是教授、主任医师,55.9% 选择的是主治中医师,55.6% 选择的副教授、副主任医师,41.7% 选择的是民间中医师,而院士和国医大师选择的相对较少。其他选择中，被调查者表示愿意选择自己治疗或者选择自己信任的医生。通过数据可以看出，高职称的中医医师是中医就医诊疗时的首选。具体调查统计情况见表8。

表8　被调查者曾选择过的中医医师（多选）

中医医师	频数（人）	百分比（%）
院士	34	3.7
国医大师	184	19.8
教授、主任医师	658	70.7
副教授、副主任医师	518	55.6
主治中医师	520	55.9
民间中医师	388	41.7

6. 被调查者需要中医药防治疾病的知识和诊疗信息的情况

从需要中医药防治疾病的知识和诊疗信息的情况来看，被调查者最想了解的是慢性胃炎（51.5%）、月经不调（50.2%）、高血脂（48.4%）、痛经（46.2%）、糖尿病（46.1%）、老年痴呆症（44.6%）、支气管哮喘（42.8%）、痛风（42.7%）、脑梗塞（中风）（41.8%）等相关疾病，了解程度较低的是白血病（20.9%）。通过数据可以看出，被调查者最想了解的中医药防治疾病的知识和诊疗情况的相关疾病都是中医药治疗疗效比较确切的病种。具体调查统计情况见表9。

表9　被调查者需要中医药防治疾病的知识和诊疗信息的情况（多选）

疾病	频数（人）	百分比（%）
支气管哮喘	471	42.8
肺心病	347	31.5
高血脂	533	48.4
高血压性心脏病	424	38.5
冠心病	431	39.1
糖尿病	508	46.1
慢性胃炎	567	51.5
消化性溃疡	394	35.8

疾病	频数（人）	百分比（%）
乙型病毒性肝炎	329	29.9
肝硬化	336	30.5
胆囊炎	315	28.6
慢性胰腺炎	295	26.8
慢性肾功能衰竭	342	31.1
慢性肾盂肾炎	282	25.6
脑梗塞（中风）	460	41.8
脑溢血	309	28.1
再生阻碍性贫血	265	24.1
类风湿性关节炎	425	38.6
痛风	470	42.7
肺癌	298	27.1
肝癌	294	26.7
胃癌	292	26.5
乳腺癌	288	26.2
白血病	230	20.9
慢性原发性血小板减少性紫癜	258	23.4
月经不调	553	50.2
痛经	509	46.2
不孕症	427	38.8
阳痿	396	36.0
遗精	369	33.5
老年痴呆症	491	44.6

7. 被调查者自己或家人出现疾病症状未确诊时对中医就诊的选择情况

从自己或家人出现疾病症状未确诊时对中医就诊的选择情况来看，所有症状中，被调查者或其家人产生月经不调（93.9%）、痛经（92.9%）、腰酸腿疼（92.1%）、失眠（91.8%）、遗精（89.0%）、便秘（88.7%）、面瘫（87.2%）、阳痿（86.4%）、肩肘痛（85.0%）、消化不良（84.2%）、腰痛（82.6%）、不孕症（81.2%）、咳嗽（79.2%）、扭伤（76.2%）、耳鸣（75.6%）、坐骨神经痛（70.6%）、老年痴呆症（70.4%）等疾病症状时绝大多数会选择中医就诊；而出现产生牙痛（66.5%）、胸痛（57.8%）、肺炎（56.4%）、骨折（55.9%）等疾病症状时大多数会选择西医就诊。具体调查统计情况见表10。

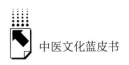

表10　被调查者自己或家人出现以下症状未确诊时对中医就诊的选择情况（多选）

疾病症状	选择中医		选择西医	
	频数（人）	百分比（%）	频数（人）	百分比（%）
发烧	560	50.5	549	49.5
肺炎	480	43.6	620	56.4
胸痛	464	42.2	635	57.8
咳嗽	878	79.2	231	20.8
哮喘	723	65.9	374	34.1
胃痛	776	70.0	332	30.0
腹痛	540	49.0	563	51.0
腹泻	637	57.6	469	42.4
耳鸣	835	75.6	269	24.4
失眠	1020	91.8	91	8.2
便秘	982	88.7	125	11.3
扭伤	842	76.2	263	23.8
骨折	488	44.1	618	55.9
水肿	764	69.6	334	30.4
面瘫	962	87.2	141	12.8
腰酸腿疼	1021	92.1	88	7.9
牙痛	370	33.5	734	66.5
坐骨神经痛	777	70.6	323	29.4
腰痛	915	82.6	193	17.4
肩肘痛	938	85.0	166	15.0
消化不良	932	84.2	175	15.8
月经不调	1028	93.9	67	6.1
痛经	1008	92.9	77	7.1
不孕症	877	81.2	203	18.8
阳痿	913	86.4	144	13.6
遗精	934	89.0	115	11.0
老年痴呆症	765	70.4	321	29.6

8. 被调查者自己或家人被西医确诊后对中医治疗的选择情况

从自己或家人被西医确诊后对中医治疗的选择情况来看，在大部分疾病当中，选择两者结合的治疗方法的被调查者比只选择一种的调查者占比更高；当被调查者或其家人患上与生育、消化性等有关疾病时，如月经不调、不孕症、遗精、慢性胃炎、消化性溃疡等，更愿意选择中医或以中医为主的治疗。具体调查统计情况见表11。

表11　被调查者自己或家人被西医确诊后对中医治疗的选择情况（多选）

单位：人，%

疾病	中医		西医		中医为主西医为辅		西医为主中医为辅	
	频数	百分比	频数	百分比	频数	百分比	频数	百分比
流行性感冒	277	24.8	72	6.5	484	43.3	284	25.4
肺炎	172	15.5	130	11.7	389	35.0	420	37.8
支气管哮喘	265	23.9	97	8.8	451	40.7	294	26.6
肺心病	197	18.0	135	12.3	410	37.4	354	32.3
高血脂	304	27.6	132	12.0	408	37.0	258	23.4
高血压型心脏病	174	15.9	165	15.0	339	30.9	419	38.2
冠心病	186	17.1	177	16.3	340	31.2	386	35.4
糖尿病	205	18.8	138	12.7	365	33.5	382	35.0
慢性胃炎	491	44.7	53	4.8	450	40.9	105	9.6
消化性溃疡	358	32.7	99	9.0	423	38.7	214	19.6
乙型病毒性肝炎	219	20.2	196	18.1	345	31.9	323	29.8
肝硬化	235	21.7	118	10.9	415	38.4	314	29.0
胆囊炎	230	21.2	186	17.1	340	31.3	331	30.4
慢性胰腺炎	252	23.4	142	13.2	397	36.9	286	26.5
慢性肾衰竭	240	22.1	120	11.1	431	39.8	292	27.0
慢性肾盂肾炎	283	26.1	111	10.3	440	40.7	247	22.8
脑血栓(中风)	201	18.5	107	9.8	443	40.8	336	30.9
脑溢血	105	9.7	224	20.7	247	22.9	504	46.7
癫痫	202	19.0	156	14.6	372	34.9	336	31.5
再生阻碍性贫血	201	18.8	154	14.4	372	34.7	344	32.1
类风湿性关节炎	337	31.4	45	4.2	490	45.8	199	18.6
痛风	315	29.2	76	7.1	469	43.5	218	20.2
肺癌	159	14.8	125	11.7	337	31.5	449	42.0
肝癌	151	14.1	118	11.0	345	32.2	457	42.7
胃癌	153	14.3	119	11.1	354	33.1	444	41.5
乳腺癌	141	13.2	132	12.4	312	29.3	481	45.1
白血病	125	11.7	179	16.8	269	25.3	492	46.2
慢性原发性血小板减少性紫癜	190	17.8	136	12.7	384	36.0	358	33.5
月经不调	635	60.1	18	1.7	356	33.7	48	4.5
痛经	648	61.3	18	1.7	345	32.6	47	4.4
不孕症	461	43.4	50	4.7	407	38.3	144	13.6
阳痿	518	49.7	45	4.3	382	36.6	98	9.4
遗精	564	54.1	43	4.1	357	34.3	78	7.5

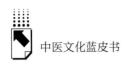

（三）被调查者在新冠肺炎疫情后的中医认知

这部分调研内容主要通过在中医药防治新冠肺炎疫情和诊治新冠肺炎病人取得较好的疗效情况下，被调查者是否改变对中医的认识立场、依然对中医不认同的原因、改变对中医认识的原因、是否通过这次中医药抗疫才转变对中医的认识、未来中医与西医在抗疫方面的合作方式、是否愿意使用国家推荐的治疗新冠肺炎的中药等问题进行调查。

1. 被调查者是否改变了对中医的认识立场

在中医药治疗新冠肺炎取得较好的疗效之后，有 28.0% 的被调查者改变了之前对中医的认识，有 1.9% 的被调查者坚持不认同。具体调查统计情况见表 12。

表 12　被调查者是否改变了对中医的认识立场

改变了认识		坚持不认同	
频数（人）	百分比（%）	频数（人）	百分比（%）
314	28.0	21	1.9

2. 被调查者依然对中医不认同的原因

中医药在治疗新冠肺炎取得较好的疗效后，被调查者依然对中医不认同的原因主要是认为"中医治疗新冠肺炎的例数不够多，未经双盲实验，还不能说明真有效"，其他包括"由于中医解释不清楚治病机理，即使有疗效也不是科学，因此仍然不会接受中医治疗，也不敢放心地喝汤药""中药太苦，我实在接受不了汤药的味道"等。被调查者在其他原因中提出，要根据疾病的具体情况进行判断是否采用中西医结合的方法。具体调查统计情况见表 13。

3. 被调查者改变对中医认识的原因

了解中医药抗疫取得较好疗效后，被调查者改变对中医认识的原因中，有 19.3% 的被调查者认为"事实胜于雄辩。只要有疗效，就必然有其道理。因此，我们应当重新认识中医，选择中医"，表示看重中医药的疗效；有

表13 被调查者依然对中医不认同的原因

不认同的主要原因	频数(人)	百分比(%)
中医治疗新冠肺炎的例数不够多,未经双盲实验,还不能说明真有效	168	15.0
由于中医解释不清楚治病机理,即使有疗效也不是科学,因此仍然不会接受中医治疗,也不敢放心地喝汤药	50	4.5
即使家里和周围亲戚朋友改变了对中医的态度,我仍然不会找中医	6	0.5
中药太苦,我实在接受不了汤药的味道	68	6.1
其他原因	92	8.2

11.8%的被调查者认为"我虽然改变了对中医药的看法,但仍希望中医药要加大现代化发展的速度,使其能与现代科技同步发展",认为中医药应该加大现代化发展;有4.9%的被调查者认为"如果没有更合适的发展模式,仍然赞同中医药保持原来的发展方式",赞同中医药保持原来的发展方式。具体调查统计情况见表14。

表14 被调查者改变对中医认识的原因

改变认识的主要原因	频数(人)	百分比(%)
事实胜于雄辩。只要有疗效,就必然有其道理。因此,我们应当重新认识中医,选择中医	217	19.3
我虽然改变了对中医药的看法,但仍希望中医药要加大现代化发展的速度,使其能与现代科技同步发展	132	11.8
如果没有更合适的发展模式,仍然赞同中医药保持原来的发展方式	55	4.9

4. 被调查者是否通过这次中医药抗疫才转变对中医的认识

从调查数据来看,有83.0%的被调查者是因为这次中医药抗疫而转变了对中医的认识,说明这次新冠肺炎疫情极大地改变了人们对于中医药的认知。具体调查统计情况见表15。

表15 被调查者是否通过这次中医药抗疫才转变对中医的认识

之前就认同		转变为认同	
频数(人)	百分比(%)	频数(人)	百分比(%)
160	14.3	931	83.0

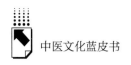

5. 被调查者认为未来中医与西医在抗疫方面的合作方式

从调查数据来看，由表15可知，有931个调查对象认为本次疫情改变了他们对中医药的认识，在该受试样本中，在抗疫合作方面，有61.7%的被调查认为应该根据病情确定中西医合作的主次，31.3%的被调查者认为应该以中医为主，充分说明了在抗疫方面中医药的重要性。具体调查统计情况见表16。

表 16   被调查者认为未来中医与西医在抗疫方面的合作方式

合作方式	频数(人)	百分比(%)
西医为主,中医为辅	66	7.0
中医为主,西医为辅	291	31.3
根据病情确定中西医合作的主次	574	61.7

6. 被调查者是否愿意使用国家推荐的治疗新冠肺炎的中药

从调查数据来看，62%的被调查者表示愿意服用国家推荐的治疗新冠肺炎的中药，有28.6%的被调查者表示更愿意请中医师开中药处方，有9.4%的被调查者表示还不了解，待了解后再决定是否服用。说明疫情期间人们对中医药关注度普遍较高。具体调查统计情况见表17。

表 17   被调查者是否愿意使用国家推荐的治疗新冠肺炎的中药

态度	频数(人)	百分比(%)
已了解官方推荐的中成药,愿意服用	696	62.0
还不了解,待了解后再决定是否服用	105	9.4
更愿意请中医师开中药处方	321	28.6

三   调研小结和展望

综上，从中医药政策层面来看，中西医并重的国家政策得到了较好的贯彻执行，并极大地促进了中西医的优势互补。特别是在2020年的新冠肺炎疫情防控和病人诊治中中西医的优势互补体现得淋漓尽致；从中医的认知层面来看，被调查者对中医的总体印象是非常好的，对中医药科学性的认可度是比较高的，说明中医药天然、绿色的健康治疗理念已经深入人心；从中医诊疗选择层面来看，被调查者绝大多数认为中医疗效确切，治疗机构上首选级别较高的公立中医医院，治疗医师上首选高职称的中医医师，治疗疾病上都是选择中医药疗效比较确切的病种，而且倾向于选择中西医结合的治疗方法。中医药防治新冠肺炎疫情和治疗新冠肺炎病人取得较好的疗效，极大地改变了人们对于中医药的认知，被调查者中部分人员因此而转变了对中医药的认知，赞成在抗疫合作方面中西医要优势互补，并应充分发挥中医药的独特防疫优势。

后续，课题组还将对调研数据进一步挖掘整理和深入分析，并在此基础上初步构建中西医优势互补就医选择模型，使之能够对中西医优势互补就医选择开展定量评价，从而为政府主管部门制定相关政策措施提供理论依据和数据支撑。

B.16
中国中医医疗资源变化趋势的数据报告

王晨 邓彬*

摘　要： 本报告对 2015 年以来的五年间，中医医疗资源和服务各
项数据的采集和变化趋势进行展示及分析，希望有助于中
医药行业从业者、管理者和决策者更加清晰地了解中医药
发展中的趋势与短板，分析数据变化，并结合自己的实
践，提出应对之策和解决方案，更好地促进中医药事业的
发展。

关键词： 中医医疗　中医药数据　市场分析

为了更好地促进我国中医医疗服务的传承创新发展，本报告对中国中医
医疗资源与服务的现状进行数据调研，以期客观地反映中国中医医疗资源状
况、服务条件、服务能力以及年度变化趋势，展示已取得的最新成就。同
时，也从中发现存在的短板和问题，从而为从业者、决策者提供应对思路，
进而寻找解决方案。从数据分析中体察中医药发展的环境，找准短板弱项，
有针对性地促进中医医疗服务水平的提升，让广大群众享受到更加便捷、更
加优质的中医医疗服务，享受到传统医药带来的健康实惠。

* 王晨，北京中医药大学执业药师，助研，北京金匮中医药文化发展基金会秘书长，研究方向：
中医药文化。邓彬，成都地奥集团、成都中医药大学校友总会企业家联盟副会长兼秘书长，
研究方向：中医药市场营销与管理、中医药市场发展战略。

一 2019年中医师资源

1. 执业中医师基本情况

2019 年执业中医师基本情况如表 1 所示。

表 1　2019 年公立中医院执业中医师基本情况

单位：%

分类	执业（助理）医师	执业医师	执业中药师（士）
按性别分			
男	54.8	55.2	34.2
女	45.2	44.9	65.8
按年龄分			
25 岁以下	0.1	0.0	2.2
25～34 岁	31.8	30.7	36.0
35～44 岁	33.3	33.3	26.2
45～54 岁	22.3	22.7	24.4
55～59 岁	7.1	7.6	8.0
60 岁及以上	5.3	5.7	3.3
按工作年限分			
5 年以下	15.0	14.7	11.8
5～9 年	21.7	21.3	22.4
10～19 年	25.3	25.1	22.5
20～29 年	21.3	21.4	22.4
30 年及以上	16.7	17.5	21.0
按学历分			
研究生	18.0	19.7	4.2
大学本科	53.9	57.8	37.7
大专	21.3	17.1	33.3
中专	6.2	5.0	20.3
高中及以下	0.6	0.5	4.5
按专业技术资格分			
正高	5.7	6.2	1.2

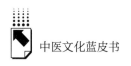
续表

分类	执业(助理)医师	执业医师	执业中药师(士)
副高	14.6	16.0	5.0
中级	29.0	31.5	22.6
师级/助理	35.7	35.9	35.7
士级	8.8	4.6	28.0
不详	6.2	5.8	7.5
按聘任技术职务分			
正高	5.4	5.9	1.1
副高	14.7	16.1	5.0
中级	29.1	31.6	22.7
师级/助理	36.2	36.2	35.6
士级	7.8	4.1	26.8
待聘	6.8	6.0	8.8

资料来源：国家卫生健康委员会编《中国卫生健康统计年鉴》（历年）。下同。

2. 医疗机构中医药专业人员情况

截至 2019 年中医类医疗机构中有中医执业（助理）医师 265119 人、中药师（士）51868 人，其他医疗卫生机构有中医类执业（助理）医师 359129 人、中药师（士）75205 人。即有中医执业（助理）医师 624248 人，中药师（士）127073 人，共有中医药专业人员 751321 人。按我国现有 1396984787 人（13.97 亿人①）计算，相当于每 4468.54 人中有一位中医执业（助理）医师，每千人中仅有 0.39 位中医师（士）。国家卫健委规划发展与信息化司网站公布的《2019 年我国卫生健康事业发展统计公报》的信息显示，我国现有执业（助理）医师 386.7 万人，每千人口有 2.59 位医师，是中医的 6.64 倍（见表 2）。

_____

① 资料来源：本文所有数据均来自国家卫生健康委员会。

表2　2019年医疗机构中医药专业人员情况

单位：人

分类	机构类别	中医类执业（助理）医师	中药师（士）
中医类医疗机构中的中医技术人员总数	总计	265119	51868
	1. 中医类医院	188652	37172
	1.1 中医医院	165607	32839
	1.2 中医综合医院	156711	31253
	1.3 中医专科医院	8896	1586
	1.4 中西医结合医院	14980	2440
	1.5 民族医医院	8065	1893
	2. 中医类门诊	16105	2990
	2.1 中医门诊部	15089	2817
	2.2 中西医结合门诊部	954	166
	2.3 民族医门诊部	62	7
	3. 中医类诊所	60362	11706
	3.1 中医诊所	53250	10897
	3.2 中西医结合诊所	6656	736
	3.3 民族医诊所	456	73
其他医疗卫生机构中医类人员数	机构类别	中医类执业（助理）医师	中药师（士）
	总计	359129	75205
	综合医院	14440	31118
	专科医院	22189	5485
	社区卫生服务中心	34541	8354
	社区卫生服务站	14085	1752
	乡镇卫生院	82985	19121
	门诊部	11076	1932
	诊所	25426	2973
	妇幼保健机构	7874	2193
	专科疾病防治机构	1012	380
	村卫生室	33698	—
	其他医疗卫生机构	11803	1897
合计		624248	127073

3. 中医类医疗卫生机构人员数及其变化趋势

从2015年以来的五年间，中医类医疗卫生机构人员数逐年增加，从

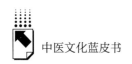

2015 年的 1044242 人，增加到 2019 年的 1421203 人，增幅达 36.1%。其中：中医类医院人员数从 2015 年的 940387 人，增加到 2019 年的 1250689 人，增幅达 33.0%；中医类门诊部人员数从 2015 年的 21434 人，增加到 2019 年的 44868 人，增幅达 109.3%；中医类诊所人员数从 2015 年的 79314 人，增加到 2019 年的 123116 人，增幅达 55.2%；中医类研究机构人员数从 2015 年的 3107 人，下降到 2019 年的 2530 人，降幅为 18.6%。

以上数据显示，临床服务领域的人员数都有不同程度的增长，有的增幅还比较大；但研究机构的人员数明显下降。如果减少的都是专业人员，则不利于中医药科研的发展（见表 3）。

表 3 中医类医疗卫生机构人员数及其变化趋势

单位：人

机构类别	2015 年	2016 年	2017 年	2018 年	2019 年
总计	1044242	1129167	1226170	1321902	1421203
1. 中医类医院	940387	1015919	1094773	1169359	1250689
1.1 中医医院	824022	884394	943444	998777	1069481
1.2 中医综合医院	781741	839306	892497	944007	1011178
1.3 中医专科医院	42281	45088	50947	54770	58303
1.4 中西医结合医院	93209	105358	118230	130085	138965
1.5 民族医医院	23156	26167	33099	40497	42243
2. 中医类门诊部	21434	25277	32731	40468	44868
2.1 中医门诊部	17848	21015	27845	34588	38341
2.2 中西医结合门诊部	3482	4125	4692	5697	6340
2.3 民族医门诊部	104	137	194	183	187
3. 中医类诊所	79314	85006	96111	109662	123116
3.1 中医诊所	60344	65409	75072	86846	99055
3.2 中西医结合诊所	18185	18818	20110	21821	23075
3.3 民族医诊所	785	779	929	995	986
4. 中医类研究机构	3107	2965	2555	2413	2530
4.1 中医（药）研究院所	2616	2634	2355	2239	2357
4.2 中西医结合研究所	87	88	89	84	87
4.3 民族医（药）研究所	404	243	111	90	86

4. 中医药人员数及其变化趋势

从 2015 年以来的五年间，中医药人员总数从 2015 年的 58.0 万人，增加到 2019 年的 76.7 万人，增幅达 32.2%。占同类人员总数的百分比从 14.9% 上升到 16.2%，增幅为 1.3 个百分点。

表 4 中医药人员数及其变化趋势

人员类别	2015 年	2016 年	2017 年	2018 年	2019 年
1. 中医药人员总数（万人）	58.0	61.3	66.4	71.5	76.7
1.1 中医类别执业（助理）医师	45.2	48.2	52.7	57.5	62.5
1.2 见习中医师	1.4	1.4	1.6	1.6	1.5
1.3 中药师（士）	11.4	11.7	12.0	12.4	12.7
2. 占同类人员总数的百分比（%）					
2.1 中医类别执业（助理）医师	14.9	15.1	15.6	16.0	16.2
2.2 见习中医师	6.4	6.6	7.7	7.6	7.9
2.3 中药师（士）	26.9	26.6	26.6	26.5	26.3

二 2019年中医医疗保障资源

1. 中医医疗机构数

中医医疗机构数具体情况，如表5所示。

表 5 2019 年中医类医疗卫生机构数

单位：家

一级指标	二级指标	总计
中医类医疗卫生机构数	1. 中医类医院	5232
	1.1 中医医院	4221
	1.1.1 按经济类型分	—
	1.1.1.1 公立中医院	2311
	1.1.1.2 民营中医院	1910
	1.1.2 按医院级别分	—
	1.1.2.1.1 三级中医院	476
	1.1.2.1.2 内:三甲中医院	352

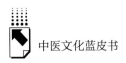
续表

一级指标	二级指标	总计
中医类医疗卫生机构数	1. 1. 2. 2 二级中医院	1906
	1. 1. 2. 3 一级中医院	986
	1. 1. 3 按医院类别分	—
	1. 1. 3. 1 中医综合医院	3570
	1. 1. 3. 2 中医专科医院	651
	1. 1. 3. 2. 1 肛肠医院	81
	1. 1. 3. 2. 2 骨伤医院	226
	1. 1. 3. 2. 3 按摩医院	16
	1. 1. 3. 2. 4 针灸医院	31
	1. 1. 3. 2. 5 其他专科医院	297
	1. 2 中西医结合医院	699
	1. 3 民族医医院	312
	1. 3. 1 蒙医医院	108
	1. 3. 2 藏医医院	43
	1. 3. 3 维医医院	116
	1. 3. 4 傣医医院	1
	1. 3. 5 其他民族医院	44
	2. 中医类门诊	3267
	2. 1 中医门诊部	2772
	2. 2 中西医结合门诊部	468
	2. 3 民族医门诊部	27
	3. 中医类诊所	57268
	3. 1 中医诊所	48289
	3. 2 中西医结合诊所	8360
	3. 3 民族医诊所	619
	4. 中医类研究机构	42
	4. 1 中医(药)研究院(所)	33
	4. 2 中西医结合研究所	2
	4. 3 民族医(药)学研究所	7

一级指标	二级指标	总计
设有中医类临床科室的其他医疗卫生机构数	1. 设有中医类临床科室的机构数	22604
	1.1 二级及以上公立综合医院	4010
	1.2 社区卫生服务中心	3940
	1.3 乡镇卫生院	14654
	2. 设有中医类临床科室的机构占同类机构总数的百分比(%)	183.0
	2.1 二级及以上公立综合医院	85.0
	2.2 社区卫生服务中心	56.3
	2.3 乡镇卫生院	41.7
提供中医服务的基层医疗卫生机构数	1. 社区卫生服务中心机构(个)	6995
	其中:提供中医服务的机构	6878
	所占比重(%)	98.3
	2. 社区卫生服务站(个)	11615
	其中:提供中医服务的机构	9981
	所占比重(%)	85.9
	3. 乡镇卫生院(个)	35154
	其中:提供中医服务的机构	34148
	所占比重(%)	97.1
	4. 村卫生室(个)	573186
	其中:提供中医服务的机构	408588
	所占比重(%)	71.3

2. 中医医疗机构数及其变化趋势

2015 年以来的五年间,中医医疗机构数有较大增长,从 2015 年的 46541 家,增加到 2019 年的 65809 家,增幅达 41.40%。其中:中医类医院从 2015 年的 3966 家,增加到 2019 年的 5232 家,增幅达 31.92%;中医类门诊部从 2015 年的 1640 家,增加到 2019 年的 3267 家,增幅达 99.20%;中医类诊所从 2015 年的 40888 家,增加到 2019 年的 57268 家,增幅达 40.06%;中医类研究机构从 2015 年的 47 家,降到 2019 年的 42 家,降幅为 10.64%(见表 6)。

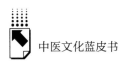
表6 中医医疗卫生机构数

单位：家

类型	2015 年	2016 年	2017 年	2018 年	2019 年
总计	46541	49527	54243	60738	65809
1. 中医类医院	3966	4238	4566	4939	5232
1.1 中医医院	3267	3462	3695	3977	4221
1.1.1 按经济类型分					
1.1.1.1 公立中医院	2335	2327	2303	2293	2311
1.1.1.2 民营中医院	932	1135	1392	1684	1910
1.1.2 按医院级别分					
1.1.2.1 三级中医院	399	415	422	448	476
1.1.2.2 内:三甲中医院	307	313	314	326	352
1.1.2.3 二级中医院	1756	1795	1818	1848	1906
1.1.2.4 一级中医院	513	616	724	874	986
1.1.3 按医院类别分					
1.1.3.1 中医综合医院	2752	2911	3093	3345	3570
1.1.3.2 中医专科医院	515	551	602	632	651
1.1.3.2.1 肛肠医院	65	77	88	88	81
1.1.3.2.2 骨伤医院	200	198	210	224	226
1.1.3.2.3 按摩医院	14	14	17	17	16
1.1.3.2.4 针灸医院	24	25	28	31	31
1.1.3.2.5 其他专科医院	212	237	259	272	297
1.2 中西医结合医院	446	510	587	650	699
1.3 民族医医院	253	266	284	312	312
1.3.1 蒙医医院	69	72	89	108	108
1.3.2 藏医医院	41	45	45	44	116
1.3.3 维医医院	96	99	98	112	43
1.3.4 傣医医院	1	1	1	1	1
1.3.5 其他民族医院	46	49	51	47	44
2. 中医类门诊部	1640	1913	2418	2958	3267
2.1 中医门诊部	1304	1539	2015	2495	2772
2.2 中西医结合门诊部	320	355	374	436	468
2.3 民族医门诊部	16	19	29	27	27
3. 中医类诊所	40888	43328	47214	52799	57268
3.1 中医诊所	32968	35289	38882	43802	48289
3.2 中西医结合诊所	7386	7513	7747	8389	8360

类型	2015 年	2016 年	2017 年	2018 年	2019 年
3.3 民族医诊所	534	526	585	608	619
4. 中医类研究机构	47	48	45	42	42
4.1 中医(药)研究院(所)	35	36	36	33	33
4.2 中西医结合研究所	3	3	2	2	2
4.3 民族医(药)学研究所	9	9	7	7	7

3. 中医类医疗机构床位数及其变化趋势

2015 年以来的五年间，中医医疗机构床位数有较大增长，从 2015 年的 957523 张，增加到 2019 年的 1328752 张，增幅达 38.77%。其中：中医类医院从 2015 年的 819412 张，增加到 2019 年的 1091630 张，增幅达 33.22%；中医类门诊部从 2015 年的 585 家，降到 2019 年的 536 家，降幅为 8.38%（见表7、图1）。

表 7 中医类医疗机构床位数

单位：张

类别	2015 年	2016 年	2017 年	2018 年	2019 年
总计	957523	1033547	1135615	1234237	1328752
1. 中医类医院	819412	877313	951356	1021548	1091630
1.1 中医医院	715393	761755	818216	872052	932578
1.2 中西医结合医院	78611	89074	99680	110579	117672
1.3 民族医医院	25408	26484	33460	38917	41380
2. 中医类门诊部	585	461	494	548	536
2.1 中医门诊部	370	294	409	423	402
2.2 中西医结合门诊部	197	141	72	112	124
2.3 民族医门诊部	18	26	13	13	10
3. 其他医疗机构中医类临床科室	137526	155773	183765	212141	236586

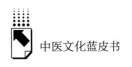

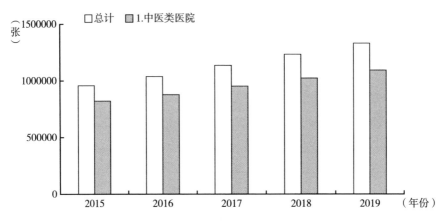

图1 中医类医疗机构床位数变化趋势

三 2019年中医医疗服务现状

1. 中医类医疗机构诊疗人次及其变化趋势

2015年以来的五年间，中医类医疗机构总诊疗量有较大增长，从2015年的90912.5万人次，增加到2019年的116389.9万人次，增幅达28.02%。其中：中医类医院从2015年的54870.9万人次，增加到2019年的67528.2万人次，增幅达23.07%；中医类门诊部从2015年的1761.9万人次，增加到2019年的3182.7万人次，增幅达80.64%；中医类诊所从2015年的11781.4万人次，增加到2019年的16469.8万人次，增幅达39.79%；中医类诊疗量占总诊疗量的百分比从2015年的15.7%，增加到2019年的16.4%，小有增幅为0.7个百分点（见表8）。

表8 中医类医疗机构诊疗人次

单位：万人次

机构分类	2015年	2016年	2017年	2018年	2019年
中医类总诊疗量	90912.5	96225.1	101885.5	107147.2	116389.9
1. 中医类医院	54870.9	57670.4	60379.8	63052.7	67528.2
1.1 中医医院	48502.6	50774.5	52849.2	54840.5	58620.1

续表

机构分类	2015 年	2016 年	2017 年	2018 年	2019 年
1.2 中西医结合医院	5401.4	5927.3	6363.0	6821.0	7456.6
1.3 民族医医院	966.8	968.7	1167.5	1391.1	1451.5
2. 中医类门诊部	1761.9	1978.3	2322.6	2821.0	3182.7
2.1 中医门诊部	1567.4	1757.4	2063.9	2504.8	2816.6
2.2 中西医结合门诊部	192.1	217.9	253.0	310.0	360.8
2.3 民族医门诊部	2.4	3.0	5.7	6.2	5.3
3. 中医类诊所	11781.4	12517.9	13660.9	14973.2	16469.8
3.1 中医诊所	9215.8	9886.0	10894.3	11993.5	13363.2
3.2 中西医结合诊所	2446.7	2517.9	2644.4	2856.9	2987.6
3.3 民族医诊所	118.8	114.1	122.2	122.8	119.0
其他机构中医类临床科室	22498.3	24058.5	25522.2	26300.3	29209.2
中医类诊疗量占总诊疗量百分比(%)	15.7	15.8	15.9	16.1	16.4

2. 其他机构中医类临床科室诊疗人次及其变化趋势

2015 年以来的五年间，其他机构中医类临床科室诊疗人次的变化：门急诊量从 2015 年的 22498.3 万人次，增加到 2019 年的 29209.2 万人次，增幅达 29.83%；占同类机构诊疗量的百分比为：在综合医院中，从 2015 年的 4.5%，降到 2019 年的 4.0%，降幅为 0.5 个百分点；在社区卫生服务中心（站）中，从 2015 年的 7.9%，增加到 2019 年的 9.3%，增幅为 1.4 个百分点；在乡镇卫生院中，从 2015 年的 5.4%，增加到 2019 年的 6.9%，增幅为 1.5 个百分点（见表9）。

表9　其他机构中医类临床科室诊疗人次

机构分类	2015 年	2016 年	2017 年	2018 年	2019 年
1. 门急诊量（万人次）	22498.3	24058.5	25522.2	26300.3	29209.2
1.1 综合医院	10069.2	10286.8	10273.2	10269.7	11112.4
1.2 专科医院	563.5	635.7	653.0	682.8	787.8
1.3 社区卫生服务中心（站）	5571.7	6178.5	6611.4	6939.4	8018.8
1.4 乡镇卫生院	5662.9	6148.5	6930.8	7323.4	8057.8
1.5 其他机构	631.1	809.0	1053.8	1085.1	1232.5
2. 占同类机构诊疗量的百分比(%)					
2.1 综合医院	4.5	4.3	4.1	4.0	4.0

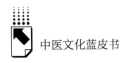

续表

机构分类	2015 年	2016 年	2017 年	2018 年	2019 年
2.2 专科医院	2.0	2.1	2.0	1.9	2.0
2.3 社区卫生服务中心(站)	7.9	8.6	8.6	8.7	9.3
2.4 乡镇卫生院	5.4	5.7	6.2	6.6	6.9
2.5 其他机构	0.7	0.8	1.0	1.0	1.0

3. 村卫生室中医诊疗人次及其变化趋势

从 2015 年以来的五年间，村卫生室中医诊疗人次的变化：门急诊量从 2015 年的 76569.4 万人次，减少到 2019 年的 66354.8 万人次，下降 13.34%；中医占村卫生室诊疗量的百分比，从 2015 年的 40.4%，增加到 2019 年的 41.4%，增幅为 1.0 个百分点。

以上数据显示，虽然在这五年中村卫生室中医诊疗人次的变化不大，在持平中略有下降，但在村卫生室诊疗量中超过了 40%，说明中医药在广大农村仍然发挥着重要的作用，且大有作为。如果整个中医医疗服务都能达到此百分比，就接近达到中西医并重的目标了（见表 10）。

表 10　村卫生室中医诊疗人次

项目	2015 年	2016 年	2017 年	2018 年	2019 年
1. 门急诊量(万人次)	76569.4	74455.3	72059.2	68695.9	66354.8
1.1 以中医为主	6187.8	5919.9	5606.8	5139.8	4956.1
1.2 以中西医结合为主	70381.6	68535.3	66452.5	63556.1	61398.7
2. 中医占村卫生室诊疗量的百分比(%)	40.4	40.2	40.3	41.1	41.4

4. 中医类医院诊疗人次及其变化趋势

2015 年以来的五年间，中医类医院诊疗人次不同程度的增长，其中：中医医院从 2015 年的 48502.6 万人次，增加到 2019 年的 58620.1 万人次，增幅达 20.86%；中西医结合医院从 2015 年的 5401.4 万人次，增加到 2019 年的 7456.6 万人次，增幅达 38.05%；民族医医院从 2015 年的 966.8 万人次，增加到 2019 年的 1451.5 万人次，增幅非常明显，达到 50.13%。

表 11　中医类医院诊疗人次及其变化趋势

机构分类	2015 年	2016 年	2017 年	2018 年	2019 年
1. 中医医院合计(万人次)	48502.6	50774.5	52849.2	54840.5	58620.1
1.1 按医院等级分					
1.1.1 三级中医院	23346.6	24628.1	25241.8	26558.6	28723.2
1.1.2 内:三甲中医院	19899.2	20859.8	21273.5	22250.7	24159.6
1.1.3 二级中医院	22292.9	23274.7	24371.4	24971.5	26288.4
1.1.4 一级中医院	1319.1	1437.3	1636.6	1744.7	1946.8
1.2 按登记注册类型分					
1.2.1 公立中医院	46016.5	47942.6	49364.4	51044.8	54437.1
1.2.1 民营中医院	2486.2	2831.9	3484.9	3795.7	4183.0
1.3 按医院类别分					
1.3.1 中医综合医院	46764.7	48943.6	50848.7	52660.5	56326.4
1.3.2 中医专科医院	1738.0	1830.8	2000.5	2179.9	2293.8
2. 中西医结合医院	5401.4	5927.3	6363.0	6821.0	7456.6
3. 民族医医院	966.8	968.7	1167.5	1391.1	1451.5
3.1 蒙医医院	428.1	412.3	588.0	753.1	808.2
3.2 藏医医院	280.0	290.6	298.6	328.2	302.0
3.3 维医医院	134.3	138.9	152.0	172.7	193.7
3.4 傣医医院	9.8	8.9	10.1	15.4	17.2
3.5 其他民族医院	114.6	118.1	118.9	121.8	130.4

5. 公立中医类医院病人医药费用及其变化趋势

从 2015 年以来的五年间，公立中医类医院病人医药费用的变化如下：次均门诊费用从 2015 年的 208.2 元，增加到 2019 年的 255.3 元，增幅达 22.62%；人均住院费用从 2015 年的 6715.9 元，增加到 2019 年的 7867.2 元，增幅达 17.14%（见表 12）。

表 12　公立中医类医院病人医药费用

项目	次均门诊费用(元)	门诊药费(元)	门诊药费占门诊费用百分比(%)	人均住院费用(元)	住院药费(元)	住院药费占住院费用百分比(%)
中医院						
2015 年	208.2	122.5	58.8	6715.9	2564.5	38.2

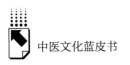

续表

项目	次均门诊费用（元）	门诊药费（元）	门诊药费占门诊费用百分比（%）	人均住院费用（元）	住院药费（元）	住院药费占住院费用百分比（%）
2016 年	218.4	125.9	57.6	7008.0	2505.3	35.7
2017 年	229.8	128.0	55.7	7197.6	2341.1	32.5
2018 年	243.0	132.8	54.6	7510.3	2231.2	29.7
2019 年	255.3	139.2	54.5	7867.2	2272.7	28.9
其中：三级中医院						
2015 年	254.3	158.9	62.5	10056.9	3851.0	38.3
2016 年	265.5	162.3	61.1	10235.1	3681.4	36.0
2017 年	282.5	166.4	58.9	10481.8	3384.0	32.3
2018 年	297.5	170.9	57.5	10770.8	3151.9	29.3
2019 年	311.6	177.0	56.8	10981.5	3121.2	28.4
二级医院						
2015 年	163.3	86.2	52.8	4653.0	1770.5	38.1
2016 年	170.9	88.5	51.8	4896.0	1735.1	35.4
2017 年	177.0	89.3	50.5	5055.9	1662.6	32.9
2018 年	186.9	93.0	49.8	5291.0	1600.0	30.2
2019 年	194.8	98.0	50.3	5495.9	1621.3	29.5
中西医结合医院						
2015 年	248.7	142.5	57.3	10688.5	4119.8	38.5
2016 年	260.3	145.1	55.7	11290.5	4086.7	36.2
2017 年	274.8	143.9	52.4	11881.1	3802.6	32.0
2018 年	290.3	146.7	50.5	12458.3	3623.5	29.1
2019 年	301.1	149.6	49.7	13031.2	3728.5	28.6
民族医医院						
2015 年	156.6	88.5	56.5	4523.9	1741.0	38.5
2016 年	170.1	92.2	54.2	4806.6	1669.3	34.7
2017 年	175.8	91.3	51.9	5319.0	1655.4	31.1
2018 年	187.3	95.5	51.0	5649.4	1622.8	28.7
2019 年	201.7	97.4	48.3	5992.8	1629.8	27.2

四 结论

当前，国家高度重视中医药事业，为中医药事业传承创新发展出台了多项宏观政策和措施，可以说，正值中医药事业发展的春天。在 2020 年防控新冠肺炎疫情的人民"战役"中，尤其是在家庭预防、对症治疗、方舱医院的医疗实践中，中医药发挥了独特的优势和作用，得到了社会各界高度认可，中医药的有效性和广阔发展前景受到国内外专业人士和受众的高度关注，未来人们对中医药的信任和需求都会逐年增长。

从 2015 年到 2019 年的五年间，中医医疗资源和服务的各项数据都有明显增长，我国中医药资源处于快速发展阶段。从纵向来看，中医医疗资源和服务各项数据都有不同程度的增长，甚至是明显的增长。其中，中医医疗机构床位数的增幅较高，达 38.77%。中医医疗机构数也有较大增长，增幅达 41.40%。中医类医疗卫生机构人员数逐年增加，增幅达 36.1%。但从横向来看，中医药在医疗市场上的占有率仍然不高，与医疗资源大幅增长相比，中医药服务的多项数据仅为小幅增长，服务量增速长期在 15% 以下徘徊。特别值得注意的是，在村卫生室，中医诊疗人次下降趋势明显，幅度为 13.34%。

通过以上数据的集中呈现，以期中医药行业从业者、管理者和决策者，更加重视我国中医药行业以及不同地区中医药发展的数据变化，认真分析总结近年来中医药资源和服务快速增长的宏观政策与微观实施背景，从中找出在基层医疗服务、疫情防控以及实施预防为主方面取得巨大成效的原因，从而不断地增强发展中医药的自信；同时，更要发现其中存在的不平衡不充分的短板和问题，从中找出影响和阻碍中医药发展的政策落地因素、人才培养因素、服务价格因素等，从而提出有针对性、前瞻性、可行性的解决方案，更好地促进我国中医药事业的传承创新和发展，让中医药为全民健康做出更大贡献。

案 例 篇

Cases

B.17
名优中成药藿香正气口服液的
国际化发展调研报告

杨再华　李志涛　张维伶　徐　婷*

摘　要： 本调研报告对藿香正气口服液在国内外整体情况进行调研，
重点调研其国际化发展过程的文化传播、营销模式，以及在
国际抗疫中的作用。通过调研分析，系统总结了藿香正气液
扎实的理论基础和优秀的海外表现，为中医药海外推广提供
一种以中医药文化为引领、以医药企业为主体、以卓越疗效
为载体的可借鉴的路径，助推中医药走向世界，以期减少疫
情伤害，惠及各国人民。

* 杨再华，博士，成都中医药大学中医药智库研究中心副主任、四川省中医药学会副会长、主
任编辑，研究方向：健康传播；李志涛，太极集团海外事业部副总经理，研究方向：营销管
理、中医药国际化；张维伶，太极集团外事专员，研究方向：海外市场营销；徐婷，太极集
团文员。

关键词： 藿香正气　中医药抗疫　中医药国际化

一　藿香正气液概述

（一）起源于抗疫的藿香正气方

《黄帝内经·素问》有一段关于传染病的论述：不相染者，正气存内，邪不可干……认为人体正气盛衰是确定是否被疫病传染和是否发病的关键。

藿香正气口服液（简称"藿香正气液"）源于藿香正气散。藿香正气散收载于宋代《太平惠民和剂局方》，是我国历史上第一部由官方编撰的成药典。当时北方的士兵在征讨南方行军的作战过程中，因不适应南方的湿热气候，再加上恶劣的"瘴气"熏染，导致很多人出现胸闷、头痛吐泻等症状，并相互传染，暴发疫病。军医发现，当地居民会用一种叫"藿香"的植物来防止被"瘴气"熏倒，便也使用藿香配制剂来治疗病倒的士兵，发现效果很好。于是类似藿香正气散的成药便在军中流行开来，始称"行军散"。因该方可祛除和压制邪气、防治疫病，医家依据中医"正气存内，邪不可干"的理论，遂正式命名为"藿香正气散"。

《太平惠民和剂局方》记载"藿香正气散"可以治头痛、壮热、咳嗽、反胃、气泻、霍乱等，字数不多，却多与急性、烈性传染性疾病（疫病）症状高度重合。尽管历史长河中，有更多非疫病流行的时段，藿香正气作为中医全科异病同治的名方而广为应用和传承，但其源于抗疫、长于抗疫的特质，至今更加弥足珍贵。

千年之久，每当疫病流行，都有它来外避时疫、内和脾胃，使表里正气畅达，内外平和。藿香正气一直是医家圣方、病家圣药。COVID－19（新型冠状病毒病）全球大流行以来，中医药独树一帜，藿香正气也因疗效卓越，

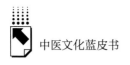

再建功勋①。

1. 藿香正气方剂型演变

藿香正气散原方为散剂，实为"煮散"——水煮汤剂，服用和携带均不方便，后世医家又将藿香正气制成了丸剂。1949年之后，藿香正气被发展为多种剂型（见表1）。藿香正气剂型虽多，但现行药典收载的仅有四种②。其中藿香正气口服液连续五版入选《中华人民共和国药典》。

表1　藿香正气方剂型演变过程

《太平惠民和剂局方》	后世医家	1949年以后	《中华人民共和国药典（2015）》
散剂（煮散）	散剂（煮散）丸剂：藿香正气（水丸、蜜丸）	藿香正气丸、藿香正气片、藿香正气胶囊等藿香正气水、藿香正气口服液等	液体制剂：藿香正气口服液、藿香正气水固体制剂：藿香正气软胶囊、藿香正气滴丸

2. 藿香正气口服液的剂型优势

总体说来，藿香正气可以分成液体制剂和固体制剂两大类。固体制剂一般在肠道吸收，需要较长时间的崩解吸收，适合慢性疾病，不适合急症；液体制剂服后立即吸收起效，适合急症。而藿香正气所治疗的呕吐、腹泻、腹痛等大多属于腹部急症，疫病引起的胃肠道症状也更是急症。因此对于普通以及疫病的胃肠道急症，固体剂型显然不太适宜。而慢性疾病同样也适宜使用液体剂型。因此，液体剂型是藿香正气发挥药效最适当的剂型（见表2）。

---

① 注：COVID-19（新型冠状病毒病），本文除引用文献外，均采用COVID-19。本文所讨论的"疫病"，重点讨论COVID-19。
② 《中华人民共和国药典（2015）》（第一部），第1726～1731页。

表2　藿香正气口服液的剂型优势——"速效"

药名	藿香正气口服液	藿香正气水	藿香正气软胶囊	藿香正气滴丸
崩解时限(分钟)	0	0	90	60

资料来源：《中华人民共和国药典（2015）》（第一部），第1726～1731页。

藿香正气水是较早的液体制剂，药名为"水"，实为"酒精"酊剂。藿香正气水起效迅速，但含有40%～50%的酒精，口感差，安全性问题也较多，临床应用受局限。

从1983年开始，成都中医药大学与太极集团的前身——涪陵制药厂联合研发，采用先进的独特工艺技术，独家掌握了数百种具有溶解性能的有效成分，在水溶媒中以分子态、离子态完全溶解以及长期稳定保存的关键核心技术体系，藿香正气口服液正式诞生[1]。以藿香正气液为代表的现代口服液剂型，是中成药剂型中既体现古方煮散汤剂特色，又可以大规模生产和长期储存的剂型，更适应异病同治，尤其是疫情期间的大规模人群使用。藿香正气口服液的诞生，是藿香正气剂型的重大进步，获世界知识产权组织授予的"中国专利发明创造金奖"。

藿香正气口服液不仅大大改善了口感，还解决了藿香正气水的安全问题。迄今为止，未见藿香正气口服液有严重不良反应报道。而藿香正气水的各种不良反应报道很多[2]，尤其是儿童群体不良反应高发，专家们呼吁要引起各方的足够重视。在临床应用中，虽然藿香正气水说明书有提示，但是分

---

[1]　彭成等：《名优中成药研究与应用——藿香正气液》，人民卫生出版社，2011，第16页。

[2]　刘松松等：《101例藿香正气水药品不良反应文献分析》，《中国药物警戒》2017年第5期，第317页；刘绍俊等：《藿香正气水致不良反应/不良事件80例研究分析》，《当代医学》2014年第7期，第133页；雷光远等：《藿香正气水致不良反应/不良事件101例分析》，《中成药》2012年第11期，第2268页；何艾娟：《口服藿香正气水致小儿抽搐10例分析》，《现代医药卫生》2011年第24期，第3744页；孙富国等：《藿香正气水致双硫仑样反应10例》，《白求恩军医学院学报》2011年第6期，第430页；梁玉萍：《儿童口服藿香正气水中毒17例分析》，《山西医药杂志》2007年第5期，第462页；郭莲芝等：《7例口服藿香正气水中毒原因分析》，《护理研究》2000年第4期，第168页。

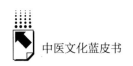

不清"藿香正气液"与"水"仍然很普遍。"液"与"水",一字之差,可成为严重风险与相对安全的分界线(见表3)。

表3 藿香正气口服液的剂型优势——"安全"

区别	藿香正气口服液[1]	藿香正气水[2]
是否含酒精	不含酒精	含40%～50%的酒精
是否有严重不良反应	未见	主要有:全身性损害、神经和神经系统损害、心血管系统损害和皮肤及附件损害等。其中以全身损害最为常见,主要包括抽搐、过敏性休克、双硫仑样反应、过敏样反应、潮红等。不良反应中少年儿童患者占比一半以上
是否产生双硫仑样反应	否	与下列药物合用可能引起双硫仑样反应:头孢菌素类药物;硝咪唑类药物:如甲硝唑、替硝唑等;其他,如左氧氟沙星、呋喃唑酮、氯霉素、酮康唑、灰黄霉素、格列吡嗪等。双硫仑样反应严重可引起休克
不建议服用人群	无	不建议儿童、孕妇及哺乳期妇女使用
禁用人群	无	酒精过敏者禁用
服药后有无行为限制	无	服药后不得驾驶机、车、船,从事高空作业、机械作业及操作精密仪器

[1]藿香正气口服液药品说明书。
[2]藿香正气水药品说明书。

(二)藿香正气口服液功能主治及与抗疫有关的主要药理、临床研究

1. 藿香正气口服液功能主治

能解表化湿,理气和中。用于外感风寒,内伤湿滞或夏伤暑湿所致的感冒,症见头痛昏重、胸膈痞闷、脘腹胀痛、呕吐泄泻;胃肠型感冒见上述证候者[1]。

2. 藿香正气液与抗疫有关的主要药理研究

藿香正气液的基础药理研究范围较广,具有抗病毒、抗炎、免疫调节、

---

[1] 《中华人民共和国药典(2015)》第一部,第1727页。

调节胃肠道功能、抗菌、镇痛、解热、镇吐、抗过敏等多种作用，其组方药物的药理研究范围则更为广泛。病毒感染疾病的关键是病毒引起的免疫反应及其炎症，藿香正气液有显著的抗炎、调节免疫作用，并且具有直接的抗病毒效果。而抗炎和调节免疫是藿香正气方治疗病毒感染疾病的核心机制，其他多种相关药理作用可协同改善 COVID－19 各种症状①。以下仅列举其中部分研究。

（1）抗病毒作用：藿香正气液体外对流感病毒 A/H1N1、流感病毒 A/H3N2、流感病毒 B 型均具有一定的抑制活性作用，且不易发生耐药性②。

（2）抗炎、免疫调节：刘瑶等研究显示，藿香正气液通过修复受损的肠黏膜上皮细胞的超微结构，促进 ZO－1 和 occludin 的表达，进而降低肠道通透性，保护肠黏膜机械屏障；同时通过促进 SIgA 分泌，调节促炎/抗炎因子水平，抑制 NF－κB p65、p38 MAPK、ICAM－1 的表达，从而发挥对 PI－IBS 免疫屏障的调节作用③。

李春苑等研究表明：藿香正气口服液组与湿困脾胃证大鼠（模型组）比较，其脾脏、胸腺系数及血清 IgG 水平显著降低（P < 0.05），尿液代谢物组发生显著改变（P < 0.05）。故本品能提高湿困脾胃证大鼠胸腺、脾脏系数及 IgG 水平④。

（3）调节胃肠道功能：刘瑶等研究显示，藿香正气口服液与马来酸曲美布汀片均具有双向调节胃肠动力的作用，然而藿香正气口服液对大鼠受损的肠黏膜上皮细胞具有更显著的修复作用⑤。杨国汉等研究发现，藿香正气

---

① 霍志鹏等：《藿香正气防治新型冠状病毒肺炎潜在应用的研究进展》，《现代药物与临床》2020 年第 3 期，第 405 页。

② 何维英等：《10 种中成药体外抗流感病毒活性研究》，《药学学报》2010 年第 3 期，第 395 页。

③ 刘瑶：《藿香正气液对感染后肠易激综合征大鼠肠黏膜屏障保护与调节作用的研究》，南方医科大学博士学位论文，2014，第 6 页。

④ 李春苑：《藿香正气口服液对湿困脾胃证大鼠尿液代谢组学的影响》，《中药新药与临床药理》2017 年第 4 期，第 95 页。

⑤ 刘瑶等：《藿香正气液对感染后肠易激综合征大鼠结肠上皮细胞超微结构及血清 DAO 活性的影响》，《时珍国医国药》2015 年第 9 期，第 2104 页。

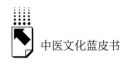
口服液具有与西沙必利相似的促胃肠动力作用，并具有时间及剂量依赖性①。

薛晓倩等研究发现：藿香正气口服液可明显改善湿阻证大鼠脾虚症状，对胃黏膜损伤有保护作用，其机制可能与增强机体抗氧化应激能力及提高胃黏膜表皮生长因子受体的表达量有关②。

3. 藿香正气口服液与抗疫有关的主要临床研究

COVID - 19 属于中医"疫病""湿瘟"的范畴。中国科学院仝小林院士认为：COVID - 19 病位在肺和脾胃，大多数患者有非常典型的脾胃症状。研究证实，藿香正气液对胃肠功能调节和胃肠疾病治疗具有多方面的有益作用，对多种不同类型的病毒性传染疾病如胃肠型感冒、流行性感冒、上呼吸道感染、轮状病毒肠炎或腹泻、登革热、小儿手足口病等具有治疗作用。藿香正气历来也是中医抗疫的核心方剂，更广泛地应用于各种疫病，对多种病毒如禽流感病毒 H5N1、轮状病毒、诺如病毒等均有治疗作用③。以下仅列举其中部分研究。

（1）治疗胃肠型感冒：伍韶容用藿香正气液治疗小儿胃肠型感冒 87 例，观察组总有效率为 95.5%，显著高于对照组的 79.1%④。

（2）治疗流行性感冒：韩晓平用磷酸奥司他韦辅助藿香正气口服液治疗 78 例流行性感冒患者，观察组发热症状缓解时间、肌肉酸痛缓解时间以及疲劳缓解时间均显著短于对照组（P < 0.05）；观察组治疗总有效率为 97.44%，高于对照组的 82.05%（P < 0.05）；观察组不良反应发生率为 10.26%，显著低于对照组的 28.21%（P < 0.05）⑤。

---

① 杨国汉等：《藿香正气液及其组方药物对大鼠胃排空和肠推进作用的影响》，《实用中医药杂志》2005 年第 9 期，第 521 页。

② 薛晓倩等：《藿香正气液对湿阻证大鼠结肠黏膜水通道蛋白 4 表达的影响》，《中国实验方剂学杂志》2012 年第 19 期，第 230 页。

③ 霍志鹏等：《藿香正气防治新型冠状病毒肺炎潜在应用的研究进展》，《现代药物与临床》2020 年第 3 期，第 408 页。

④ 伍韶容：《藿香正气液治疗小儿胃肠型感冒的疗效观察》，《北方医学》2015 年第 3 期，第 89 页。

⑤ 韩晓平：《磷酸奥司他韦辅助藿香正气液治疗流行性感冒的疗效》，《中国现代药物应用》2016 年第 18 期，第 139 页。

（3）治疗小儿感染性腹泻：董文渊等用藿香正气口服液和思密达联合治疗小儿感染性腹泻102例，治疗组和对照组总有效率分别为98.33%和88.09%[1]。

（4）治疗小儿手足口病：杨玉红等用藿香正气口服液治疗小儿手足口病156例。结果：治疗组80例手足口病患儿的痊愈率为72.5%，明显优于对照组的48.7%，无一例并发症发生[2]。

（三）藿香正气液组方解析

1.藿香正气口服液组方药物性味归经及阐释

（1）方解：方中藿香味辛，性微温，既可解表散风寒，又芳香化湿浊，且辟秽和中，升清降浊，以为君药。辅以紫苏、白芷为臣药。厚朴、大腹皮、半夏、陈皮、苍术、茯苓共为佐药。使以甘草调和诸药（见表4）。

（2）归经与时疫的关系：藿香正气液组方10味，9味归脾经，7味归肺经，这正好与中国科学院仝小林院士所说COVID－19病位在肺和脾胃相对应。

（3）祛湿圣药：藿香正气液方中藿香"化湿"，厚朴和苍术"燥湿"，茯苓甘淡渗湿。组方10种中药中，9种与祛湿有关。藿香正气被称为祛湿圣药，有坚实的中药药效学基础。而"湿"邪，正是疫病最重要的共同基础病因。

表4　藿香正气液中医药学方解

方中作用	药名	方解
君药	广藿香	解表散风寒,芳香化湿浊,辟秽和中,升清降浊
臣药	紫苏叶、白芷	辛温发散,外散风寒,芳化湿浊
佐药	半夏、陈皮、苍术、厚朴、茯苓、大腹皮	厚朴、大腹皮行气燥湿、除满消胀,半夏、陈皮燥湿和胃、降逆止呕,苍术、茯苓燥湿健脾、和中止泻
使药	甘草	调和脾胃

---

① 董文渊等：《思密达联合藿香正气液治疗小儿感染性腹泻观察》，《现代临床医学》2014年第1期，第26页。
② 杨玉红：《藿香正气口服液治疗小儿手足口病疗效观察》，《中成药》2009年第4期，第501页。

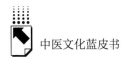
2. 藿香正气口服液组方药物与抗疫有关的主要药理作用文献研究

邓燕君等采用网络药理学及分子对接方法，对藿香正气口服液中主要有效成分作用于 SARS – CoV – 23CL 水解酶及 ACE2（血管紧张素转化酶 II）的结合能进行了测定，同时初步分析了潜在分子机制。藿香正气口服液中的药效成分能通过与 ACE2 结合作用于 PTGS2、HSP90AB1、AR、CAMSAP2 等靶点调节多条信号通路，从而发挥对 COVID – 19 的防治作用。由此可知存在同一种成分作用于不同靶点，同时不同的成分作用于相同的靶点，具有多成分 – 多靶点 – 多途径协同调节的特点[1]。其可知的有效成分化合物数以千计，不易产生单一成分化学药物普遍容易出现的抗药性，这是以藿香正气口服液为代表的中成药抗疫的优势。

依据国内外公开发表的研究文献，藿香正气液组方药物可能与抗疫有关的主要药理研究汇总如下（见表5、图1）。

表5　藿香正气液组方药物可能与抗疫有关的主要药理研究

药物	抗病毒	免疫调节	抗炎	调节胃肠	解热	镇咳	镇痛	抗血小板凝集	抗菌	保肝	解痉
广藿香	+	+	+	+	+	+	+		+		+
甘草	+	+	+	+	+	+	+	+	+	+	+
白芷	+	+	+	+	+		+		+	+	+
茯苓	+	+	+	+		+	+	+	+	+	
大腹皮				+							
苍术	+	+	+	+			+	+	+	+	+
陈皮		+	+	+		+	+	+	+	+	+
半夏	+	+	+	+	+	+	+	+	+	+	
紫苏	+	+	+	+		+	+	+	+	+	+
厚朴	+	+	+	+		+	+	+	+	+	+
频次	8	9	9	10	4	7	9	7	9	8	7

资料来源：公开发表的研究文献。

---

[1] 邓燕君等：《基于网络药理学和分子对接法探索藿香正气口服液预防新冠病毒肺炎（COVID – 19）活性化合物研究》，《中草药》2020 年第 5 期，第 1113 页。

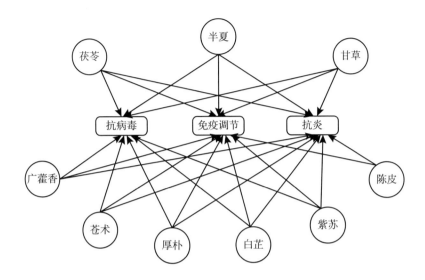

图1　藿香正气液可能针对COVID－19的部分协同药理作用机制示意

资料来源：公开发表的研究文献。

说明：大腹皮无此功效。

由表5得知，藿香正气液10个组方药物均具有胃肠调节功能，这是其在胃肠失调方面具有广泛防治效果的药理支撑；对于其他各种疫病病理，本方也大多有7~9个药物具有对应的药理作用；对于病毒感染等疫病普遍存在的感染－免疫失调－炎症病理过程，图1形象展示了每个病理阶段10个组方药物中有8~9个药物都针对这个阶段可能产生的药理作用。中药配伍的"相须"搭配，在这里多重叠加。既诸药同理，互相帮衬；又诸理同药，四面出击。方有10药，浑然一体，共同应对疫病可能产生的各种病机。藿香正气的药效，原来是如此深沉，应该引起更多关注和研究。

3. 藿香正气口服液组方药物可能与抗COVID－19有关的主要临床作用文献研究

以世界卫生组织公布的COVID－19症状，与藿香正气液各组方药物的临床作用二者之间寻找对应关系。依据国内外公开发表的文献，藿香正气液组方药物具有对抗COVID－19主要症状的资料汇总如下（见表6、图2）。

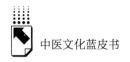

表6 藿香正气液可能针对 COVID – 19 主要症状的部分协同临床作用

药物	发热	干咳/咳嗽	乏力	腹泻	皮疹	疼痛(含头痛、咽痛)	胸闷	鼻塞	结膜炎
广藿香	+	+		+		+	+		+
甘草	+	+	+	+	+	+			+
白芷	+			+	+	+		+	
茯苓		+	+	+		+			
大腹皮				+					
苍术			+	+		+			
陈皮		+		+		+			
半夏		+		+		+			
紫苏	+	+	+	+	+	+	+	+	
厚朴		+	+			+			
频次	4	7	5	10	3	9	2	2	2

资料来源：公开发表的研究文献。

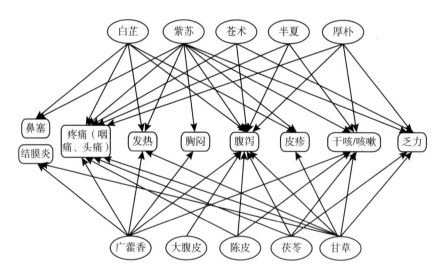

图2 藿香正气液可能针对 COVID – 19 主要症状的部分协同临床作用示意图

资料来源：COVID – 19 症状，世界卫生组织官网；临床作用，公开发表的研究文献。

从表6及图2汇集大量资料后可以看出：一种症状叠加了多个药物可能的疗效；同时一个药物又可能具有多方面的针对性效果，形象展示了多层次、多途径、多环节的防治像 COVID - 19 这类疫病的可能性。简单的资料归纳，已经为我们揭示了藿香正气液可能在抗 COVID - 19 临床应用方面具有的丰富内涵和极大的研究与应用前景。这既展示了千年古方的历史积淀，也为后续的深入研究和应用提供了多方面的重要启示。

二 藿香正气口服液抗疫事件回溯

（一）藿香正气口服液入选历次抗疫诊疗指南回溯

历年各种疫病流行，藿香正气口服液多次入选国家级诊疗方案或指南等权威文件的推荐用药（见表7）。

表 7　藿香正气口服液入选历次全国性抗疫指南

年份	指南
2003 年	卫生部《传染性非典型肺炎（SARS）诊疗方案》中，藿香正气口服液是为数极少的用于治疗非典的中成药之一[①]
2009 年	藿香正气口服液被列入卫生部《甲型 H1N1 流感诊疗方案》[②]； 国家中医药管理局《小儿感冒中医诊疗指南》中，藿香正气口服液是治疗小儿暑邪感冒有效药物[③]
2014 年	国家卫生计生委《登革热诊疗指南（2014 年第 2 版）》，藿香正气口服液被列为登革热急性发热期治疗药物[④]
2017 年	国家中医药管理局《中医儿科临床诊疗指南·细菌性痢疾（制订）》，推荐藿香正气口服液用于儿科寒湿痢兼表证[⑤]； 《中医药单用/联合抗生素治疗小儿急性上呼吸道感染临床实践指南》，对小儿暑湿证患者，专家推荐使用藿香正气口服液[⑥]； 藿香正气口服液收载入军队应急药品模块之中，作为战时救灾响应所要筹备的重要药品物资之一[⑦]
2020 年	藿香正气口服液收载入《新型冠状病毒感染的肺炎诊疗方案（试行第四版）》《新型冠状病毒感染的肺炎诊疗方案（试行第五版）》《新型冠状病毒感染的肺炎诊疗方案（试行第六版）》《新型冠状病毒感染的肺炎诊疗方案（试行第七版）》中，被列为医学观察期推荐用药。对于被纳入医学观察伴之力胃肠不适的群体，国家卫健委在方案中明确指出，可以用藿香正气口服液进行治疗

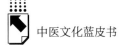

①卫生部、国家中医药管理局：《传染性非典型肺炎（SARS）诊疗方案》，《中华医学杂志》2003 年第 19 期。

②中华人民共和国卫生部：《甲型 H1N1 流感诊疗方案（2009 年第三版）》，《中华危重症医学杂志（电子版）》2009 年第 1 期。

③艾军等：《小儿感冒中医诊疗指南》，《中医儿科杂志》2009 年第 1 期。

④国家卫生计生委：《登革热诊疗指南（2014 年第 2 版）》，《中药新药与临床药理》2016 年第 1 期。

⑤丁樱等：《中医儿科临床诊疗指南·细菌性痢疾》，《中医儿科杂志》2017 年第 4 期。

⑥人民卫生出版社：《中医药单用/联合抗生素治疗小儿急性上呼吸道感染临床实践指南》，《中医治疗七种感染性疾病临床实践指南》，2017。

⑦黄贻富等：《中药在灾害及突发公共卫生事件救援中的应急保障综述》，《中国当代医药》2017 年第 30 期。

（二）藿香正气液参与国内抗 COVID - 19 事件回溯

1. 权威专家、医疗机构评价

国家医疗救治高级别专家组张伯礼及仝小林院士团队表示：本次 COVID - 19 疫情属寒湿疫，治法上应针对寒和湿。藿香正气液，解表化湿，理气和中，整体药性偏温，温化寒湿，正是应对寒、湿的良药。其扶正气、祛湿毒，"正气存内、邪不可干"的治疗原理对 COVID - 19 具有针对性和预防作用。

各项药理研究和临床应用表明，藿香正气口服液有抗菌、抗病毒、抗过敏、解热、调节和保护胃肠、调节免疫、止泻、镇吐、镇痛等作用。当前，对 COVID - 19 还没有特效防治药物的时候，中医药可以对症治疗和提升正气进行预防。藿香正气扶正气、祛湿毒，不可或缺，因此，国家卫健委在《新型冠状病毒感染的肺炎诊疗方案》（试行第四版/试行第五版/试行第六版/试行第七版）均推荐藿香正气胶囊（丸、水、口服液）用于治疗医学观察期出现"乏力伴胃肠不适"的患者①；宁夏、山西、四川、

---

① 国家卫生健康委员会、国家中医药管理局：《新型冠状病毒感染的肺炎诊疗方案（试行第七版）》2020 年 3 月 3 日；国家卫生健康委员会、国家中医药管理局：《新型冠状病毒感染的肺炎诊疗方案（试行第四版）》2020 年 1 月 27 日；王玉光、齐文升、马家驹等：《新型冠状病毒（2019 - nCoV）肺炎中医临床特征与辨证治疗初探》，《中医杂志》2020 年第 4 期。

海南、辽宁和上海的诊疗方案亦推荐藿香正气用于 COVID‐19 医学观察期①；新疆、陕西、山东、云南的诊疗方案（建议）还推荐藿香正气用于 COVID‐19 临床治疗期"湿邪、寒湿、疫毒"相关中医证型的治疗②；湖南省诊疗方案也推荐藿香正气用于 COVID‐19 防治③。

2. 藿香正气液国内抗 COVID‐19 公益大事记

藿香正气液国内抗疫公益事件，具体情况如表 8 所示。

表 8 藿香正气液国内抗疫公益大事记

时间	抗疫公益事件
2020 年 1 月	太极集团向重庆市捐赠医用口罩 1 万个、藿香正气口服液 1 万盒、急支糖浆 1 万瓶及金蒿解热颗粒 1000 盒用于重庆抗疫，是重庆市首家向本市卫生系统捐赠医疗物资的医药企业
2020 年 2 月	太极集团克服物流停运的困难，分批将 1 万盒藿香正气口服液送达雷神山医院，8400 盒送达武汉石牌岭方舱医院，7000 盒送达湖北中医药大学方舱医院
2020 年 2 月	太极集团向武汉市江汉区卫健局及江汉区红十字会捐赠藿香正气口服液 3.6 万盒，为江汉区医学观察期人员提供防治药品

---

① 宁夏回族自治区中医药管理局：《宁夏回族自治区新型冠状病毒感染的肺炎中医药防治方案（试行）》2020 年 1 月 28 日；山西省卫生健康委员会：《山西省新型冠状病毒感染的肺炎中医药防治方案（试行）》2020 年 2 月 1 日；四川省中医药管理局：《四川省新型冠状病毒感染的肺炎中医药防控技术指南》2020 年 2 月 5 日；海南省新型冠状病毒感染的肺炎疫情防控工作指挥部医疗组：《海南省中医院新型冠状病毒中医药防控方案》2020 年 2 月 4 日；辽宁省卫生健康委员会：《辽宁省新型冠状病毒感染的肺炎中医药诊疗方案（试行第二版）》2020 年 2 月 2 日；上海市卫生健康委员会：《上海市新型冠状病毒感染的肺炎中医诊疗方案（试行）》2020 年 1 月 29 日。

② 新疆维吾尔自治区卫生健康委员会：《新疆维吾尔自治区新型冠状病毒感染的肺炎中医药防治方案》2020 年 1 月 30 日；陕西省卫生健康委，陕西省中医药管理局：《陕西省新型冠状病毒感染的肺炎中医药治疗方案（试行第二版）》2020 年 2 月 1 日；山东省卫生健康委员会：《山东省新型冠状病毒感染的肺炎中医药诊疗方案》2020 年 1 月 31 日；云南省中医药学会防治新型冠状病毒感染肺炎中医药专家组：《防控新型冠状病毒感染肺炎中成药使用建议》2020 年 2 月 1 日。

③ 湖南省中医药管理局：《湖南省新型冠状病毒感染的肺炎中医药诊疗方案（试行第三版）》2020 年 2 月 3 日。

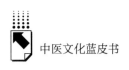

时间	抗疫公益事件
2020 年 2 月	太极集团向浙江省捐赠 15.6 万盒藿香正气口服液
2020 年 2 月	太极集团向四川省红十字会捐赠 20 万盒藿香正气口服液,通过四川省红十字会定向捐赠给四川 495 家医疗机构和相关部门,为一线医务工作者的健康保驾护航
2020 年 3 月	向浙江省温州市捐赠 3.5 万盒藿香正气口服液

3. 藿香正气口服液疫情期间销量分析

通过对 2020 年 1～4 月藿香正气液销售金额与过去三年的同期比较,可以发现:2020 年 1～2 月销售金额是 2019 年、2018 年同期的 10 倍多,是 2017 年同期的 6 倍多。这主要是因为国内新冠肺炎疫情集中暴发在 1～2 月,藿香正气液需求量激增所致。这表明在防疫抗疫用药中,人们普遍认可藿香正气液防治新冠肺炎的作用,而且确实发挥了作用(见表 9、图 3)。

表 9　藿香正气口服液 2020 年 1～4 月销售金额与过去三年同期比较

单位:万元

月份	2017	2018	2019	2020
1	818	1301	1968	10113
2	3308	712	319	15265
3	11050	14340	17758	3482
4	18754	18155	9904	8856
合计	33930	34508	29949	37716

资料来源:太极集团。

(三)藿香正气液参与国外抗疫事件回溯

中医药是世界人民的财富,全球抗击疫情,中医药不应缺席。太极集团高度关注海外疫情防控,希望藿香正气液在国内防治 COVID‐19 的成功经验能够惠及世界,为全球抗疫提供"正气"。为此太极集团克服物流停运等多重困难,积极组织货源,陆续向海外多家医疗机构及企业捐赠藿香正气液助力疫情防控,共克时艰(见表 10)。

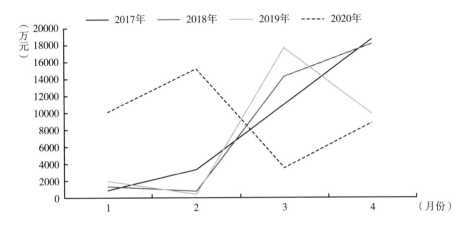

图 3　藿香正气口服液 2020 年 1～4 月销售金额与过去三年同期比较

资料来源：太极集团。

表 10　藿香正气液参与海外抗疫大事记

地区	时间	抗疫事件
印尼	2020 年 3 月 14 日	太极藿香正气液进入印尼卫生部和印尼军方、警察部队采购名单
印尼	2020 年 4 月 14 日	印尼国会抗击 COVID－19 工作组由国会副主席苏夫米带队，运送抗疫援助物品到印尼首家方舱医院——雅加达北区马腰兰亚运村紧急医院。援助物资包括由太极集团捐赠的藿香正气液 1 万盒
新加坡	2020 年 3 月	太极集团陆续为新加坡中华医院、大众医院、善济医社、广惠肇留医院的医护人员及中资企业员工捐赠 5000 盒藿香正气液
马来西亚	2020 年 3 月 28 日	太极集团向马来西亚同善中医院捐赠 1000 盒太极藿香正气液
马来西亚	2020 年 3 月 29 日	藿香正气类产品被纳入马来西亚中医药抗疫工作小组诊疗用药
泰国	2020 年 3 月 19 日	太极集团向泰国华侨中医院、泰国天华慈善医院捐赠藿香正气液 3600 盒
泰国	2020 年 3 月 31 日	泰国卫生部疾控厅副厅长代表泰国收治新冠肺炎病人的定点医院接受太极集团捐赠的 5000 盒藿香正气液
柬埔寨	2020 年 3 月 26 日	柬埔寨经销商 PPB 将太极集团捐赠的 720 盒藿香正气液送到了中国援助柬埔寨抗击 COVID－19 医疗专家组手中
柬埔寨	2020 年 4 月 20 日	太极集团携手柬埔寨经销商 PPB 向柬埔寨卫生部捐赠 1800 盒藿香正气液

资料来源：太极集团海外事业部。

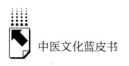

三 藿香正气口服液国际化发展路径

以中医药为特色的国有大型医药集团——太极集团，在国家"一带一路"倡议的背景下，以向世界普及中医药知识、传播中医药文化为己任，于2015年设立海外事业部，使藿香正气液等中医药文化的优秀代表产品走向规模化的国际发展之路，为构建人类卫生健康共同体做出贡献。

（一）中成药海外发展现状

1. 市场份额小

据中国医药保健品进出口商会统计，2019年中药类产品出口额为40.19亿美元。其中，中成药产品出口占比不足10%（见图4）。

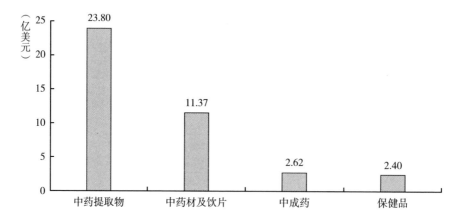

图4　2019年中国中药类产品出口金额

资料来源：中国医药保健品进出口商会。

2. 文化障碍大

中成药销售的国家和地区，以海外华人聚居区为主。目前海外华人70%聚居在东南亚国家，其中华裔人口超过400万的国家有4个：分别是印尼1500万、泰国900万、马来西亚600万、新加坡450万。

表 11 2019 年中国中成药出口（境）前 10 位的国家或地区

排名	国家/地区	出口额（万美元）
1	中国香港	13310
2	美国	1962
3	日本	1914
4	新加坡	1398
5	马来西亚	892
6	越南	826
7	印度尼西亚	682
8	泰国	585
9	澳大利亚	317
10	阿联酋	212

资料来源：中国医药保健品进出口商会。

3. 机遇与问题并存

目前中成药产品在海外属于小众产品，但海外华人普遍经济条件优越，注重健康养生，对中医药的认同感、接受度高，是海外中医药营销工作的机遇，也是突破点。若大规模突破华人圈将意味着未来的大发展，但目前还存在不少问题，中成药的海外发展之路依然十分艰巨。

（二）藿香正气液国际化推广路径

作为藿香正气液生产企业的太极集团紧抓时代机遇，紧跟国家战略，确立了"传播中医药，健康全人类"的太极藿香正气液国际化战略；确立了"走得出、走得稳、走得远、走得强"的国际化思维；坚持"聚焦市场、聚焦产品"的市场定位，将海外重点开发市场确定为"一带一路"沿线国家。坚持注册优先，坚持学术营销，坚持"以医带药"，强化市场培育，实现产品低成本扩张策略。目前藿香正气液已在东南亚、南亚、非洲三大板块落地开花。

1. 藿香正气液海外注册与解析

海外产品注册是核心，是实现销售的前提，没有注册就谈不上销售。围绕藿香正气液的功能主治、消费人群，目标国家的经济条件、气候特征、常见疾病等因素，太极集团确立了"聚焦市场、聚焦产品"的市场定位。首先，在传统药物应用广泛的东南亚地区，以及医药资源紧张的南亚、非洲地区，以传统药物、保健品、膳食补充剂等形式进入，优先开展市场销售工作。其次，强化学术科研水平，为此太极集团开展了百万例真实世界研究，用真实数据验证中药的安全性、有效性、稳定性，为进入世界主流医药市场的注册体系，进而向严格的植物药市场迈进奠定基础。截至2019年12月31日，藿香正气口服液已完成13个国家的产品注册，其中作为保健食品注册的国家有3个，作为植物药注册的国家有10个（见表12）。

表12 藿香正气液海外产品注册

国家	注册时间	注册类别
印度尼西亚	2011年10月	药品（植物药）
新加坡	2016年10月	药品（植物药）
马来西亚	2017年7月	药品（植物药）
文莱	2017年10月	药品（植物药）
美国	2017年11月	保健食品
泰国	2018年4月	药品（植物药）
柬埔寨	2018年10月	药品（植物药）
老挝	2019年4月	药品（植物药）
加拿大	2019年4月	保健食品
莫桑比克	2019年4月	药品（植物药）
俄罗斯	2019年7月	保健食品
加纳	2019年11月	药品（植物药）
巴基斯坦	2019年11月	药品（植物药）

注：太极藿香正气液2018年获得印尼伊斯兰教法学者委员会核准签发的"藿香正气口服液清真证书"和"保证哈拉系统的状态证书"。

资料来源：太极集团海外事业部。

2. 藿香正气液海外宣传推广与解析

（1）持续开展产品铺货及培训工作。太极集团建立了中成药海外推广基地，在东南亚国家共计实现4964家中药店、470家中医诊所、8家中医院的上柜销售，设立重点药店形象专柜60多家。基地对海外推广方式进行了创新，在印尼和新加坡开展了400场共计30000人次医药从业人员专场培训。新加坡《联合晚报》、印尼《国际日报》刊登了介绍藿香正气口服液的文章，开办了中医药文化宣传专栏，使中医药传统文化更好地为世界所接受。国家中医药管理局闫树江副局长到新加坡参观太极中成药专柜，并给予充分地肯定，也表达了中成药走向海外的坚定信心（见表13）。

表13　藿香正气液海外铺货情况

单位：家

国家/地区	中药店	中医诊所	中医院
印度尼西亚	3660	50	0
新加坡	250	120	2
马来西亚	400	100	1
泰国	212	105	3
柬埔寨	12	3	2
其他国家	430	92	0
合计	4964	470	8

说明：其他国家是指：美国、加拿大、俄罗斯、莫桑比克、文莱。
资料来源：太极集团海外事业部。

（2）坚持文化先行。文化是"软实力"，只有深入人心的软实力才能打动人、感染人，改变人的思维、影响人的行为，并产生持久的传播力量，从而形成市场。因此，必须从当地历史、人文、社会、经济等因素综合考量，要着眼中医药文化的推广和产品品牌建设，走可持续的发展道路。太极集团因地制宜，推出藿香花文化，响亮提出"让藿香花开遍世界，让藿香液正气万家"，建立"藿香花"国际独立IP。用花来代言，以美吸引人、感染人、打动人，展示中医药的植物之美、生态环保，宣传中医药天然治愈的理念，用水一般的软文化潜移默化推进中医药国际化、产品品牌国际化，增强中药亲近感与接受度，推动海外销售。

（3）坚持学术营销，以医带药。强化学术营销，"以医带药"促进产品

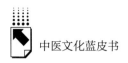

推广。同新加坡中医师协会、马来西亚中医师总会、泰国中医师协会合作，开展产品推广工作；同新加坡中华医院、同济医院、大众医院，马来西亚同善中医院，泰国华侨中医院合作，开展消费者培育及公益活动。通过施医赠药，既树立了太极集团的公益形象；又通过医生将藿香正气液开给病人，提升产品公信力，开展消费者培育工作。

（4）坚持消费者培育。开展藿香正气液免费赠饮活动，通过与银行、军队、各高温行业、社区人群合作开展藿香消费者培育工作共计 35260 次，完成共计近 150 万人次的藿香正气液消费者赠饮。同海外权威媒体等合作，开展藿香正气液"健康大讲堂"、科普养生、治未病等健康知识，将中医药文化传播、品牌宣传、消费者深度培育有机结合（见表14）。

表 14　藿香正气液 2015～2019 年宣传推广大事记

地区	时间	大事记
印尼	2016～2019 年	持续开展藿香正气液铺货、宣传工作，累计实现藿香正气液在 3660 家中药店、50 家中医诊所上柜销售，累计发放宣传海报 12 万张，赠送藿香正气液文化衫 2000 件，在中餐厅摆放藿香正气液纸巾盒 1500 个
印尼	2016～2019 年	持续开展针对中药店老板、药店店员、医生及相关医药从业人员藿香正气液产品知识培训活动 173 场，累计完成 2 万人次的医药从业人员培训
印尼	2016～2019 年	持续开展消费者培育活动，与银行、部队、各高温行业、社区人群合作开展藿香正气液消费者培育工作 22500 次，完成共计近 100 万人次的藿香正气液消费者培育
印尼	2016～2019 年	每年 5～6 月参加雅加达展销会开展试饮推广活动，开展藿香正气液免费赠饮活动，累计培育消费者 15 万人次
印尼	2018 年 6 月	组织印尼重点中药店店员开展"太极之旅"活动，让海外中医药从业者深入了解太极藿香正气液，了解中医药文化
印尼	2019 年	开展印尼中资企业藿香正气液团购活动，累计联系拜访了 273 家中资企业，实现藿香正气液销售近 1000 万元
新加坡	2015 年	成立太极中成药海外推广服务基地

地区	时间	大事记
新加坡、马来西亚	2017~2019 年	持续开展藿香正气口服液铺货、培训工作,累计实现 650 家中药房、220 家中医诊所上柜销售。拜访客户 6000 余次,张贴宣传海报 1000 余张、摆放藿香展示盒 500 多个
新加坡	2018 年 9 月	策划组织"新中有太极"新加坡中医药交流团访渝之旅,传播中医药文化
新加坡	2019 年	同《联合早报》合作,开展藿香正气液"健康大讲堂",将品牌宣传、消费者深度培育、现场销售有机结合
马来西亚	2019 年 6 月	策划组织"行千里、致广大"马来西亚中医药交流团访渝之旅,依托太极集团弘扬中医药文化,进行太极藿香正气液的品牌宣传
马来西亚	2019 年 9 月	同马来西亚中医师总会合作,参加东盟中医药国际论坛,设立展台开展产品及企业品牌宣传
泰国	2019 年	持续开展藿香正气液上柜销售工作,累计实现 105 家中医诊所、76 家中药房、136 家西药房、3 家中医院铺货销售
泰国	2019 年	太极藿香正气液首次进入海外公立医院——泰国华侨中医院
泰国	2019 年 8 月	参加第十二届亚细安中医药大会暨泰国中医临床研究国际合作中心成立大会,开展产品宣传

资料来源:太极集团海外事业部。

3. 藿香正气液海外销售与解析

目前藿香正气液已在海外 13 个国家正式销售,主要分为两种销售模式:自营销售模式和代理销售模式。自营销售模式是指由生产厂家主导整个市场推广和销售工作,通过派驻工作人员,协助当地合作伙伴共同开发市场,目前新加坡、马来西亚、印度尼西亚、泰国、柬埔寨、巴基斯坦 6 个国家采用自营销售模式;代理销售模式是指传统的外贸模式,通过在当地找一个代理商,订单式发货,生产厂家不再派驻工作人员,目前美国、加拿大等其他 7 个国家采取代理销售模式。

(1)从 2016~2019 年年度销售金额整体来看,藿香正气液海外市场销售处于快速上升期。太极集团从 2015 年 10 月正式启动海外藿香正气液销售,销售额从 2016 年的 54 万元,用 2 年时间即突破 1000 万元,2019 年突破 2000 万元。可见藿香正气液在海外具有较大的市场潜力。(见图 5)

(2)从 2016~2019 年藿香正气液的销售指标来看,自营市场四年的累

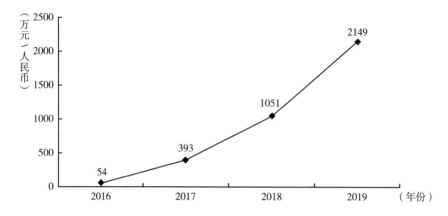

图5 2016~2019年藿香正气液海外市场销售金额

资料来源：太极集团海外事业部。

计销售金额为3214万元人民币，占海外整体销售金额的88%。代理市场四年累计销售金额为433万元，占比12%，自营市场销售金额远高于代理市场。从自营市场每个国家的销售额分析，2016~2019年每年都是2倍左右或更高的增长空间。而采取代理销售模式的国家，没有生产厂家的人员参与，代理商业务不专一，市场不可控因素太多，导致销售金额很小且起伏不定。因此海外拓展在有潜力的市场采取自营销售模式虽有人员费用的短期投入，但长期来看更利于产品的可持续性发展及销量的快速增长（见表15）。

表15 藿香正气液2016~2019年度销售金额

单位：万元/人民币

年份	印尼	新加坡	马来西亚	泰国	其他代理国家	合计
2016	54	0	0	0	0	54
2017	231	64	0	0	98	393
2018	438	245	172	0	196	1051
2019	1262	318	284	146	139	2149

说明：其他代理国家是指：美国、加拿大、俄罗斯、莫桑比克、文莱。

资料来源：太极集团海外事业部。

（3）印尼是藿香正气液开发的第一个海外市场，也是目前海外的销售样板市场。从2016年销售额不到100万元。到2019年已突破1000万元人民币，连续三年实现翻番式增长。目前印尼市场藿香正气液占整体海外销售金额的59%。首先印尼是东南亚第一大医药市场，现有人口2.6亿人，其中华人1500万人，有深厚的中医药文化传承；其次印尼气候高温湿热，中暑、胃肠疾病高发，特别适合藿香正气液的推广；再次太极集团在印尼市场派驻人员精耕细作，开展市场的持续投入，持续的产品培训、产品宣传推广及消费者培育（见图6）。

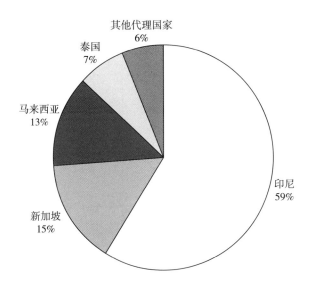

图6　藿香正气液2019年海外各国销售份额占比

说明：其他代理国家是指：美国、加拿大、俄罗斯、莫桑比克、文莱。
资料来源：太极集团海外事业部。

（4）综合藿香正气液2019年1~4月销量、2019年9~12月销量、2020年1~4月销量，其中2020年1~4月实现销售1919万元，相较2019年1~4月的销售额580万元，同比增长231%。相较于2019年9~12月的销售额843万元，环比增长128%。从数据分析可见，2020年1~4月海外藿香正气液销量有明显的大幅提升，而这段时间正处于海外疫情暴发的初期，受疫情影响海外消费者对藿香正气液需求量大幅增加，助推了藿香正气液销量的大幅提升。同时通过数据对比发现，2020 年 4 月的销量较前 2 个月有一定的下滑，主要是因为受疫情影响，从 3 月底开始海外各个国家都加大了对入境航运、物流的管控力度，导致太极集团业务人员无法返回市场，货物不能正常发出或货物到港时间延长，进而导致市场出现了阶段性的断货现象。这也从一个侧面反映出疫情对全球经济造成的一定冲击（见表 16、表 17、图 7）。

表 16　藿香正气液 2019 年月度销售金额

单位：万元

时间	印尼	新加坡	马来西亚	泰国	其他代理国家	合计
2019 年 1 月	33	17	18	0	11	79
2019 年 2 月	17	22	22	0	9	70
2019 年 3 月	80	13	20	0	8	121
2019 年 4 月	212	31	17	28	22	310
2019 年 5 月	137	31	20	8	12	208
2019 年 6 月	75	33	17	8	8	141
2019 年 7 月	104	27	27	8	11	177
2019 年 8 月	120	31	18	17	14	200
2019 年 9 月	14	43	26	13	11	107
2019 年 10 月	182	35	38	30	8	293
2019 年 11 月	130	15	40	14	10	209
2019 年 12 月	158	20	21	20	15	234
合计	1262	318	284	146	139	2149

说明：其他代理国家是指：美国、加拿大、俄罗斯、莫桑比克、文莱。
资料来源：太极集团海外事业部。

表 17　藿香正气液 2020 年 1~4 月月度销售金额

单位：万元

时间	印尼	新加坡	马来西亚	泰国	柬埔寨	其他国家	合计
2020 年 1 月	123	19	120	31	0	25	318
2020 年 2 月	179	26	257	42	0	44	548
2020 年 3 月	242	50	269	58	10	32	661

藿香正气液	印尼	新加坡	马来西亚	泰国	柬埔寨	其他国家	合计
2020 年 4 月	192	26	65	52	2	55	392
合计	736	121	711	183	12	156	1919

其他代理国家是指：美国、加拿大、俄罗斯、莫桑比克、文莱。

资料来源：太极集团海外事业部。

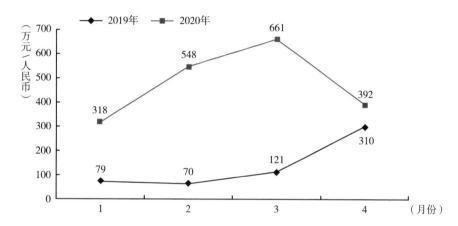

图 7　藿香正气液 2019 年 1 ~ 4 月同 2020 年 1 ~ 4 月销售金额比较

资料来源：太极集团海外事业部。

四　藿香正气口服液抗疫和国际化发展的启示

（一）以藿香正气液为代表的中医药在抗疫中可以发挥重要作用

藿香正气液作为具有抗疫功能的常用药品，多年来在国内外，尤其在国际的抗疫实践证明，藿香正气液不但是防治人类常见病药物，也是战胜一些严重疫病所必需的药物。COVID - 19 疫情加速了人类卫生健康命运共同体的构建，中医药成为战胜疫情的一个法宝。疫情之下，客观上更有可能让全世界人民克服文化障碍，认知中医药、受益于中医药。

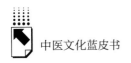

（二）中医药在抗疫理论和实践方面具有优势

本文通过梳理藿香正气液与抗疫有关的文献资料认为，藿香正气液是中医药抗疫多层次、多成分系统作用的复杂过程的典型代表，因而对人体复杂系统遭遇 COVID－19 所表现出来病状的复杂性，具有多成分－多靶点－多途径协同调节的特点，是复杂系统间协调对等的综合调节作用。这是以单一成分药物、单一治疗方式为主体的、西方医学体系难以企及的理论高度，也是西方医学理论认知和应对疫情的局限所在。

（三）以中医药文化为引领、以医药企业为主体、以卓越疗效为载体，是中医药走向世界的可借鉴的路径之一

正在走向世界的藿香正气液是中医药的经典代表，以疗效为载体的藿香正气液的海外发展之路，依托于太极集团贯彻执行国家"一带一路"倡议，数年来在海外市场持之以恒的人力物力投入。太极集团通过差异化、本地化的推广策略，大力开展海外中医药文化传播；大力开展学术营销，以医带药；大力开展产品培训及消费者培育。尽管举步维艰，但经过长期不懈的努力，取得了较好的成果，尤其是在 COVID－19 大流行期间，藿香正气液一定程度上在海外抗疫中立下了汗马之功。本调研报告为中医药海外发展提供了一种可资借鉴的路径，助推中医药走向世界、惠及世界人民。

B.18
金花清感颗粒发展历程的研究报告

白建疆　张　翠*

摘　要： 本文简要介绍了国家重点推荐防治新冠肺炎三大中药之首——金花清感颗粒的研发和应用历程。金花清感颗粒集中国历史上伤寒学派和温病学派两大学派成果之大成，并结合现代中医药科学对疾病的新认知优选而出，并采用循证医学方法证实疗效，被国际医学界认可。

关键词： 金花清感颗粒　新型冠状病毒肺炎　甲型 H1N1 流感　中医药

2020 年初，新型冠状病毒肺炎疫情在国内暴发流行后，国家卫生健康委员会和北京市中医管理局相继把聚协昌（北京）药业有限公司生产的"金花清感颗粒"作为此次疫情防控的临床指南用药。在疫情初期，相关部门进行了多项金花清感颗粒治疗新冠肺炎的临床对照研究，取得了非常好的临床效果，并将其列入《新型冠状病毒感染的肺炎诊疗方案》（试行第四版、第五版、第六版、第七版）。在国内抗击疫情的整个"战役"中，中央疫情防控指导组专家组成员、中国工程院院士张伯礼等多位中医药专家积极向国内外推荐"金花清感颗粒"等中医药抗疫的中国经验，特别是通过临

---

* 白建疆，北京御生堂中医药博物馆馆长，主要研究方向：中医药新药研发及产业化、中医药历史文化、中医药企业和博物馆管理；张翠，聚协昌（北京）药业有限公司。

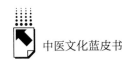

床筛选，金花清感颗粒被列入治疗新冠肺炎有明显疗效的"三药三方"①。在举国抗疫的实践中，金花清感颗粒发挥了积极的作用。

一 金花清感颗粒的回顾与历程

金花清感颗粒是在 2009 年甲流全球暴发，在我国"达菲"储备严重不足的背景下，北京市政府按照党中央国务院的指示精神启动科技攻关、自主研发的以临床价值为导向的重大创新中药。

时值新中国成立 60 周年大庆，北京市中医药防治甲型 H1N1 流感工作领导小组等有关部门组织国内顶级中医药专家集体攻关，研制出治疗甲流的有效中医医方"金花清感方"。此后，金花清感经历了长达八年的研发实证、完善手续、申报药号等工作，包括：Ⅲ期临床、循证医学论证、药理毒理分析和评价，进行了数千例临床试验，经历了药学研究、工艺优选、临床试验、临床试验数据现场核查、生产现场工艺核查以及专家审评等，采用服用方便的现代颗粒剂型制成创新中成药。2016 年 9 月，正式获得国家食品药品监督管理总局批准的国家新药证书（国药准字 Z20160001）及药品注册批件（2016S00444）。

在整个研发和生产过程中，聚协昌药业一直保持着与科研单位的密切合作，不断规范企业内部管理，严格控制药品质量，使得金花清感颗粒这一重大新药创制科研成果实现落地。

金花清感颗粒是国内第一个经过三期临床，并以严格循证医学方法确证有效的创新性中药，十多年来，其临床疗效和安全性得到广大专家学者、医护人员和患者的一致好评，先后被列入国家《流行性感冒诊疗方案》（2018、2019 年版）② 首推中成药。

---

① 韩鑫：《新冠肺炎治疗筛选出"三药三方" 超九成患者使用中医药治疗》，《人民日报》2020 年 3 月 24 日，第 2 版。喻京英：《抗疫中的中医药"三药三方"》，《人民日报海外版》2020 年 4 月 17 日，第 9 版。

② 国家卫生健康委办公厅、国家中医药局办公室：《流行性感冒诊疗方案》2018、2019 年版。

金花清感颗粒是获得国家科技进步一等奖产品。2014 年，由王永炎、王辰等院士领衔的"我国首次对甲型 H1N1 流感大流行有效防控及集成创新性研究"荣获国家科学技术进步一等奖①，"第一次通过现代循证医学方法确证传统中药汤剂治疗甲流安全有效，成为中医药防控传染病走向世界的里程碑"，高度肯定了金花清感颗粒的研究成果。②

二 金花清感颗粒的研发情况

在金花清感颗粒的研发中，北京市中医药防治甲流工作领导小组下设三个科研攻关小组。

（1）中药复方筛选团队：由王永炎院士牵头，从近百古方中筛选而成，以 2000 多年前东汉大医学家张仲景的麻杏石甘汤③、白虎汤④和 200 多年前清代医家吴鞠通的银翘散⑤为组方思路，经过多轮研讨和临床试验筛选出金花清感的 12 味中药组方。此方集中国历史上伤寒学派和温病学派两大学派成果之大成⑥，并结合现代中医药科学对疾病的新认知，创新出中成药金花清感颗粒。

（2）基础研究团队：中医科学院中药研究所黄璐琦院士负责药学研究。中国医学科学院医学实验动物研究所进行了动物试验，特别建立了雪貂动物

---

① 国家科技部：《国家科技进步一等奖"我国首次对 2009 年甲型 H1N1 流感大流行有效防控及集成创新性研究"成果介绍》，2015 年 1 月 9 日，http：//www. most. gov. cn/ztzl/gjkxjsjldh/jldh2014/jldh2014zdzx/201501/t20150108_ 117327. htm。
② 胡彬：《中药治"甲流"效果获国际认可，可有效缩短甲流发热时间经严格随机对照试验证实》，《中医药管理杂志》2011 年第 8 期，第 795 页。
③ （东汉）张仲景：《伤寒论·辨太阳病脉证并治》第 63 条"发汗后，不可更行桂枝汤。汗出而喘，无大热者，可与麻黄杏仁甘草石膏汤"，清代线装书。
④ （东汉）张仲景：《伤寒论·辨太阳病脉证并治》：第 170 条"伤寒，脉浮滑，此表有热，里有寒，白虎汤主之"，清代线装书。
⑤ （清）吴鞠通：《温病条辨》卷一上焦篇："太阴风温、温热、温疫、冬温，初起恶风寒者，桂枝汤主之；但热不恶寒而渴者，辛凉平剂银翘散主之""太阴温病，恶风寒，服桂枝汤已，恶寒解，余病不解者，银翘散主之"，清代线装书毛氏汲古阁藏版。
⑥ （清）罗美：《古今名医方论》，中国中医药出版社，2007。

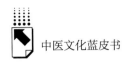

模型；北京工业大学生命科学与生物工程学院进行了抗病毒研究。各项基础研究均证实金花清感颗粒具有抗病毒、解热、消炎、免疫调节等作用。

（3）临床前研究团队：中国工程院王辰院士领衔，成立由北京 11 家医院参加的课题组，进行了中药和西药"奥司他韦（达菲）治疗流感临床效果对比"研究。研究采用国际通用的现代循证医学研究方法，将 410 例确诊为甲型 H1N1 流感的患者随机分为 4 组：对照组、达菲组、中药组（金花清感汤剂）、达菲加中药组。研究发现：对照组的发热持续时间为 26 小时，达菲组的发热时间为 20 小时，中药组的发热时间只有 16 小时，达菲加中药汤剂患者的发热时间为 15 小时。统计分析显示，其他 3 个用药组的发热时间均显著短于对照组，由此可知中药可以显著降低发热时间，效果与达菲相仿或有更加优效优势①，在治疗流感的有效性及安全性方面具有良好的可重复性。这一研究成果，于 2011 年 8 月在国际权威医学期刊《内科学年鉴》发表，标志着采用循证医学方法证实疗效的中药金花清感颗粒被国际医学界认可。金花清感颗粒治疗流感效果与达菲相当，且无明显副作用。

金花清感颗粒临床研究试验采用与安慰剂对照治疗流行性感冒（风热犯肺证）随机、双盲、多中心临床试验，以中国中医科学院广安门医院为组长单位，十七家医疗机构参与临床实验研究。其中 II 期试验共筛选了流感样症状病例 992 例；III 期临床试验入选并纳入统计流感样症状病例 447 例，临床痊愈率和总显效率均在 80% 以上。后又完成了 III 期临床补充试验，入选 240 例流感患者，退热时间均比安慰剂缩短了 12 小时以上，总显效率（痊显率）均高于对照组 25 个百分点以上。

金花清感颗粒的临床评价，符合最新版《中药新药治疗流行性感冒临床研究技术指导原则》（以下简称《指导原则》）的要求，该《指导原则》与国际公认的科学标准接轨，体现了中药在流感防治中的临床价值和治疗特

---

① Wang C. , Cao B. , Liu QQ. , et al. "Oseltamivir compared with the Chinese traditional thereapy Maxing ShiganYinqiao San in the treatment of H1N1 influenza: a randomized trial." *Annuals of Internal Medicine*, *2011. 8*, 155（4）: p. 217 – 225.

点。所有临床试验安全性评价结果表明，金花清感颗粒安全性良好，未发现与之有关的严重不良事件。

三　金花清感颗粒的药理核心

金花清感颗粒的组方基础是以 2000 多年前东汉医学家张仲景创制的"麻杏石甘汤""白虎汤"合 200 多年前清代医家吴鞠通的"银翘散"三方化裁而成，集中国历史上伤寒学派和温病学派两大学派成果之大成，并结合现代中医药科学对疾病的新认知，创新出"金花清感方"，内由金银花、石膏、蜜麻黄等 12 味中药材组成。

麻杏石甘汤，是东汉名医张仲景所创，该方载于《伤寒论·辨太阳病脉证并治》第 63 条："发汗后，不可更行桂枝汤。汗出而喘，无大热者，可与麻黄杏仁甘草石膏汤。"

白虎汤，也出自张仲景著的《伤寒论·辨太阳病脉证并治》，历代中医奉它为解热退烧的经典名方。以白虎命名，比喻本方的解热作用迅速，就像秋季凉爽干燥的气息降临大地一样，一扫炎暑湿热之气。现代药理研究表明白虎汤除了具有解热作用外，还有增强机体免疫作用。

银翘散，载于清朝中医温病学家吴鞠通所著《温病条辨》，由连翘、银花、苦桔梗、薄荷、竹叶、生甘草、荆芥穗、淡豆豉、牛蒡子组成，具有辛凉透表、清热解毒的功效。现代药理研究证实，具有解热、抗炎、镇痛、抗菌、抗病毒、抗过敏等作用[1]。

四　金花清感颗粒治疗新冠肺炎的疗效情况

金花清感颗粒是经过了三期临床、循证医学论证，并被列入《流行性感冒诊疗方案》2018、2019 年版的中成药。新冠肺炎疫情暴发后，人们首先发

---

① 陈东银、廖春红：《汤头歌诀》，金盾出版社，2015，第 60 页。

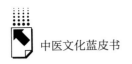

现新型冠状病毒肺炎具有与流感相似的症状，国家卫健委、国家中医药管理局等先后将金花清感颗粒作为首选临床治疗试验用药，收到了非常好的效果。

1. 在新型冠状病毒肺炎（COVID-19）疫情中，开展了两项临床研究

（1）张伯礼院士、刘清泉院长团队在武汉开展的 102 例轻型、普通型新型冠状病毒肺炎患者金花清感颗粒临床对照研究[①]。

（2）北京佑安医院汪晓军团队在北京开展的 80 例金花清感颗粒治疗普通型和重症型新型冠状病毒肺炎的临床疗效观察研究[②]。

金花清感颗粒治疗新型冠状病毒肺炎（COVID-19）的临床主要结果有以下几点。退热快：与西医对照组相比，金花清感颗粒能够缩短退热时间（1.5 天 VS 3 天），具有统计学意义（$P < 0.05$），能有效改善发热、乏力、咳嗽、咳痰症状；转重症率降低：与西医对照组相比，金花清感颗粒能够降低转重症率（10.98% VS 24.39%），具有明显优势；两组患者中医症候量表评分的比较：两组治疗后中医证候量表评分均较治疗前降低，差异具有统计学意义（$P < 0.01$），治疗组（10.02 ± 3.80）治疗后较对照组（11.39 ± 2.73）明显降低（$P < 0.05$）；两组患者治疗前后汉密尔顿焦虑量表评分的比较：治疗后两组评分均较治疗前降低，差异有统计学意义（$P < 0.01$），两组治疗后比较，治疗组（8.63 ± 4.47）较对照组（11.05 ± 4.44）下降更明显，且差异具有统计学意义（$P < 0.01$）；缩短核酸转阴时间：与西医对照组相比，金花清感颗粒组核酸转阴天数（7.27 ± 3.71 天）明显低于对照组核酸转阴天数（9.80 ± 4.37 天），具有统计学意义（$P < 0.05$）；促进患者对于肺炎渗出的吸收：以胸部 CT 肺炎吸收好转时间作为指标，与西医对照组相比，治疗组（8.00 ± 3.71 天）明显低于对照组（10.31 ± 4.99 天），

---

① 曾莉：《湖北 61449 名新冠肺炎患者使用中医药治疗，总有效率达 90% 以上》，《湖北日报》2020 年 3 月 24 日。吴勇、李定淀、韩迎春：《张伯礼：中药金花清感颗粒治疗轻度和普通型新冠肺炎患者疗效确切》，《中国日报》2020 年 3 月 14 日。湖北中西医结合医院、夏文广、刘清泉：《金花清感颗粒治疗新型冠状病毒感染的肺炎随机、对照临床试验总结报告》，ChiCTR2000029461。
② 首都医科大学附属北京佑安医院：《金花清感颗粒用于普通型及重型新型冠状病毒肺炎有效性和安全性的回顾性队列研究》。

具有统计学意义（P＜0.05）；有效提升白细胞和淋巴细胞复常率：在治疗后7天两组间比较，治疗组白细胞和淋巴细胞均较对照组有显著升高，比较有统计学意义（5.65±1.32 vs 4.86±1.67，P＝0.021；1.43±0.58 VS 1.10±0.49，P＝0.011）[①]。

2. 在新型冠状病毒肺炎（COVID－19）疫情防治中，开展了多项药理学研究

从分子生物学等微观方面探索金花清感颗粒治疗新冠肺炎起效的通路和靶向点，证实了金花清感颗粒通过多通路、多靶点抑制新冠病毒。

（1）西南民族大学药学院和北京市鼓楼中医医院进行了《应用网络药理学结合分子对接技术分析金花清感颗粒防治新型冠状病毒肺炎（COVID－19）的活性成分及作用机制》[②] 研究。

（2）龚普阳博士、顾健医生进行了《基于网络药理学与分子对接技术的金花清感颗粒防治新型冠状病毒肺炎的潜在药效物质》[③] 研究。

（3）新疆医科大学药学院、新疆医科大学维吾尔医学院进行了《基于网络药理学及分子对接探索金花清感颗粒辅助治疗新型冠状病毒肺炎（COVID－19）活性成分》[④] 研究。

（4）中国中医科学院望京医院、北京中医药大学进行了《金花清感颗粒治疗新型冠状病毒肺炎作用机制探讨》[⑤] 研究。

3. 金花清感颗粒药品说明书新增新冠肺炎治疗功能

疫情期间，国家卫健委、国家中医药管理局先后发布七版《新型冠状

---

① 首都医科大学附属北京佑安医院：《金花清感颗粒用于普通型及重型新型冠状病毒肺炎有效性和安全性的回顾性队列研究》。

② 任艳、殷钲皓、戴建兴、杨卓、叶斌斌、马伊莎、闫嘉：《应用网络药理学结合分子对接技术分析金花清感颗粒防治新型冠状病毒肺炎（COVID－19）的活性成分及作用机制》。

③ 龚普阳、郭瑜婕、李晓朋、王楠、顾健：《基于网络药理学与分子对接技术的金花清感颗粒防治新型冠状病毒肺炎的潜在药效物质》，《中草药》2020年第7期，第1685~1693页。

④ 吉米丽汗·司马依、买买提明·努尔买买提、艾尼瓦尔·吾买尔、买尔旦·玉苏甫、木哈待斯·努尔、努丽比亚·买合木提、周文婷：《基于网络药理学及分子对接探索金花清感颗粒辅助治疗新型冠状病毒肺炎（COVID－19）活性成分》，《中药材》2020年第5期，第1275~1284页。

⑤ 毛昀、苏毅馨、薛鹏、李林潞、朱世杰：《金花清感颗粒治疗新型冠状病毒肺炎作用机制探讨》，2020。

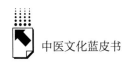

病毒感染的肺炎诊疗方案》，其中从第四版开始推荐药品，第四版到第七版均推荐金花清感颗粒为新冠肺炎治疗用药；2020 年 3 月 23 日，国务院新闻办在武汉举行的"中医药防治新冠肺炎重要作用及有效药物发布会"上，金花清感颗粒被列入治疗新冠肺炎有明显疗效的"三药三方"；4 月 14 日，国务院联防联控机制在北京召开的新闻发布会，明确金花清感颗粒治疗新冠肺炎的轻型、普通型患者疗效确切。

2020 年 4 月 12 日，金花清感颗粒药品说明新增新冠肺炎治疗功能正式获得国家药品监督管理局批准，批件文号：（2020B02812）。批文指出：根据《中华人民共和国药品管理法》有关规定以及疫情救治临床实践，批准发给金花清感颗粒说明书。【功能主治】项除原批准内容外，增加"在新型冠状病毒肺炎的常规治疗中，可用于轻型、普通型引起的发热、咳嗽、乏力"。【用法用量】项除原批准内容外，增加"新型冠状病毒肺炎轻型、普通型：一次 1 ~ 2 袋，一日 3 次。疗程 5 ~ 7 天"。

五 积极参与抗击新冠肺炎工作

新型冠状病毒肺炎疫情在国内暴发以来，国家卫生健康委和北京市中医管理局相继把聚协昌（北京）药业有限公司生产的金花清感颗粒作为此次疫情防控药品及指定用药，列入《新型冠状病毒感染的肺炎诊疗方案》；中央指导组专家组成员、中国工程院院士张伯礼等多位中医药专家积极向国内外推荐"金花清感颗粒"等中医药抗疫的中国经验，把"金花清感颗粒"列入治疗新冠肺炎有明显疗效的"三药三方"，使得金花清感颗粒的需求量大增，生产任务更重。

自 1 月 21 日开始，聚协昌（北京）药业有限公司全体员工，放弃春节假期，连续两个半月不休息，全力组织金花清感颗粒生产及销售，保障了湖北疫区、北京市及全国其他省区药品供应。疫情期间，聚协昌药业还派出人员专赴武汉运送急需药品，为国家医疗队及北京市援鄂医疗队保障抗疫药品供应，并主动参与北京援鄂医疗队的医疗服务和后勤生活服务工作。

六 积极捐献药品无私奉献社会

随着海外疫情的持续暴发，聚协昌（北京）药业积极联系中国红十字会、国家中医药局等组织和部门，向国外特别是"一带一路"沿线国家伸出援助之手，助力各国抗击疫情、渡过难关。先后向伊朗、伊拉克、意大利、埃塞俄比亚、匈牙利、泰国、马来西亚、新西兰、西班牙、新加坡、尼泊尔等国家和地区捐赠金花清感颗粒11万余盒，价值人民币600余万元。通过中国驻外使领馆、香港中联办、澳门中联办等组织和机构，向海外华人华侨、中资机构等捐赠了5万余盒金花清感颗粒，让在海外的华人华侨在最困难的时候能够感受到祖国的温暖。

七 公益中医药文化传播

聚协昌（北京）药业有限公司始建于1998年，位于北京市中关村科技园采育经济开发区（属中关村科技园区大兴生物医药产业基地），主要从事中成药、保健食品等研发、生产和销售，是国家级高新技术企业、北京中关村高新技术企业。公司占地面积120多亩，拥有GMP标准厂房（此外，还有6万平方米厂房、多条生产线以及基础设施正在建设中），生产20余种被列入国家药品目录的中成药。

聚协昌（北京）药业有限公司始终致力弘扬、传播中医药文化，1999年创办了北京第一家民办中医药博物馆，研究中医药文化，并多次赴海内外举办中国中医药文物展览，博物馆先后被评为国家中医药文化宣传教育基地、中国中医药文化对外交流基地、世界非物质文化遗产中医针灸展示中心、北京市科普教育基地、北京市中医药文化旅游示范基地、中国5A级社会组织。

2008年4月，应"英国皇家医学会查尔斯王子基金会"的邀请，博物馆代表国家在英国皇家医学会举办了中国中医药文物展，展出500多件中医

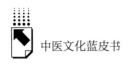

药文物,这是中国在海外举办的第一个中医药文物展览。外交部、国家中医药管理局对此事高度重视,中国时任驻英国大使傅莹为展览剪彩,时任国家中医药管理局局长王国强说:"这次展览对中国中医药走向世界非常重要"。

2008 年北京奥运会期间,组织 100 多名中外运动员和记者参加中医药文化体验活动,几乎全球的报刊、电台、电视台都做了报道,中央电视台新闻联播头条播出该新闻。

Abstract

"*Blue Book of Traditional Chinese Medicine Culture*" is the first annual report collection of think tank in the field of strategic research and policy consultation for the development of Chinese medicine in China. It fills a big gap in the development of Chinese medicine culture and the construction of Chinese medicine think tank. The purpose of research and development is: to show the real situation of traditional Chinese medicine with data, to enhance the discourse power of traditional Chinese medicine with facts and truth, so as to provide better health services for human beings. Therefore, from the perspective of modern think tanks, social science research methods such as field survey, questionnaire survey, statistical analysis, data comparison, and literature collation are adopted to release the latest data on the cultural communication of traditional Chinese medicine, so as to analyze the industry management, medical treatment, education, research, Chinese Medicine enterprises and cultural enterprises related to the cultural communication of traditional Chinese medicine in the development of Chinese medicine The annual situation of industry and mass media resources is systematically investigated and analyzed in order to master the basic situation of TCM culture communication. And pay attention to reflect the latest trend of TCM culture and predict the new trend of TCM culture development.

The blue book of Chinese medicine culture (2020) released the current situation of the development of Chinese medicine culture from 2019 to the first half of 2020 and the anti epidemic report of Chinese medicine in 2020. It conducted a comprehensive investigation and analysis from the hot spots, education inheritance, cultural communication, social medical treatment and other aspects. It was considered that the overall situation of the development of traditional Chinese medicine was optimistic, with steady development and obvious upward trend. Chinese medicine, novel coronavirus pneumonia, was formally introduced into the

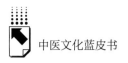

international classification of diseases by the 2019 World Health Assembly and held in China. The new era of the first year of the new year was fought in the 2020. After extremely hard and bitter efforts, novel coronavirus pneumonia has gradually assumed the heavy responsibility of the whole process of preventing and treating new crown pneumonia, and has become a decisive force in the fight against epidemic diseases. Chinese medicine has made brilliant achievements in the fight against epidemic diseases, which has won the unanimous praise of patients and media, re cognition and new evaluation of the society, and full affirmation of the party and government. Novel coronavirus pneumonia is the latest stage of achievement in TCM Prevention and treatment. It is proved once again that the curative effect is the absolute principle.

Novel coronavirus pneumoniain 2020 was released in the book, "the observation and analysis of the new crown pneumonia epidemic in 2020" and "the observation and study of TCM oral traditions in the Internet Era" in 2020. This paper reviews the whole process of traditional Chinese medicine participating in the anti epidemic process and its clinical efficacy and social influence, analyzes the cultural strength behind the success of Chinese medicine anti epidemic, puts forward systematic thinking on the future development of traditional Chinese medicine, and puts forward five new tasks for the development of traditional Chinese medicine, which are to rebuild cultural confidence, reshape medical image, re evaluate clinical efficacy, reconstruct discourse platform and rebuild living environment.

The publication of this report will effectively promote the healthy development of traditional Chinese medicine culture communication cause and traditional Chinese medicine culture creative industry, correctly guide the public to choose medical treatment and health culture consumption, and make contributions to the development of human health cause.

Keywords: Traditional Chinese Medicine Culture; Traditional Chinese Medicine Anti Epidemic; Traditional Chinese Medicine Data; Traditional Chinese Medicine Communication

Contents

I　General Report

B. 1　New Development Trend of TCM Culture in 2020

Research Group of Blue Book of TCM / 001

Abstract: This report summarizes the current situation of the development of traditional Chinese medicine culture from 2019 to the first half of 2020, and makes a comprehensive investigation and analysis from the aspects of anti epidemic, education inheritance, cultural communication, social medical treatment, etc. it is believed that the overall situation of traditional Chinese medicine development is optimistic, developing steadily and rising significantly. Chinese medicine has achieved brilliant results in the fight against epidemic disease, thus gaining social recognition and new evaluation. In the post anti epidemic era, the development of traditional Chinese medicine should accomplish five new tasks: re establishing cultural self-confidence, reshaping medical image, re evaluating clinical efficacy, reconstructing discourse platform and reconstructing living environment.

Keywords: TCM Culture; Complementary Advantages of Chinese and Western Medicine; TCM Development

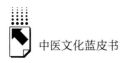

II Hot Topics

B. 2 Impact of COVID −19 Pandemic on Development Direction
of Scientific Research in Traditional Chinese Medicine

Liang Shanghua, *Zhang Yuan*, *Zhao Yongfang and Zhang Weihang* / 019

Abstract: On the basis of reviewing the history of traditional Chinese
medicine (TCM) in the prevention and treatment of epidemic diseases, this paper
reviews the role of scientific research of traditional Chinese medicine (TCM)
during the period of Srar and Xinguan epidemic, so as to summarize the cognitive
rules of TCM Prevention and treatment of epidemic diseases, and explore the
treatment experience in different periods, so as to provide reference for TCM
scientific research on the diagnosis and treatment of new infectious diseases in the
future. In the future, the scientific research and development of Chinese medicine
anti epidemic should focus on the following aspects: strengthening the basic
theoretical research of traditional Chinese medicine; improving the scientific
research mechanism of traditional Chinese medicine; strengthening the integration
of clinical and scientific research; establishing the normal research on epidemic
disease of traditional Chinese medicine; and carrying out international cooperation
in scientific research of traditional Chinese medicine.

Keywords: Novel Coronavirus Pneumonia; SARS; Epidemic Situation;
Chinese Medicine Research

B. 3 Observation and Analysis of Novel Coronavirus Pneumonia
Treated by Chinese Medicine in 2020

Mao Jialing, *Mao Shasha* / 038

Abstract: The novel coronavirus pneumonia outbreak in 2020 has gradually taken the responsibility of the deep involvement of the new crown pneumonia prevention and control, and has become a decisive force in the fight against epidemic diseases. This report details the novel coronavirus pneumonia battle in 2020, the whole process of the fight against epidemic diseases, the evaluation of the efficacy of Chinese medicine in the prevention of epidemic diseases, and the evolution of Chinese medicine in the prevention and treatment of new crown pneumonia in China.

Keywords: TCM Anti Epidemic; TCM Culture; Culture Confidence

B. 4　Research on Traditional Chinese Medicine Reputation from the online perspective in 2020

Guo Ping, Yao Xiangning,

Zhao Jing and Gao Chong / 051

Abstract: Some stereotypes of Traditional Chinese Medicine (TCM) have been deeply ingrained in the minds of people. For example, TCM is regarded as only good at treating chronic diseases but cannot cure emergencies. However, in 2020, a Public Health Emergency of Concern has changed the perception of some people. In order to inspire the inheritance, innovation and development of the follow - up TCM culture, this paper analyzes and summarizes the changes of reputation on TCM by observing the focus of public opinion, the experiences of culture spread of TCM. All the sources of the paper are based on big data provided by Center for Public Opinion & Big Data Analysis and network hotspots in the field of TCM happened in the first half of 2020.

Keywords: TCM Culture; Internet Perspective; Reputation of TCM

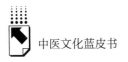
Ⅲ Educational Inheritance

B. 5 Research Report on the Current Situation of Traditional
Chinese Medicine (TCM) Education Under the
Prevention and Treatment of TCM against COVID −19

Shu Wei, Gao Yongxiang, Yu Penglong, Chen Tiantian,
Yuan Jie and Li Xueping / 063

Abstract: By reviewing the attack and epidemic evolution of COVID −19, analyzing the current situation of the number of TCM workers participating in COVID −19 and the relatively small number of designated TCM institutions for COVID −19 treatment, this report found problems in TCM education based on literature research. To solve the problems, it is necessary to carry out the reform − and − innovation methods from the perspective of TCM higher education: to increase the interaction among TCM, public health and western medicine (WM), train TCM − WM public health talents, build characteristic disciplines and improve TCM talents' ability to cope with public health events; to strengthen humanistic education and cultivate students' patriotism, realize the mission of TCM in the whole national health service and the community of shared future for mankind's health; to improve professional quality education and employment education, enhance students' sense of identity and willingness to work in TCM industry and at primary level, and reduce the loss of TCM professionals. In terms of policies and adolescent education, it is necessary to create an environment conducive to TCM development. By combining college/university enrollment with policy support, establish a training and career development system for TCM professionals. Through the coordinated efforts of policy, management and education and with multiple − linked work, cultivate more high − quality TCM talents for the society.

Keywords: COVID −19; TCM against COVID −19; TCM Education

B. 6   Current Situation and Analysis of Chinese Medicine Culture

Entering Primary and Secondary Schools in China

Yan Xingli, Wang Manyu / 077

Abstract: In this paper, the current situationof TCM culture in primary and secondary schools in China was analyzed, and the influencing factors of TCM culture in primary and secondary schools were discussed by PEST analysis. In order to promote the scientific and sustainable development of traditional Chinese medicine culture in primary and secondary schools, it is suggested to strengthen the top-level design, implement the mechanism establishment, standardize the teaching content, find the subject combination point, construct the DIY mode suitable for self-development with Chinese medicine as the starting point, tap the potential of teachers, improve the teacher training, refuse cramming learning, make Chinese medicine life, wisdom and fashion, and use various media It is necessary to broaden learning channels, build communication platform and build school alliance, strengthen demonstration role and perfect award mechanism, and establish tripartite linkage education among school, family and society. Form a cultural atmosphere of "believing in TCM, loving TCM and using TCM", pass on the excellent traditional Chinese culture, and cultivate Chinese people with cultural confidence.

Keywords: Traditional Chinese Medicine Culture; Primary and Secondary Education; Traditional Culture Education

B. 7   Research Report on Chinese Medicine Culture Literacy

of College Students in University of TCM

Chen Xuexian, Tong Feng, Zhang Yi, Chen Xianyu,

Chen Bozhu and Zhang Zhiyang / 098

Abstract: In order to understand the current situation of Chinese Medical

321

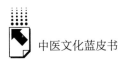

College Students' TCM cultural literacy, and to provide feasible training programs and suggestions for improving the TCM cultural literacy of students in TCM colleges and universities, the research group designed a questionnaire by itself and took Chengdu University of traditional Chinese medicine students as the research object. After investigation, it was found that the overall level of students' TCM cultural literacy was general, exposing less reading and difficulty in reading ancient books TCM thinking is weak. This paper puts forward suggestions from the aspects of personal and school external environment to optimize the training program. It is suggested that teachers' curriculum should be optimized, teachers' attention should be paid to, and a strong campus cultural atmosphere should be built. The Internet plus Chinese culture spread will eventually enhance the cultural quality of Chinese medicine students.

Keywords: Colleges and Universities of Traditional Chinese Medicine; College Students of Traditional Chinese Medicine; Cultural Literacy of Traditional Chinese Medicine

Ⅳ   Cultural Communication

B. 8   Research on the Tendency and Strategy of Overseas

Media Communication of Traditional Chinese Medicine

Jiang Jiebing, Zhou Peiyuan / 116

Abstract: Traditional Chinese Medicine (TCM) is the treasure of Chinese excellent traditional culture and the important carrier of Chinese external communication. For a long time, the international communication of traditional Chinese medicine has focused on the status quo analysis and countermeasure supply, and there is relatively insufficient empirical research on overseas communication. Through the analysis of Google Trends and Factiva database, the spread of traditional Chinese medicine overseas is relatively stable, and Chinese medicine has received great attention during the CONVID - 19. In view of the current situation and problems of overseas communication of traditional Chinese medicine, we believe that the international communication of traditional Chinese medicine should reflect the national strategy, focus on agenda setting, integrate channel platforms and do well in audience segmentation. Only in this way can we improve the effect of traditional Chinese medicine, promote excellent cultural communication, and improve China's national image.

Keywords: TCM; Overseas Communication; Big Data on Public Opinion

B. 9　Exploration and Strategy Research on Mass Communication of Traditional Chinese Medicine Culture in Tianjin (2016 −2020)

Mao Guoqiang, Kong Lingbin, Bai Didi, Tu Jinli and Duan Yu / 131

Abstract: In recent years, the mass communication of traditional Chinese medicine culture in Tianjin has made some achievements, but there are still some problems, including the importance of mainstream media needs to be improved, the theoretical research is not deep enough, the platform construction is still weak, and the forces of all parties have not formed effective cooperation. In view of these problems, it is suggested that we should continue to deepen political understanding, broaden communication means, innovate communication forms and enrich communication contents. Colleges and universities should strengthen the education and training of professional talents, and relevant government departments should set up special management agencies and special funds, strive to establish the "Tianjin brand" of Chinese medicine culture and mass communication, and establish the core value system of Chinese medicine culture.

Keywords: Tianjin Traditional Chinese Medicine; Chinese Medicine Culture; Mass Communication

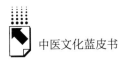

B. 10   Dynamic Analysis on the Publication of Academic Papers on

TCM Anti Epidemic in 2020

Li Jingyi，Zhu Wenjing，Chen Yuanhong and Yang Ming / 145

Abstract：China's official account of novel coronavirus pneumonia in China from 2018 to 2020 (April 30th) and the data of Chinese medicine in 2018 2018 to 2018 were collected. The article analyzed the number of articles and the classification of the articles，showing the influence of new crown pneumonia on the academic achievements of Chinese medicine.

Keywords：TCM；Chinese and Western Medicine；Traditional Chinese and Western Medicine；Official Account；Medical Papers

B. 11   Investigation and Research on the Status Quo of

Traditional Chinese Medicine Cultural Identity

among Urban and Rural Residents

Zheng Qiuying，Wang Chen，Yang Zi，Wang Xiaofan，

Wang Hongyun and Li Ruifeng / 161

Abstract：through investigation and research，this paper understands the status quo of cultural identity，utilization and difference of traditional Chinese medicine among urban and rural residents，analyzes the influencing factors of cultural identity of traditional Chinese medicine，collects data through questionnaire，and on the basis of data results，understands the status quo of cultural identity of traditional Chinese medicine，and puts forward more practical suggestions for the development of traditional Chinese medicine. During the epidemic period，traditional Chinese medicine plays an important role in the prevention and control of the epidemic. Urban and rural residents have significantly improved their identification with the concept，emotion and behavior of traditional Chinese medicine. They have more trust in the content and form of traditional Chinese medicine. They will be more active in acquiring knowledge of traditional Chinese medicine and seeking treatment methods of traditional Chinese medicine. They are more willing to use traditional Chinese medicine in behavioral tendency .

Keywords: Traditional Chinese Medicine Culture; Chinese Medicine Culture Concept Recognition; Chinese Medicine Culture Behavior Identity; Chinese Medicine Culture Emotion Identity

V   Social Medicine

B. 12   The Role of Traditional Chinese Medicine in Preventing
and Controlling the COVID −19 and Suggestions for
Participating in Emergency Management

Wang Hongyun , He Nan , Zhang Xinyu , Yang Zi and Li Ruifeng / 188

Abstract: The novel coronavirus pneumonia has been analyzed in terms of policies, diagnosis and treatment plan, diagnosis and treatment effect since the outbreak of the new coronavirus pneumonia. The role of TCM medical service in epidemic prevention and control has reached a new high in history. As a typical novel coronavirus, this paper analyzes the historical experience of TCM medical service against epidemic situation, and puts forward corresponding policy recommendations in combination with the advantages and contributions of TCM services during the outbreak of the new coronavirus pneumonia, and is committed to better integrate TCM medical services into the emergency management system.

Keywords: Traditional Chinese Medicine ; Novel Coronavirus Pneumonia; Emergency Management

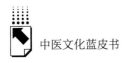

B. 13　Research on the Development Status and Countermeasures

of Traditional Chinese Medicine health Tourism Destinations

from the Perspective of Consumer Demographic Characteristics

Yang Siqiu, Zheng Fanglin, Zhang Ruonan,

Li Xiang and Hou Shengtian / 204

Abstract: As an integrated emerging industry, Traditional Chinese Medicine (TCM) health tourism is in full swing. The purpose of this report is to evaluate the overall development of TCM health tourism destinations from the perspective of consumer demographic characteristics. Through literature research and questionnaire surveys, the overall development status of the TCM Health Tourism demonstration zone, the preferences of people of different genders, ages, incomes, positions and educational backgrounds in choosing TCM health tourism destinations were systematically analyzed, and targeted countermeasures and suggestions are proposed, in order to provide reference for the construction and management of TCM health tourism destinations.

Keywords: TCM Health Tourism; TCM Health Tourism Demonstration Zone; Demography

B. 14　Investigation and Research on the Present Situation of the

Development of Traditional Chinese Medicine

Service in Rural China

—*Based on the Investigation of Village Clinic*

Ma Shuang, Wang Hongyun, Yao Yuan,

Wang Yuwei and Li Ruifeng / 220

Abstract: The advantages of traditional Chinese medicine lie in the primary health care institution. Strengthening the ability of village doctors to provide traditional Chinese medicine is an important way to solve the "difficult and expensive medical treatment" of rural residents. By random survey, we did questionnaire survey and interviews on 104 village doctors and 132 directors of village clinic , and analyzed the current status of the development of traditional Chinese medicine service in countryside in China. The study found that village clinics generally suffer from insufficient equipment and severe shortages of village doctors; the overall job satisfaction of village doctors is low; the rural medical and health service capacity of Chinese medicine is obviously insufficient; and the integration of village clinics is facing resistance. It is recommended to use the systematic training of village doctor to improve the capacity of Chinese medicine services in village clinics.

Keywords: Village Clinic; Village Doctor; Traditional Chinese Medicine Service

B. 15　Investigation Report on the Choice of Chinese and Western Medicine in 2020

Bian Jinhui , Lin Wei , Chen Na , Wu Heng ,

Deng bin and Chen Qiong / 247

Abstract: In order to fully understand the current situation of the healthcare choice of complementary advantages of traditional Chinese and Western medicine, analyze the existing problems and put forward relevant suggestions, so as to better provide high-quality health protection for Chinese people, the research group conducted a questionnaire survey nationwide by means of online random participation. The questionnaire was designed, which included 3 categories of general cognition, TCM treatment, TCM cognition selection after COVID − 19, and 18 questions. 1123 questionnaires were collected. On this basis, the research group made a correlation analysis of the questionnaire and formed a targeted conclusion.

Keywords: TCM; Combine Traditional Chinese and Western Medicine; Healthcare Choice

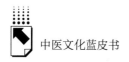
B. 16 Data Report on the Change Trend of Chinese Medical
Resources   *Wang Chen, Deng Bin* / 262

Abstract: This report shows and analyzes the data collection and change
trend of medical resources and services of traditional Chinese medicine in the five
years since 2015, hoping to help practitioners, managers and decision makers of
traditional Chinese medicine better understand the trends and weaknesses in the
development of traditional Chinese medicine, analyze data changes, and put
forward countermeasures and solutions based on their own practice Promote the
development of traditional Chinese medicine.

Keywords: Traditional Chinese Medicine; Chinese Medicine Data; Market
Analysis

Ⅵ Cases

B. 17 Research Report on International Development of
Huoxiang Zhengqi Oral Liquid
Yang Zaihua, Li Zhitao, Zhang Weiling and Xu Ting / 278

Abstract: This research report investigates the actual situation of Huoxiang
Zhengqi oral liquid at home and abroad, focusing on the cultural communication,
marketing mode and its role in international anti epidemic. Through investigation
and analysis, this paper systematically summarizes the solid theoretical foundation
and excellent practical performance of Huoxiang Zhengqi liquid, which provides a
reference path for overseas promotion of traditional Chinese medicine with Chinese
medicine culture as the guide, pharmaceutical enterprises as the main body, and
excellent curative effect as the carrier, so as to promote Chinese medicine to the
world, so as to reduce the damage caused by the epidemic situation and benefit the
people of all countries.

Keywords: Huoxiang Zhengqi; Traditional Chinese Medicine Anti Epidemic;
Chinese Medicine Internationalization

B. 18 Research Report on the Development of Jinhua

Qinggan Granules　　　　　　　　　*Bai Jianjiang*, *Zhang Cui* / 305

Abstract: This novel coronavirus pneumonia is the three most important traditional Chinese medicine recommended by the state. Jinhua qinggan granule is a collection of the achievements of typhoid school and febrile disease school in Chinese history, and combined with the new understanding of disease in modern Chinese medicine science, the "Jinhua Qinggan formula" was selected and recognized by the international medical community.

Keywords: Jinhua Qinggan Granule; Novel Coronavirus Pneumonia Influenza A H1N1; TCM

皮 书

智库报告的主要形式
同一主题智库报告的聚合

❖ 皮书定义 ❖

皮书是对中国与世界发展状况和热点问题进行年度监测，以专业的角度、专家的视野和实证研究方法，针对某一领域或区域现状与发展态势展开分析和预测，具备前沿性、原创性、实证性、连续性、时效性等特点的公开出版物，由一系列权威研究报告组成。

❖ 皮书作者 ❖

皮书系列报告作者以国内外一流研究机构、知名高校等重点智库的研究人员为主，多为相关领域一流专家学者，他们的观点代表了当下学界对中国与世界的现实和未来最高水平的解读与分析。截至 2020 年，皮书研创机构有近千家，报告作者累计超过 7 万人。

❖ 皮书荣誉 ❖

皮书系列已成为社会科学文献出版社的著名图书品牌和中国社会科学院的知名学术品牌。2016 年皮书系列正式列入"十三五"国家重点出版规划项目；2013~2020 年，重点皮书列入中国社会科学院承担的国家哲学社会科学创新工程项目。

权威报告·一手数据·特色资源

皮书数据库

ANNUAL REPORT(YEARBOOK)
DATABASE

分析解读当下中国发展变迁的高端智库平台

所获荣誉

● 2019年，入围国家新闻出版署数字出版精品遴选推荐计划项目

● 2016年，入选"'十三五'国家重点电子出版物出版规划骨干工程"

● 2015年，荣获"搜索中国正能量 点赞2015""创新中国科技创新奖"

● 2013年，荣获"中国出版政府奖·网络出版物奖"提名奖

● 连续多年荣获中国数字出版博览会"数字出版·优秀品牌"奖

成为会员

通过网址www.pishu.com.cn访问皮书数据库网站或下载皮书数据库APP，进行手机号码验证或邮箱验证即可成为皮书数据库会员。

会员福利

● 已注册用户购书后可免费获赠100元皮书数据库充值卡。刮开充值卡涂层获取充值密码，登录并进入"会员中心"—"在线充值"—"充值卡充值"，充值成功即可购买和查看数据库内容。

● 会员福利最终解释权归社会科学文献出版社所有。

数据库服务热线：400-008-6695
数据库服务QQ：2475522410
数据库服务邮箱：database@ssap.cn
图书销售热线：010-59367070/7028
图书服务QQ：1265056568
图书服务邮箱：duzhe@ssap.cn

社会科学文献出版社 皮书系列
SOCIAL SCIENCES ACADEMIC PRESS (CHINA)

卡号：766643174134

密码：

S 基本子库
UB DATABASE

中国社会发展数据库（下设 12 个子库）

整合国内外中国社会发展研究成果，汇聚独家统计数据、深度分析报告，涉及社会、人口、政治、教育、法律等 12 个领域，为了解中国社会发展动态、跟踪社会核心热点、分析社会发展趋势提供一站式资源搜索和数据服务。

中国经济发展数据库（下设 12 个子库）

围绕国内外中国经济发展主题研究报告、学术资讯、基础数据等资料构建，内容涵盖宏观经济、农业经济、工业经济、产业经济等 12 个重点经济领域，为实时掌控经济运行态势、把握经济发展规律、洞察经济形势、进行经济决策提供参考和依据。

中国行业发展数据库（下设 17 个子库）

以中国国民经济行业分类为依据，覆盖金融业、旅游、医疗卫生、交通运输、能源矿产等 100 多个行业，跟踪分析国民经济相关行业市场运行状况和政策导向，汇集行业发展前沿资讯，为投资、从业及各种经济决策提供理论基础和实践指导。

中国区域发展数据库（下设 6 个子库）

对中国特定区域内的经济、社会、文化等领域现状与发展情况进行深度分析和预测，研究层级至县及县以下行政区，涉及地区、区域经济体、城市、农村等不同维度，为地方经济社会宏观态势研究、发展经验研究、案例分析提供数据服务。

中国文化传媒数据库（下设 18 个子库）

汇聚文化传媒领域专家观点、热点资讯，梳理国内外中国文化发展相关学术研究成果、一手统计数据，涵盖文化产业、新闻传播、电影娱乐、文学艺术、群众文化等 18 个重点研究领域。为文化传媒研究提供相关数据、研究报告和综合分析服务。

世界经济与国际关系数据库（下设 6 个子库）

立足"皮书系列"世界经济、国际关系相关学术资源，整合世界经济、国际政治、世界文化与科技、全球性问题、国际组织与国际法、区域研究 6 大领域研究成果，为世界经济与国际关系研究提供全方位数据分析，为决策和形势研判提供参考。

法律声明

"皮书系列"（含蓝皮书、绿皮书、黄皮书）之品牌由社会科学文献出版社最早使用并持续至今，现已被中国图书市场所熟知。"皮书系列"的相关商标已在中华人民共和国国家工商行政管理总局商标局注册，如LOGO（ ）、皮书、Pishu、经济蓝皮书、社会蓝皮书等。"皮书系列"图书的注册商标专用权及封面设计、版式设计的著作权均为社会科学文献出版社所有。未经社会科学文献出版社书面授权许可，任何使用与"皮书系列"图书注册商标、封面设计、版式设计相同或者近似的文字、图形或其组合的行为均系侵权行为。

经作者授权，本书的专有出版权及信息网络传播权等为社会科学文献出版社享有。未经社会科学文献出版社书面授权许可，任何就本书内容的复制、发行或以数字形式进行网络传播的行为均系侵权行为。

社会科学文献出版社将通过法律途径追究上述侵权行为的法律责任，维护自身合法权益。

欢迎社会各界人士对侵犯社会科学文献出版社上述权利的侵权行为进行举报。电话：010-59367121，电子邮箱：fawubu@ssap.cn。

社会科学文献出版社